Iain L. C. Chapple
John Hamburger

Parodontale Medizin

Iain L. C. Chapple
John Hamburger

Parodontale Medizin

Einblicke in das Innere des Körpers

Deutsche Übersetzung:
Reinhardt Winkler

Herausgeber der Originalausgabe:
Nairn H. F. Wilson

Quintessenz Verlags-GmbH
Berlin, Chicago, Tokio, Barcelona, Istanbul, London, Mailand, Moskau,
Neu Delhi, Paris, Peking, Prag, São Paulo, Seoul und Warschau

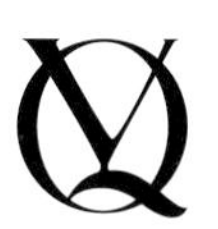

Originaltitel der englischen Ausgabe:
Periodontal medicine: a window on the body.
Quintessentials of Dental Practice, Vol. 43/44
Editor-in-Chief: Nairn H. F. Wilson
Editor Periodontology: Iain L. C. Chapple
erschienen im Verlag: Quintessence Publishing Co. Ltd. London, UK

Bibliografische Informationen der Deutschen Bibliothek

Die Deutsche Bibliothek verzeichnet diese Publikation in der deutschen Nationalbibliografie; detaillierte bibliografische Daten sind im Internet über <http://dnb.ddb.de> abrufbar.

Lektorat: Peter Rudolf
Herstellung: Juliane Richter, Janina Kuhn
Druck: AZ Druck und Datentechnik GmbH, Kempten

Printed in Germany

ISBN: 978-3-938947-52-4

Dieser Text ist meiner zweiten Tochter Natasha Sophie (*17.8.2004) gewidmet.

Iain L. C. Chapple

Geleitwort

„Parodontale Medizin" ist der faszinierende Titel des neuesten Bandes der schnell wachsenden, renommierten Reihe *Quintessentials in Dental Practice*. Mit einem Schwerpunkt auf der Differenzialdiagnostik parodontaler Manifestationen systemischer Erkrankungen und den relevanten speziellen Untersuchungen bietet dieser kompakte, praxisnahe Text eine einmalige Vorstellung gingivaler Farbveränderungen, Vergrößerungen, Ulzerationen und Rezessionen sowie eine abschließende Sammlung weiterer gingivaler Läsionen.

Durch die Neuartigkeit seiner Konzeption markiert das Buch einen weiteren Höhepunkt innerhalb der *Quintessentials in Dental Practice*. Ebenso wie die anderen Bände dieser Reihe, kann die „Parodontale Medizin" in einigen wenigen Stunden gelesen, durchdacht und verarbeitet werden. Diese Stunden sind gut investiert, bringen sie dem Leser doch ein profundes Verständnis parodontaler Krankheitsgeschehen. Einmal gelesen, muss dieses Buch jedoch keineswegs beiseite gelegt werden und im Regal verstauben. Vielmehr soll es als regelmäßig konsultiertes Handbuch die tägliche Arbeit in der Praxis begleiten. Der mit großer Sorgfalt verfasste Text und die Vielzahl exzellenter klinischer Abbildungen machen das Werk zu einem weiteren Juwel in der Krone dieser Reihe. Für die besondere Qualität dieses Buches gebührt den Autoren Dank.

Nairn Wilson
Herausgeber

Vorwort

Der Begriff „parodontale Medizin" wird in verschiedenen Teilen der Welt unterschiedlich verwendet. In Nordamerika bezieht er sich auf die Erforschung der dynamischen Beziehungen zwischen parodontalen und systemischen Erkrankungen, wie kardio- und zerebrovaskulären Krankheiten, vorzeitigen Wehen und untergewichtigen Neugeborenen, *Diabetes mellitus*, Osteoporose und Erkrankungen des Respirationstraktes. Derartige Studien untersuchen die peripheren Auswirkungen von Entzündungen des Parodonts auf die allgemeine Gesundheit ebenso wie umgekehrt den Einfluss systemischer Erkrankungen auf die Progression der chronischen Parodontitis. So besteht z. B. bei *Diabetes mellitus* Typ II eine nachgewiesene Relation zur Parodontitis in beiden Richtungen. In England und Teilen Europas dagegen wird der Begriff „parodontale Medizin" zur Beschreibung parodontaler und gingivaler Manifestationen allgemeinmedizinischer Erkrankungen verwendet. Dies schließt Untersuchung, Diagnostik und Therapie sowie die Frage ein, wie die Behandlung oraler Befunde als Teil eines ganzheitlichen Ansatzes mit der allgemeinmedizinischen Behandlung des Patienten auf den von der Praxis vorgegebenen Wegen integriert werden kann. Meine eigene parodontologische Praxis (I. Chapple) ist grundlegend auf die enge Zusammenarbeit mit Medizinern und Chiurgen angewiesen. Die Patienten werden interdisziplinär mit gegenseitigem Feedback sowie wechselseitiger Diskussion und Entscheidungsfindung therapiert. In absteigender Ordnung der Häufigkeit handelt es sich um die Fachbereiche: Orale Medizin, Dermatologie, Urologie und Geschlechtskrankheiten, Kardiologie, klinische Immunologie, Kindermedizin, Nephrologie, Hämatologie, Gastroenterologie, Geriatrische Medizin, Hals-Nasen-Ohrenheilkunde und Kiefergesichtschirurgie.

Dieses Buch hat zum Ziel, den Leser über die Behandlung oraler Manifestationen systemischer Erkrankungen an den parodontalen Geweben in anschaulicher Weise zu informieren. Den Ausgangspunkt der Diskussion bildet jeweils das klinische Erscheinungsbild der Läsion. So kann der Praktiker entweder selbst oder durch Überweisung an einen Spezialisten den Weg über die Differenzial- und definitive Diagnose zur nachfolgenden Therapie schrittweise und logisch verfolgen. Einige Läsionen sind extrem häufig, andere selten. Deshalb führt jedes Kapitel zu Beginn die zu der entsprechenden Thematik gehörigen Läsionen tabellarisch auf, geht aber nur auf die häufiger vorkommenden detailliert ein. Das letzte Kapitel diskutiert die weniger häufigen nicht plaqueinduzierten Erkrankungen nach ihrer natürlichen radiologischen Einteilung.

Ziel der Lektüre

Das Buch behandelt nicht die plaqueinduzierten, sondern die nicht plaqueinduzierten parodontalen Erkrankungen und deren Therapie. Der Leser soll nach der Lektüre in der Lage sein:

- den breit gefächerten Ansatz der klinischen Parodontologie und die Bedeutung der medizinischen Behandlung zusätzlich zur traditionellen chirurgischen Zielrichtung des Faches zu begreifen.
- die Bedeutung der engen Verflechtung mit den Kollegen in der oralen Medizin und der Pathologie zu erkennen.
- in der medizinischen Anamnese ein systematisches Vorgehen anzuwenden, dass über Routinefragen hinaus den gesamten Körper in den Blick nimmt, insofern spezielle Untersuchungen für den Fall relevant sind.
- orale Läsionen systematisch zu prüfen und ausgehend von ihren spezifischen Manifestationen sowie den assoziierten Zeichen und Befunden eine Differenzialdiagnose zu formulieren.
- mögliche nicht parodontale Lokalisationen einer vorhandenen Erkrankung zu identifizieren und deren Manifestation an diesen Stellen zu bestimmen.
- zur Befragung zurückzukehren und relevante Folgefragen zu formulieren, die die Befunde der klinischen Untersuchung weiter klären helfen können, sowie die Anamnese neu zu interpretieren.
- zu erkennen, wann weitere klinische Untersuchungen indiziert, welche geeignet und wie sie durchzuführen sind.
- die Befunde klinischer Routineuntersuchungen zu interpretieren (z. B. die Ergebnisse von Blutuntersuchungen) und die möglichen Konsequenzen für den Patienten zu erfassen.
- den Patienten über die Ätiologie nicht plaqueinduzierter parodontaler Läsionen aufzuklären.
- die Notwendigkeit einer Überweisung des Patienten zur weiteren Diagnostik oder Therapie an einen zahnärztlichen oder ärztlichen Spezialisten zu erkennen.
- zu verstehen, inwieweit die eigene Routinebehandlung sich positiv oder negativ auf den aktuellen Zustand des Patienten auswirkt.
- ein Spektrum therapeutischer Optionen für den Patienten zu erarbeiten und die Notwendigkeit regelmäßiger Kontrolle und Neubeurteilung der Erkrankung abzusehen.

Iain L. C. Chapple
John Hamburger

Danksagung

Iain Chapple dankt seiner Frau Liz und seinen Töchtern Jessica und Natasha für ihre vorbehaltlose und geduldige Unterstützung während der Arbeit an diesem Buch.

John Hamburger dankt seiner Frau Ros und seiner Tochter Rachel für all ihre Unterstützung und ihr Verständnis während der Vorbereitung dieses Buches.

Die Autoren danken ferner ihren Kollegen in der Parodontologie und Oralmedizin, vor allem Frau Lorraine Williams und ihren Mitarbeitern, die sich den Entwicklungen der letzten zehn Jahre überaus positiv mit Enthusiasmus, Stärke und Offenheit gestellt haben. Weiterhin danken wir unseren Kollegen in den verschiedenen medizinischen Fachbereichen, die uns ihren geschätzten Rat bei der multidisziplinären Therapie unserer schwierigeren Fälle großzügig zur Verfügung gestellt haben.

Unser Dank gilt Frau Jan Poller für ihre sorgfältige Durchsicht des Manuskriptes, Herrn Michael Sharland und Frau Marina Tipton (Multimedia Services, Zahnmedizinischen Fakultät der University of Birmingham) sowie Herrn Paul England, Herrn Jason Pike und Kollegen (Zahnklinik der University of Birmingham).

Schließlich danken wir Frau A. Richards für die Erlaubnis zur Reproduktion der Abb. 2-2; Dr. Barboza, Dr. Cunha und dem British Dental Journal für die Überlassung der Abb. 5-13; Herrn M. Sandhar für die Abb. 11-11; Herrn D. Glenwright für die Abb. 1-6, 1-10, 5-1, 5-8, 5-9, 5-15, 5-18, 10-10 und 10-21; Dr. M. Saxby für die Abb. 6-13a und 6-13b; Herrn A. Roberts für die Abb. 10-18 und 10-19; Herrn M. Milward für die Abb. 10-22; Herrn J. Rout für die Abb. 11-5a bis 11-5e, 11-11, 11-12, 11-14 bis 11-16, 11-18, 11-19, 11-24. 11-27a, 11-27b und 11-28 bis 11-32; Herrn Prof. P. Heasman für die Abb. 11-25a und 11-25b; schließlich Herrn Prof. R. Seymour für die Abb. 6-22.

Inhalt

Kapitel 1 Differenzialdiagnose bei parodontalen Manifestationen systemischer Erkrankungen (Iain L. C. Chapple) 1

Kapitel 2 Die Bedeutung der klinischen Untersuchung (John Hamburger) 21

Kapitel 3 Farbveränderungen der Gingiva – lokalisiert (John Hamburger) 31

Kapitel 4 Farbveränderungen der Gingiva – generalisiert (John Hamburger) 47

Kapitel 5 Gingivavergrößerungen – lokalisiert (Iain L. C. Chapple) 65

Kapitel 6 Gingivavergrößerungen – generalisiert (Iain L. C. Chapple) 85

Kapitel 7 Ulzerationen der Gingiva – lokalisiert (John Hamburger) 107

Kapitel 8 Ulzerationen der Gingiva – generalisiert (John Hamburger) 121

Kapitel 9 Gingivarezession – lokalisiert (Iain L. C. Chapple) 133

Kapitel 10 Gingivarezession – generalisiert (Iain L. C. Chapple) 153

Kapitel 11 Sonstige Läsionen (Iain L. C. Chapple) 175

Sachregister 207

Kapitel 1

Differenzialdiagnose bei parodontalen Manifestationen systemischer Erkrankungen

Ziel

Dieses Kapitel soll dem Leser eine Schritt-für-Schritt-Anleitung zur Erhebung der Anamnese, zur Untersuchung und zur weitergehenden Befunderhebung bei nicht plaqueinduzierten Läsionen im Parodont sowie der freien und befestigten Gingiva und der benachbarten Mukosa geben. Sie hilft ihm bei der Erstellung der Differenzialdiagnose.

Lernziel

Während der Lektüre des Kapitels soll der Leser die Notwendigkeit eines forensischen und systematischen Vorgehens für die Erstellung einer Differenzialdiagnose bei oralen und systematischen Befunden im Parodont und den angrenzenden Geweben schätzen lernen.

Terminologie

Das Kapitel verwendet eine Reihe klinischer, verfahrenstechnischer und pathologischer Begriffe und Beschreibungen. Sie werden in Tabelle 1-1 definiert und klassifiziert.

Grundprinzipien bei der Erstellung einer Diagnose

Die Unterpunkte, die im folgenden Abschnitt verwendet werden, sind die in der klinischen Praxis klassischerweise empfohlenen und somit Standard.

In der parodontalen Medizin hat die Anamnese eine spezielle zeitliche Beziehung zu den übrigen diagnostischen Schritten, denn sie sollte den gesamten Verlauf der Untersuchung begleiten, d.h. man sollte niemals zögern, zur Anamnese zurückzukehren und sie mit jeder neuen Information vom Patienten zu aktualisieren.

Der Weg zur Diagnose

Beschwerden

Die Beschwerden sollten mit den Worten des Patienten ausgedrückt und aufgezeichnet werden. Enthalten die Beschwerden ein Symptom wie „schmerzt" oder „ist wund", so müssen die genauen Details geklärt werden.

Tabelle 1-1 In der Parodontalen und Oralen Medizin und Pathologie verwendete Terminologie

Kontext	Terminologie	Definition
klinische Präsentation oder Maßnahme	Symptom	etwas, das der Patient infolge seines Zustandes erfährt oder erleidet
	Zeichen	etwas, das der Arzt entdeckt (visuell, taktil oder durch Riechen) und das zur Diagnosefindung dient
	Biopsie	Entnahme menschlicher Zellen oder Gewebe zur Diagnosefindung
	Inzisionsbiopsie	Biopsie mit partieller Entnahme der Läsion. Diese erfolgt, wenn Verdacht auf Malignität besteht und die vollständige Entfernung die chirurgische Orientierung verschleiern würde.
	Exzisionsbiopsie	Biopsie mit vollständiger Entfernung der Läsion
	Nadelbiopsie (feine Nadel) bzw. Aspiration	Diagnostisches Material, mit einer feinen Biopsienadel aus einer Läsion entnommen, deren chirurgische Behandlung aufgrund ihrer Lokalisation oder Art aufgeschoben werden sollte, bis die mikroskopische diagnostische Information vorliegt.
	Nadelbiopsie (dicke Nadel)	Mit einer dicken Biopsienadel entnommene Gewebeprobe. Zweck ist die Gewinnung diagnostischen Materials aus einer Läsion, deren chirurgische Behandlung aufgrund ihrer Lokalisation oder Art aufgeschoben werden sollte, bis die mikroskopische diagnostische Information vorliegt. Die Entnahme einer geringen Zahl von Zellen wäre für den Pathologen von geringerer bzw. ohne Aussagekraft.
	Abstrich	Gewinnung infektiösen Materials mit einem weichen Werkzeug (z. B. Wattepellet) zur Anlage einer Kultur und an die Kultur anschließende Identifizierung und Testung (z. B. auf Antibiotikaempfindlichkeit).
	Ausstrich	Entnahme von Zellen zur mikroskopischen Untersuchung durch Abschaben mit einem scharfen Instrument.
	Zytologie	Untersuchung individueller Zellen (menschlicher oder mikrobieller) unter dem Mikroskop, mit oder ohne spezielle Anfärbung.

Tabelle 1-1 In der Parodontalen und Oralen Medizin und Pathologie verwendete Terminologie (Fortsetzung)

Kontext	Terminologie	Definition
	Differenzialdiagnose	Liste möglicher Diagnosen aufgelistet nach abnehmender Wahrscheinlichkeit.
	vorläufige (Arbeits-) Diagnose	Klinische Diagnose ohne Absicherung durch weitere klinische Untersuchungen, auf der die vorläufige Behandlung basiert.
	definitive Diagnose	Wahrscheinlichste Diagnose, auf der das therapeutische Vorgehen fußt.
Läsionen und Beschreibung der Läsionen	Ulkus	Verletzung des Epithels, das darunter befindliche Bindegewebe liegt frei.
	Erosion	Eine partielle Unterbrechung der Kontinuität der Epitheloberfläche. Das Bindegewebe ist nicht exponiert.
	Fissur	schmaler Riss oder Einschnitt (beschreibt normalerweise eine Ulkusform)
	Vesikel	kleine (< 0.5 cm) mit Flüssigkeit (nicht Pus) gefüllte Schwellung
	Bulla	größere (>0.5 cm) mit Flüssigkeit (nicht Pus) gefüllte Schwellung
	Blase	mit Flüssigkeit gefüllte Schwellung (nicht Pus)
	Papel	erhabene Läsion (< 1 cm)
	Makula	flache Läsion (< 1 cm)
	Knötchen	erhabene Läsion (> 1 cm)
	gestielt	Die Gewebeläsion sitzt auf einem Stiel.
	sessil	Die Läsion sitzt breitflächig auf.
	Sinus	Öffnung einer Körperkavität zur äußeren Oberfläche
	Sinusgang	epithelial ausgekleideter Tunnel, der eine Körperkavität mit der äußeren Oberfläche verbindet
	Fistel	Verbindung zwischen zwei Körperhohlräumen
	Tumor	Neoplasie, anomale Gewebsaufhäufung, mit gegenüber dem normalen Gewebe unkoordiniertem Wachstum; wächst auch nach Beseitigen des auslösenden Stimulus exzessiv weiter

Tabelle 1-1 In der Parodontalen und Oralen Medizin und Pathologie verwendete Terminologie (Fortsetzung)

Kontext	Terminologie	Definition
	Granulom	gut umschriebene Ansammlung modifizierter Makrophagen (epitheloider Zellen), umgeben von Lymphozyten und oft polymorphkernige Riesenzellen enthaltend
	Epulis	gutartige, lokalisierte Schwellung der Gingiva, gewöhnlich im Bereich der Interdentalpapillen
	Zyste	pathologische, flüssigkeitsgefüllte Kavität (kein Pus)
pathologische Befunde	Atrophie	Ausdünnung von Gewebe
	Hyperplasie	Zunahme der Größe eines Gewebes durch Zunahme der Zellzahl
	Hypertrophie	Zunahme der Größe eines Gewebes durch Zunahme der Zellgröße
	Gewebewucherung	Zunahme der Größe eines Gewebes durch Zunahme der Zellgröße, der Zellzahl und/oder der extrazellulären Matrixkomponenten
	Dysplasie	Störung der normalen Gewebereifung
	Anaplasie	fehlende Gewebedifferenzierung, charakteristisch für einige Tumorzellen
	Akantholyse	Separation von Epithelzellen im *stratum spinosum*
	Akanthose	Zunahme der Dicke des *stratum spinosum*
	Leukoplakie	adhärente weißliche flächige oder plaqueartige Bildung, die klinisch oder pathologisch keiner anderen Läsion zugeordnet werden kann (WHO)
	Erythroplakie	hellrote, samtige Plaque, die klinisch oder pathologisch keiner anderen bekannten Läsion zugeordnet werden kann (WHO)
	Hyperkeratose	exzessive Ablagerung bzw. Bildung von Keratin im stratum corneum des Epithels
	Ödem	Ansammlung entzündlichen Exsudates in einem Gewebe oder Körperhohlraum
	Angioödem	diffuse, sich rasch entwickelnde, oft das faziale Gewebe betreffende ödematöse Schwellung; resultiert häufig aber nicht immer aus einer Überempfindlichkeitsreaktion

- Schmerzcharakter?
- Intensität/Schweregrad?
- Lokalisation?
- Ausbreitung?
- Assoziierte Befunde oder Symptome?
- Ähnliche Läsionen am übrigen Körper?

Anamnese der Beschwerden

Häufig liefert die Anamnese der Beschwerden den Schlüssel zu deren Diagnose. Beispielsweise kann sich die Läsion bzw. Symptomatik nach Beginn einer neuen Medikation ausgebildet haben, was auf eine mögliche kausale Rolle dieser Medikation hindeutet. Im Falle eines Abszesses mit endodontischem Ursprung (Pulpa) tritt jede Schwellung erst nach einer Episode von Zahnschmerzen auf, während bei einem parodontal bedingten Abszess die Schwellung oft den Schmerzen vorausgeht. Der Zeitverlauf ist also wichtig. Weitere wichtige Fragen sind:

- Beginn?
- Dauer?
- Schmerzsteigernde Faktoren?
- Schmerzlindernde Faktoren?
- Begleitsymptome?
- Gegenwärtige Situation (auf dem Weg der Besserung oder der Verschlechterung)?
- Vorausgegangene Schmerzepisoden?

Oft kann man aus einer sorgfältigen und detaillierten Anamnese schon vor der Untersuchung des Patienten eine vorläufige Diagnose stellen. Allerdings muss man bei dieser Herangehensweise darauf achten, sich von Vorurteilen frei zu halten. Einige Patienten machen gute, andere dagegen wenig aufschlussreiche anamnestische Angaben. Die Anamnesebefunde sollten logisch und prägnant aufgezeichnet werden. Im Falle der letztgenannten Patienten kann das einige Schwierigkeiten bereiten. Bei korrektem Vorgehen wird nach der klinischen Untersuchung, die Hinweise auf weitere Fragen zur Diagnostik erbracht hat, eine gezieltere Anamnesebefragung durchgeführt.

Medizinische Anamnese

Wichtig ist eine genaue, schrittweise durchgeführte klinische Anamnese. Einige der im Folgenden genannten Punkte beziehen sich auf das Management des Patienten, andere sind für die Diagnosestellung von Bedeutung. Schlüsselbereiche, die geprüft werden müssen sind:

- *Kardiovaskuläres System* – Herzgeräusche, Rheumatisches Fieber oder infektiöse Endokarditis, Blutdruck, Herzoperationen.
- *Respiratorisches System* – Anzeichen für atopische Erkrankung, Metallallergien, Allergien auf Medikamente, Asthma, chronische Obstruktion der Luftwege oder Granulomatoseerkrankungen wie Sarkoidose und Tuberkulose.
- *Zentrales und peripheres Nervensystem* – Anamnese von Epilepsie, Anfälle , Bewusstseinsverlust, Neuropathologie.
- *Muskuloskelettales System* – Erkrankungen oder Störungen von Knochen oder Muskeln, Bindegewebserkrankungen.

- *Gefäßsystem* – Anzeichen für hämorrhagische Erkrankungen (z. B. idiopathische thrombozytopenische Purpura, ITP), blaue Flecken, Gerinnungsstörungen, Störungen des lymphoretikulären Systems.
- *Endokrine Störungen* – Diabetes, Schilddrüsen, Sexualhormone, Nebennierenfunktion. Bei Diabetikern: Wie gut ist der Diabetes eingestellt? Wie oft kontrolliert der Patient seinen Blutzuckerspiegel? Kennt er seinen letzten HBA1C- Wert? Ein gut informierter und gesundheitsbewusster Diabetiker sollte seinen neuesten HBA1C- Wert kennen (s. Band 1 dieser Serie, *Chapple* und *Gilbert*).
- *Nieren- und Harnwegssystem* – Störungen sind mitunter für Diagnostik und Therapie wichtig. Beispielsweise zeigen Patienten mit aktuellem oder abgelaufenem Nierenversagen folgende Auffälligkeiten:
  - Verkalkung der Herzklappen infolge chronischer Hyperkalzämie (antibiotische Prophylaxe erforderlich).
  - Metabolismus der Medikamente, die bei den jeweiligen oralen Erkrankungen zur Anwendung kommen.
  - Bluthochdruck (z. B. Einsatz von Kalziumantagonisten, die eine medikamentös induzierte Gingivawucherung hervorrufen können).
- *Hepatobiliäre Störungen* oder Erkrankungen können den Ablauf der Behandlung oraler Läsionen beeinflussen. Normalerweise fragt man während der Anamnese nach Gelbsucht oder Hepatitis. Weitere Punkte sind:
  - Thrombozytenzahl und Blutungsrisiko.
  - Assoziierte systemische Erkrankungen. (z. B. ist die primäre biliäre Leberzirrhose (PBC) assoziiert mit dem sekundären *Sjögren*-Syndrom.)
  - Der Medikamenten-Stoffwechsel kann ebenfalls beeinträchtigt sein (Zytochrom-P450-Enzymsystem).
- *Gastrointestinale Erkrankungen* – *Morbus Crohn, Colitis ulcerosa* oder Zöliakie zeigen häufig orale Manifestationen. Malabsorptionssyndrome können zu einer Anämie führen, die sich als orale Ulzeration oder atrophische Glossitis äußern kann.
- *Dermatologische Erkrankungen* zeigen üblicherweise auch gingivale Manifestationen, wie erosiven Lichen planus, mukokutanes Pemphigoid, Pemphigus und *Papillon-Lefèvre*-Syndrom (PLS).
- *Bindegewebserkrankungen,* wie systemische Sklerose (Sklerodermie) oder systemischer *Lupus erythematodes* (SLE) können orale Manifestationen zeigen oder spezielle Vorsichtsmaßnahmen erfordern. (z. B. beträgt die Prävalenz bei SLE-Patienten für Herzklappenschäden 26%.)
- *Medikationen* müssen umfassend aufgezeichnet werden, da viele Medikamente Läsionen an der Mundschleimhaut und am Parodont verursachen, wie lichenoide Reaktionen auf Medikamente, orale Pigmentierungen, Xerostomie, Gingivawucherungen und Ulzera.
- *Allergien* können sich in der Gingiva manifestieren, so Zöliakie, Plasmazellgingivitis/Mukositis (Abb. 1-1).

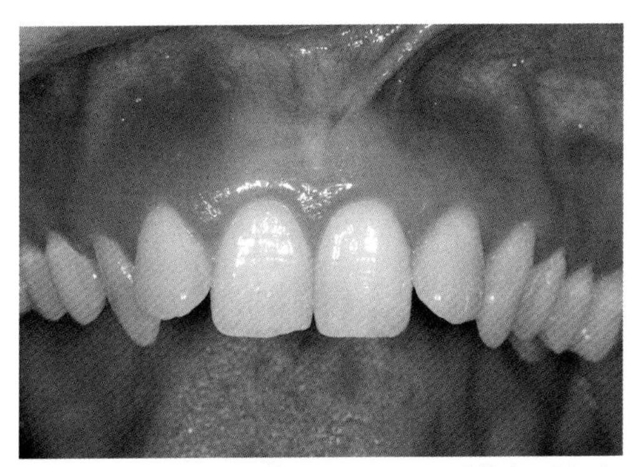

Abb. 1-1a Plasmazellgingivitis mit Befall der Gingiva und der benachbarten oralen Mukosa bei einer Telephonistin. Ein Test ergab Sensibilität auf eine Lösung, mit der der Telefonhörer gereinigt wurde.

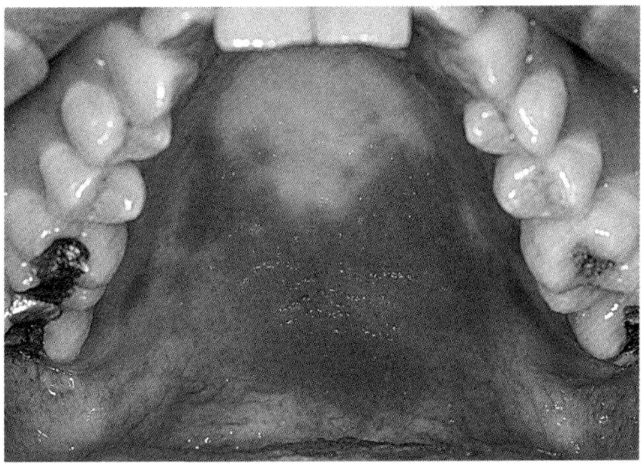

Abb. 1-1b Derselbe Befund wie in Abb. 1-1a findet sich am harten Gaumen. Ähnliche Läsionen waren im Larynx manifest. Die Patientin verlor zeitweilig ihre Stimme. Alle Läsionen sprachen auf systemische Prednisolonmedikation an, die vor der definitiven Diagnose und entsprechenden Präventivmaßnahmen erfolgte.

- *Primäre oder sekundäre Immundefekte* sollten vermerkt werden, denn diese können die nachfolgende Behandlung beeinflussen.
- Ebenso sollten *Prionenerkrankungen* registriert werden.

Bei der anamnestischen Befragung ist es günstig, allgemein gefasste Fragen zu stellen, wie „Sind sie zur Zeit in Behandlung?“ oder „Sind Sie jemals im Krankenhaus untersucht oder aufgenommen worden?“ oder „Gibt es irgendeinen Punkt in ihrer Anamnese, den wir noch nicht erörtert haben?“.

Soziale Anamnese

Viele Aspekte der sozialen Anamnese eines Patienten haben eine Beziehung zu den vorgebrachten Beschwerden. Speziell:

- *Rauchen* – Ist der Patient gegenwärtig Raucher, hat er früher geraucht oder ist er immer schon Nichtraucher (Box 1-1)?

Box 1-1 Raucher-Anamnese

Aktiver Raucher	Früherer Raucher	Nichtraucher
Was rauchen Sie?	Wie viele Jahre haben Sie geraucht?	Sind Sie Passivraucher?
Wie viele Zigaretten pro Tag?	Wie viele Zigaretten pro Tag?	Zuhause oder bei der Arbeit?
Seit wie vielen Jahren?	Was haben Sie geraucht?	Wie viele Stunden pro Tag?
Wie lange nach dem Aufwachen rauchen Sie die erste Zigarette?	Wann haben Sie aufgehört?	
Haben Sie versucht aufzuhören?		
Warum haben Sie es nicht geschafft?		

- *Einnahme von Aufputschmitteln* – Patienten geben selten freiwillig an, dass sie regelmäßig Drogen konsumieren. Dies kann aber für das gegenwärtige Krankheitsbild relevant sein. Es sollte vor allem nach Amphetaminen, Cannabis, *Ecstasy* oder Kokain und nach der Aufnahmemethode gefragt werden. Patienten reiben diese Stoffe zum Teil in die Gingiva ein.
- *Alkoholkonsum* – Nach Menge und Häufigkeit fragen!
- *Diät* – Die Ernährungsweise kann bei Erkrankungen der Gingiva oder Mukosa von Bedeutung sein, so die Aufnahme von Früchten und Gemüse, von erosiven Nahrungsmitteln oder Allergenen (Zimtaldehyd, Benzoate).
- *Stress* – Stress kann mit *Lichen planus* oder rezidivierender Ulzeration assoziiert sein. Angemessene und einfühlsame Fragen nach der Lebensführung und -situation sind hier hilfreich. Es empfiehlt sich, den Patienten bereits zu Beginn des Gespräches nach seinem Beruf zu fragen. Das kann Hinweise auf Stressoren und anderweitige Berufsrisiken geben, die möglicherweise einen Einfluss auf die angegebenen Beschwerden haben.
- *Parafunktionen* – Parafunktionen können die Ursache für traumatische orale Befunde sein, die durch alarmierende Zeichen auf sich aufmerksam machen und sogar mit peripheren Läsionen einhergehen können.

Familienanamnese

Die Familienanamnese kann aus folgenden Gründen wichtig sein:

- Sie kann bei der Diagnose helfen.
- Sie kann Auskunft über die Prognose und den natürlichen Verlauf der Erkrankung geben.

Anamnese des Sexuallebens

Diese ist in Fällen von sexuell übertragenen Infektionen oder bei HIV wichtig. Dabei sollte dem Patienten aber unbedingt erklärt werden, warum die Information für den Zahnarzt von Bedeutung ist.

Extraorale Untersuchung

Die extraorale Untersuchung beginnt bereits, wenn der Patient das Sprechzimmer betritt. Zahnärzte müssen ihre Untersuchung auf den bekleideten Patienten beschränken (Abb. 1-2). Das bedeutet auch, dass sie in ihrer Diagnostik im Vergleich zum Arzt eingeschränkt sind. Besondere Aufmerksamkeit sollte man folgenden Punkten schenken:

- *Gesichtsfarbe* – Blässe, Zyanose, Rötung.
- Gewicht – Kann für ein erhöhtes Typ-2-Diabetes-Risiko und andere Krankheitsdispositionen relevant sein.
- *Verhalten* – Schaut der Patient ängstlich, besorgt, verlegen?
- *Bewegungen* – Ist der Patient physisch behindert oder physiologisch (Fall der Abb. 5-5 bis 5-7).
- *Zustand der Haut* – Ausschläge?
- *Erscheinung des Gesichtes* (Abb. 1-3) – Zeichen für eine systemische Erkrankung dürfen nicht übersehen werden, z. B. Ausschlag (bei SLE).

would you kindly undress and pop yourself on the chair...
but I've only come about a swelling on my gum..?
MISS WORLD

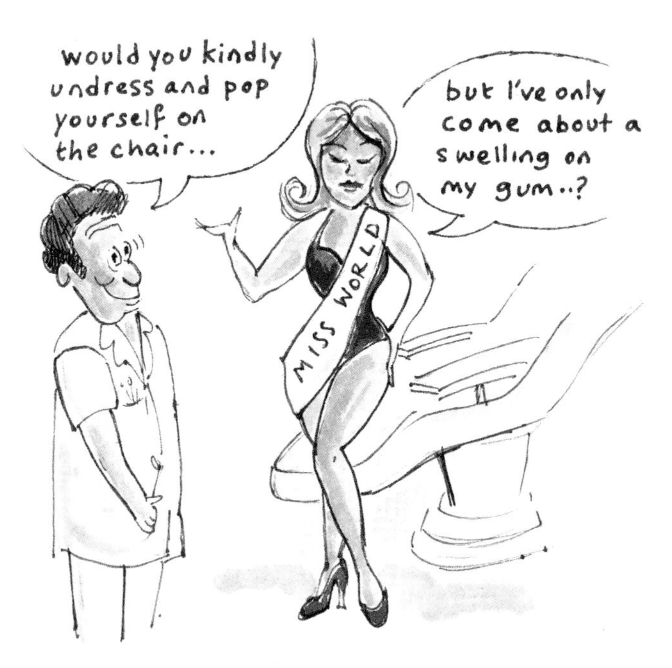

Abb. 1-2 *Der Zahnarzt muss seine Untersuchung auf den bekleideten Patienten beschränken.*

?
Mmm.. Which head?

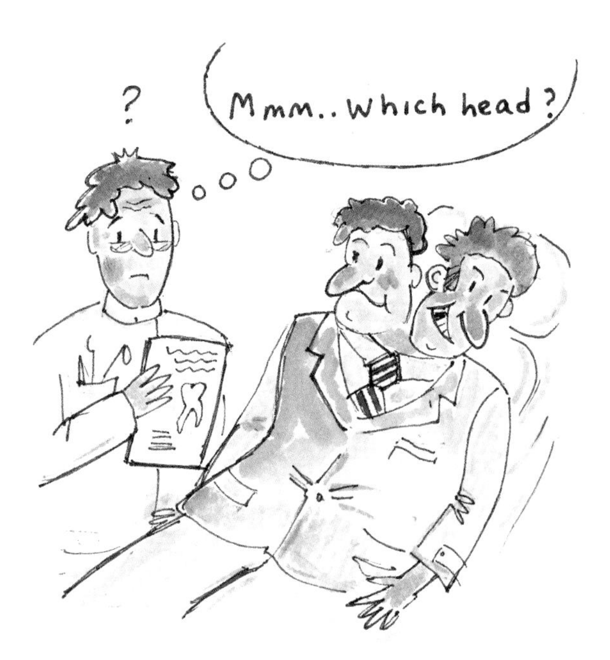

Abb. 1-3 *Man sollte offensichtliche Indikatoren für eine systemische Erkrankung, die sich im Gesicht zeigen, nicht übersehen.*

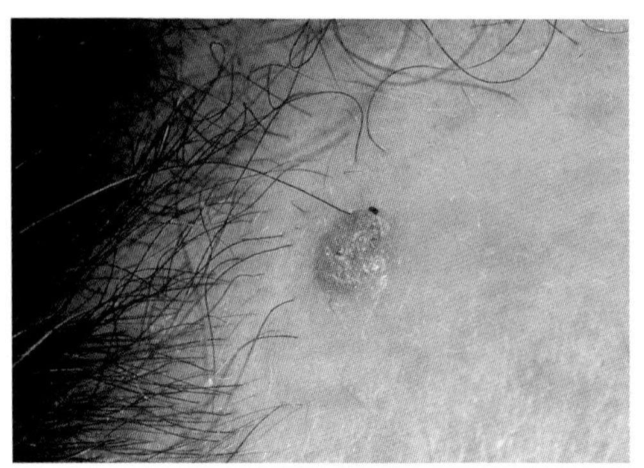

Abb. 1-4 *Viruswarze am Haaransatz eines männlichen Patienten mit Viruswarzen an der Gingiva.*

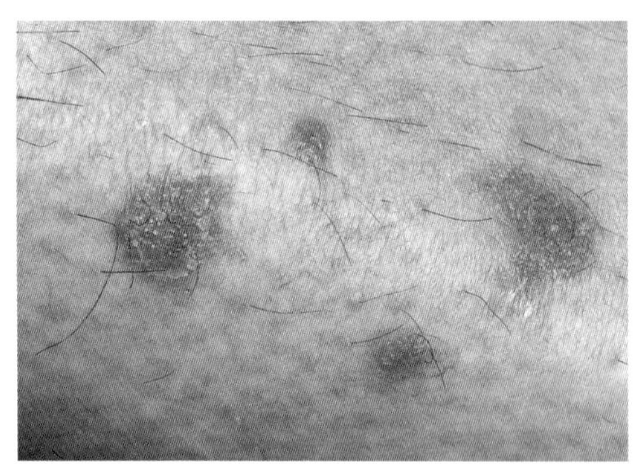

Abb. 1-5 *Purpurfarbene, für Lichen planus typische „pruritische" Läsion der Haut über der Fibula und Tibia bei einer 60-jährigen Frau mit erosivem gingivalen Lichen planus.*

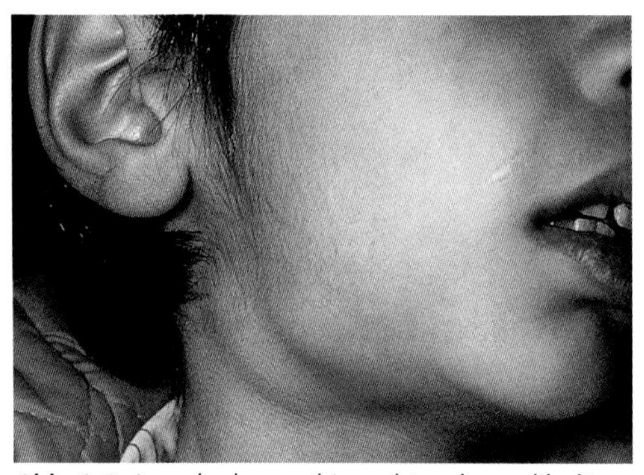

Abb. 1-6 *Lymphadenopathie rechts submandibulär bei einem fünfjährigen Jungen mit oraler Herpes-simplex-I-Infektion.*

- *Beantwortung von Fragen* – Die Art und Weise kann hier viel über die Persönlichkeit und die Ängste des Patienten aussagen.
- *Freiliegende Hautbezirke* – man sollte beim Patienten folgende Bereiche beobachten: Hände, Füße, Schädel (Abb. 1-4), Nacken, Gesicht. Wichtige klinische Zeichen sind: osteo- und rheumatische Artritis, Trommelschlägelfinger, Nagelstörungen/Dystrophie.
- *Nicht sichtbare Körperstellen* – Unter Umständen ist es nötig, Hautpartien des Patienten zu untersuchen, die von Kleidung bedeckt sind. Selbstverständlich muss das behutsam und diskret geschehen und wenn möglich sollte eine zweite Person zugegen sein. Beispielsweise kann sich *Lichen planus* in Form von juckenden, purpurfarbenen Bläschen an den Beugeseiten der Arme oder Beine manifestieren (Abb. 1-5). Solche Beobachtungen können dabei helfen, eine vorläufige Diagnose zu stellen.
- *Lymphadenopathie* – Bei Verdacht auf eine Infektion oder eine maligne Erkrankung ist die Untersuchung der submandibulären, submentalen und zervikalen Lymphknoten (Abb. 1-6) angezeigt.
- *Kiefergelenke* – die Untersuchung der Kiefergelenke kann Hinweise auf Gelenkpathologie, Parafunktionen oder myofaziale Schmerzen geben.

Intraorale Untersuchung

Die intraorale Untersuchung sollte einem genauen Protokoll folgen, damit keine Region im Mund oder Oropharynx übersehen wird.

Um zu gewährleisten, dass kein diagnoserelevanter Befund übersehen wird, ist vor der Untersuchung der fraglichen Läsionen zunächst die übrige Mundhöhle zu betrachten. Man sollte niemals davon ausgehen, dass nur eine Ursache für die Läsion verantwortlich ist. Es können durchaus zwei oder drei kausale Faktoren vorliegen (Abb. 1-7).

Folgende anatomischen Regionen sollten systematisch bei optimaler Beleuchtung und nötigenfalls mit Vergrößerung untersucht werden (Abb. 1-8):

- Lippen.
- Sulkusbereiche.
- Wangen (bukkale Mukosa, Ausführungsgänge der Parotis, Muskelansätze etc.).
- Der Speichelfluss ist gegebenenfalls durch Massieren der Drüsen zu stimulieren. Die Speichelflüssigkeit sollte hinsichtlich ihrer Konsistenz und Farbe beurteilt werden.
- Mundboden.
- Zunge – Rücken, anteriore zwei Drittel, posteriores Drittel, lateraler Rand und ventrale Fläche.
- Gaumen – harter und weicher Gaumen.
- Tonsillen und Oropharynx.
- retromolare Region.
- Gingiva.
- Zähne.

Wegen möglicher maligner Läsionen sollten die Zungenunterseite und der Zungenrand besonders sorgfältig inspiziert werden.

Die visuelle Untersuchung sollte immer durch Palpation der Läsionsoberfläche ergänzt werden. Auch auf den Geruch ist zu achten (*Foetor ex ore*). Mitunter empfielt sich eine Transillumination des betreffenden Areals. Submandibuläre Drüsen können bimanuell palpiert werden, wobei ein Finger im Mundboden, der andere extraoral angelegt und die Drüse

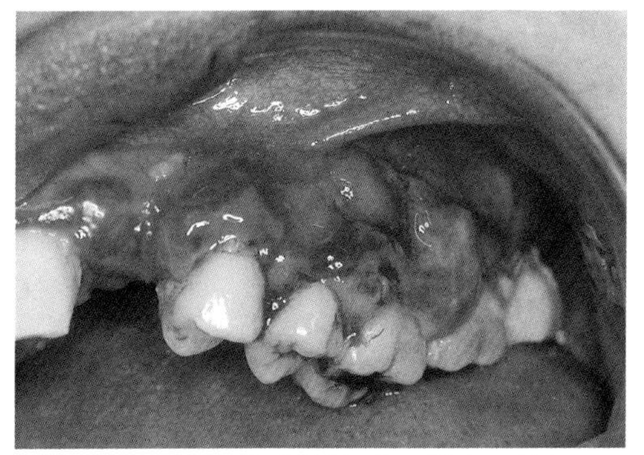

Abb. 1-7 *Drei Krankheitsbilder kombiniert: Lichen planus, ANUG und Pyostomatitis.*

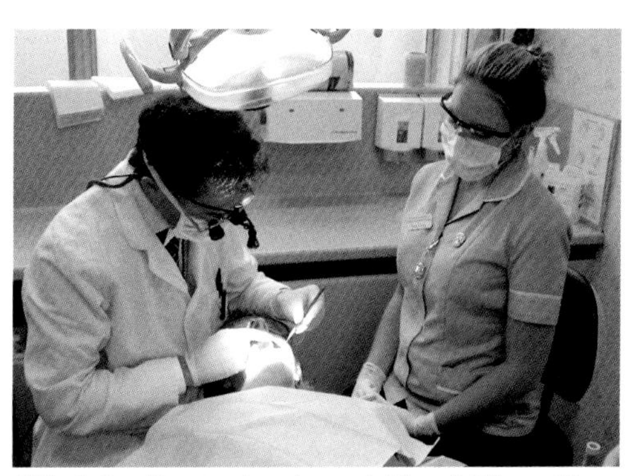

Abb. 1-8 *Einsatz einer Lupenbrille mit Fiberoptik.*

zwischen ihnen hin und her gerollt wird. So können Mobilität, Konsistenz und Größe beurteilt werden.

Die Läsion

Folgende Punkte müssen bei der Untersuchung von Läsionen bewertet werden.

- Lokalisation?
- Art der betroffenen Gewebe?
- Größe der Läsion?
- Form der Läsion?
- Verschieblichkeit auf den darunterliegenden Strukturen?
- Farbe?
- Oberflächencharakteristika?
- Art der Basis der Läsion?
- Konsistenz?
- Gibt es sonstige mit der Läsion assoziierte lokalisierte oder generalisierte pathologische Veränderungen?
- Lokalisiert oder generalisiert?

Lokalisation

Die Lokalisation einer Läsion lässt Rückschlüsse auf ihren Ursprung zu. Es ist wichtig genau darauf zu achten, ob die Läsion auf die freie oder befestigte Gingiva beschränkt ist oder sich über die mukogingivale Grenze hinaus ausdehnt. Bei letzterem Befund ist eine systemische Erkrankung wahrscheinlich (Abb. 6-22).

Um das Ausgangsgewebe der Läsion zu ermitteln, sind die lokal vorkommenden Gewebe in Betracht zu ziehen: Epithel, Gefäße, Nerven, Bindegewebe, Fettgewebe, Drüsengewebe, Knochen, Muskelgewebe.

Größe der Läsion

Bei der Beurteilung der Größe einer Läsion muss auch die Wachstumsrate des Gewebes Berücksichtigung finden. Sie kann mitunter aus den anamnestischen Angaben des Patienten erschlossen werden.

Eventuell geht die Exzision einer Läsion aufgrund ihrer Größe oder weil angrenzende Gewebsschichten betroffen sind, mit perioperativen Schäden einher. Dann ist eine Geweberekonstruktion erforderlich.

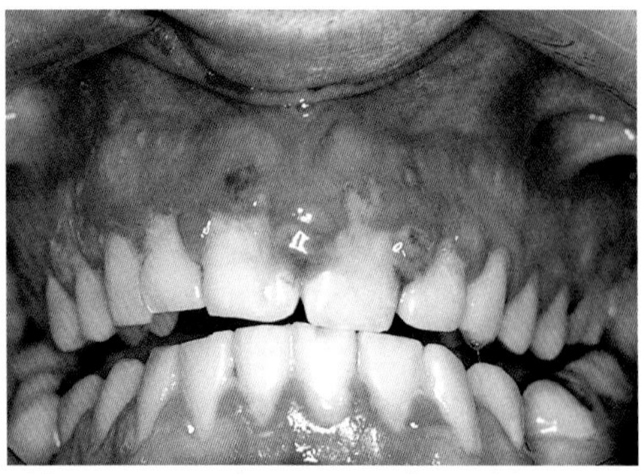

Abb. 1-9 *Gingivale Herpes simplex I Infektion.*

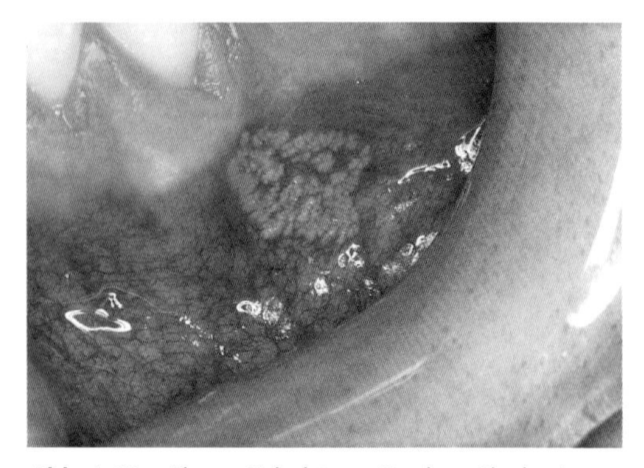

Abb. 1-10 *Ektope Talgdrüsen (Fordyce-Flecken), lokalisiert an der mukogingivalen Grenze unterhalb der Zähne 33 und 34.*

Form der Läsion

Die Form einer Läsion kann nützliche Hinweise für die Diagnose geben. Vor allem die Ränder sollten genau inspiziert werden. Beispielsweise deutet eine uhrglasförmige interdentale Schwellung der Gingiva auf eine vaskuläre Epulis hin. Eine generalisierte, flache Ulzeration mit ausgerissenen Rändern ist charakteristisch bei *Herpes simplex* der Mukosa, sichert aber noch nicht die endgültige Diagnose (Abb. 1-9).

Verschieblichkeit

Die Befestigung einer Läsion auf ihrer Unterlage gibt wichtige diagnostische und prognostische Hinweise. Hinter einer sessilen Läsion mit breiter Basis verbirgt sich nur mit geringer Wahrscheinlichkeit eine echte Epulis, denn diese ist meistens gestielt. Es ist auch wichtig festzustellen, ob das oberflächliche Gewebe am darunterliegenden fixiert ist oder nicht. Das kann nämlich auf ein invasives Geschehen hindeuten.

Farbe

Rote Läsionen sind entzündlich oder vaskulär bedingt. Blasse Läsionen können einen bindegewebigen Kern besitzen. Gelbe Einfärbung kann auf Eiter oder Fettgewebe hindeuten. Abbildung 1-10 zeigt eine normale Variation an ungewöhnlicher Stelle: ektope Talgdrüsen (*Fordyce*-Flecken). Purpurfarbene Läsionen weisen auf Vaskularität des Gewebes, braune oder graue Läsionen auf Melanin oder andere Pigmentierungen hin (z. B. Amalgamablagerungen oder medikamentös bedingte Pigmentation, Abb. 1-11 und 1-12).

Oberfläche

Die Oberfläche einer Läsion gibt wichtige Informationen über die Art dieser Veränderung. Eine ulzerierte Oberfläche kann ein Trauma durch die Antagonisten, eine Nekrose nach Infektion, ein Trauma (z. B. Säureschaden, Abb. 1-13) oder sogar eine Neoplasie anzeigen. Eine oberflächliche Keratinisierung kann ein chronisches Trauma oder eine echte Keratose *de novo* zur Ursache haben (Abb. 1-14). Es sollte auch

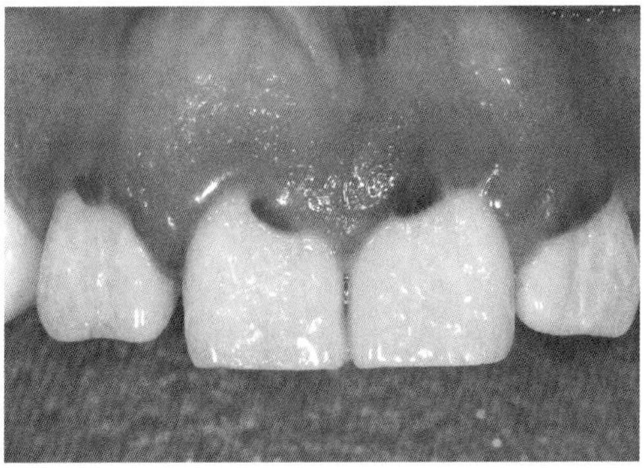

Abb. 1-11 *Pigmentierung des Gingivarandes bei einer afrokaribischen Frau; Folge einer Medikation mit Zidovudin (AZT) bei HIV-Erkankung.*

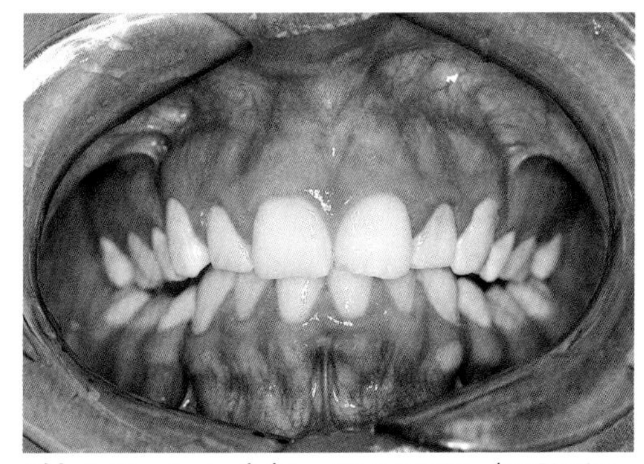

Abb. 1-12 *Purpurfarbene Pigmentation der Gingiva, bedingt durch eine Medikation mit Minozyklin (Antibiotikum) zur Behandlung einer jugendlichen Akne.*

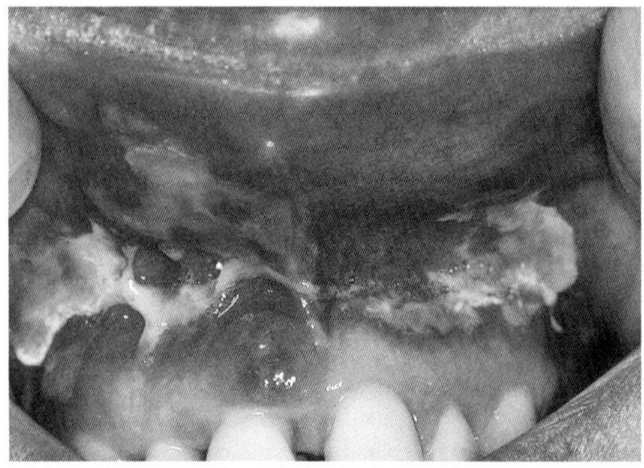

Abb. 1-13 *Oberflächliche Nekrose der Mukosa durch falsche Aspirinapplikation zur Schmerzbehandlung.*

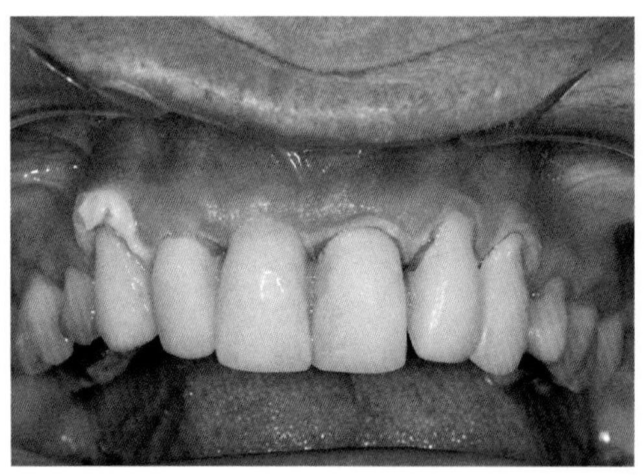

Abb. 1-14 *Lineare gingivale Leukoplakie bei einer 50-jährigen Frau (Nichtraucherin, kein Alkohol). Das Gewebe zeigt histologisch eine leichte Dysplasie. Keine Candida-Infektion.*

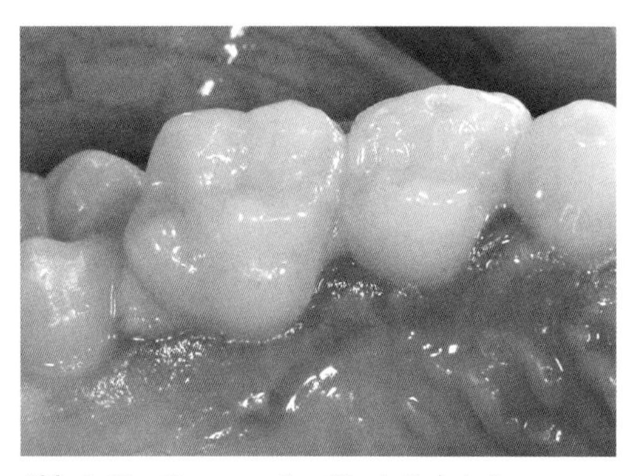

Abb. 1-15 *Desquamative Gingivitis bei einem sechsjährigen Mädchen. Lichen planus wurde auch bei Kindern beschrieben, ist aber extrem selten. Eine weitere mögliche Diagnose ist SLE.*

geprüft werden, ob die Oberfläche beweglich ist oder an der Unterlage adhäriert. Pseudomembranbildung beispielsweise ist pathognomonisch für eine pseudomembranöse *Candidiasis*.

Basis

Die Basis einer Läsion kann bedeutsam sein für die vorläufige Diagnose. Ist die Basis eines Ulkus granuliert, kann das Malignität bedeuten.

Konsistenz

Man sollte die Läsion immer „abtasten", um ihre Konsistenz oder den Inhalt zu bestimmen. Läsionen der Mukosa und Gingiva sind in der Regel weich, harte Läsionen können maligne sein oder einfach in Knochennähe liegen. Fluktuierende Läsionen enthalten Flüssigkeit (Zystenflüssigkeit, Pus), feste Läsionen fibröses Gewebe.

Assoziierte Erkrankungen

Ein wichtiger Teil der Untersuchung besteht darin zu ermitteln ob die orale Läsion mit Krankheitsgeschehen am übrigen Körper in Zusammenhang steht. Solche assoziierten Geschehnisse können äußerlich sichtbar sein (s. Abb. 1-5) oder sich in Symptomen äußern, die der Patient verschweigt, weil ihm der Zusammenhang mit dem gingivalen Befund nicht klar ist. So hatte das sechsjährige Mädchen in Abbildung 1-15 Nierenschmerzen und eine rezidivierende Zystitis. Ihre Nieren- und Leberwerte waren nur leicht verändert. Dennoch machte die vorliegende desquamative Gingivitis bei anomaler Nieren- und Leberfunkti-

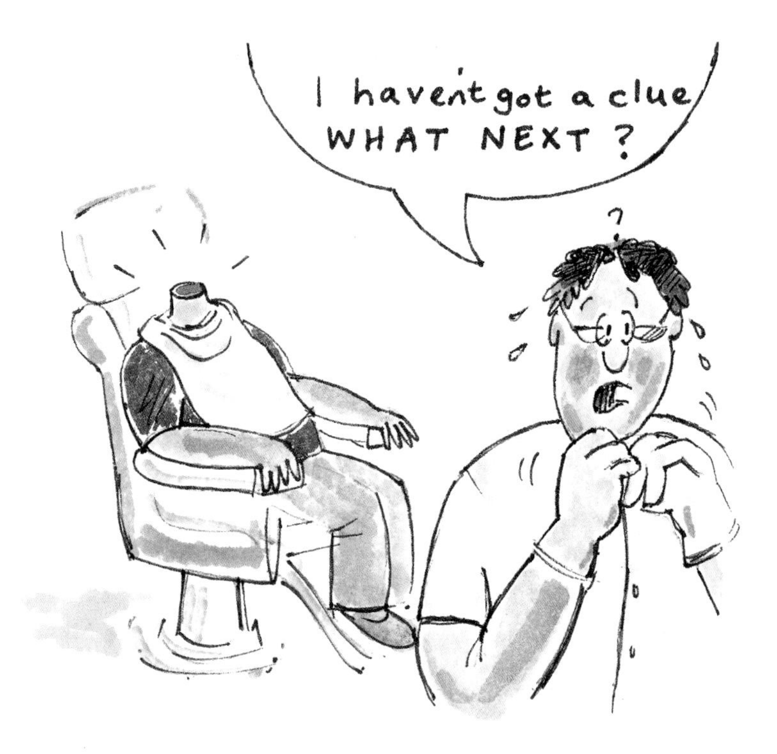

Abb. 1-16 *Das „diagnostische-Sieb".*

on eine Abklärung auf systemischen *Lupus erythematodes* mit serologischen Verfahren (s. Kap. 2) notwendig. Andere Erkrankungen, wie z. B. das *Sjögren*-Syndrom, sind vergesellschaftet mit primärer biliärer Zirrhose. *Lichen planus* kann – wenn auch selten – mit chronischer aktiver Hepatitis assoziiert sein.

Lokalisation

Diagnostische Schlüsse können auch aus der Lokalisation einer Läsion gezogen werden. So sind solide Tumoren eher einzeln als multipel zu finden. Es ist aber bekannt, dass das orale squamöse Zellkarzinom in etwa 20% der Fälle Primärläsionen zeigt. Eine bilaterale Läsion über größeren Blutgefässen kann sich als Tumormetastase erweisen (s. Abb. 3-3). Läsionen, die disseminiert auftreten, deuten auf ein medikamentös induziertes (s. Abb. 6-9), hereditäres (s. Abb. 6-1), infektiöses, immunologisches (s. Abb. 1-1) oder entzündliches (s. Abb. 5-5 und 6-20) systemisches Problem hin.

Das „diagnostische Sieb"

Wenn man versucht, eine Differenzialdiagnose vor speziellen Untersuchungen zu stellen, gibt es Situationen, in denen der einzige Gedanke ist: „Ich habe überhaupt keine Ahnung, was es sein kann.", (Abb. 1-16). In solchen Fällen bieten sich zwei Optionen:

Box 1-2 Das „diagnostische Sieb“

Stichwort	Beispiel
metabol/endokrin	*Morbus Addison* (Gingivapigmentierung)
entzündlich	Gingivaangioödem (immunologisch)
neoplastisch	Gingivakarzinom
infektiös	Gingivakandidose
medikamentös induziert	Gingivagranulation oder -pigmentierung
hereditär	hereditäre Gingivafibromatose
immunologisch	Plasmazellgingivitis
Trauma	thermische, chemisch oder mechanische Ursachen für die Ulzeration
unspezifisch	

- Anwendung des „diagnostischen Siebes“.
- Überweisung des Patienten mit möglichst umfassender Dokumentation der festgestellten Befunde (s. o.) an einen Spezialisten.

Das „diagnostische Sieb“ umfasst eine Reihe von Stichwörtern, die man sich merken sollte, weil sie helfen, Gedanken und Ideen aus Grundprinzipien zu entzünden (Box 1-2).

Spezielle Untersuchungen

Dieses Thema wird in Kapitel 2 besprochen.

Die Differenzialdiagnose

Das Ziel der Differenzialdiagnose ist ein dreifaches:

- Sie informiert über die nötigen speziellen klinischen Untersuchungen.
- Sie informiert den Pathologen (oder Hämatologen) über klinische Details der wahrscheinlichsten klinischen Diagnose.
- Sie ermöglicht, erste therapeutische Schritte einzuleiten, die dann ihrerseits wieder diagnostische Rückschlüsse zulassen können. So ist eine Schwellung, die nach Gabe eines Antibiotikums abklingt höchstwahrscheinlich durch Infektion bedingt.

Es kommt selten vor, dass die histologische Untersuchung nicht zu einer definitiven Diagnose führt. Der Kliniker ist häufig mit einem pathologischen Ergebnis konfrontiert, das zusammen mit der Anamnese und den Ergebnissen der klinischen Untersuchung sorgfältig interpretiert werden muss. Nach Meinung des Verfassers ist dies die korrekte Vorgehensweise, wie am Fallbeispiel der Abbildungen 1-17 bis 1-21 beispielhaft deutlich wird. In diesem Fall wurde klinisch ein vaskulärer Tumor vermutet, die histologische Untersuchung ergab jedoch ein gutartiges pyogenes Granulom

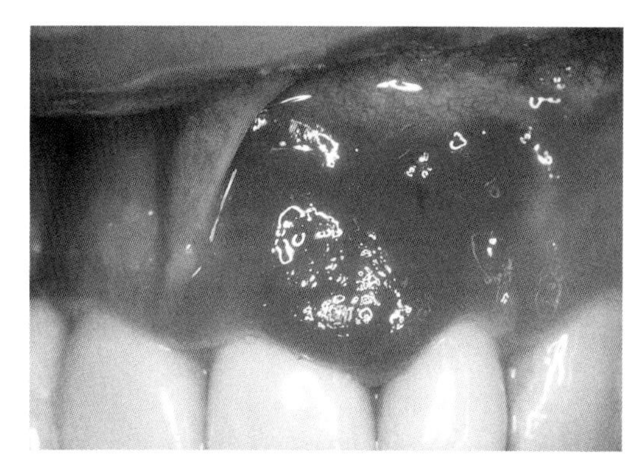

Abb. 1-17 Lokalisierte rote Gingivaläsion, die bis über die mukogingivale Grenze hinausreicht.

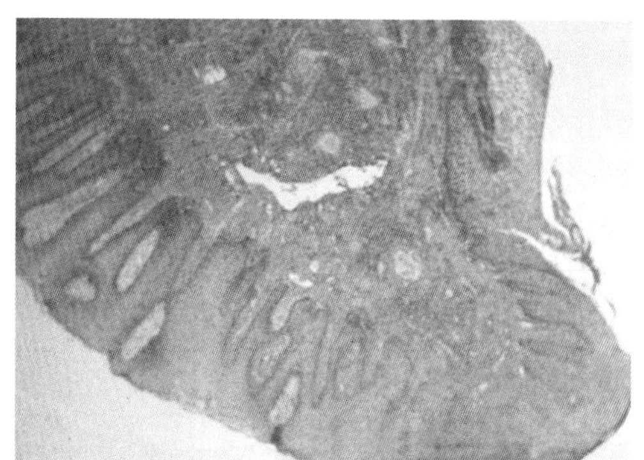

Abb. 1-18 Das histologische Präparat zeigt eine benigne vaskuläre Läsion, charakteristisch für ein pyogenes Granulom.

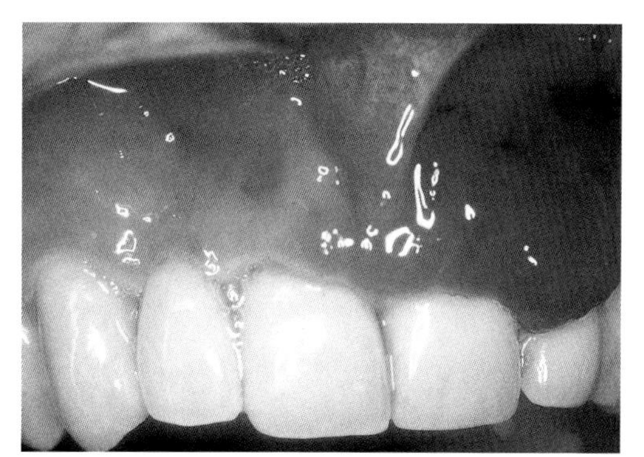

Abb. 1-19 Die Läsion aus Abbildung 1-17 eine Woche nach der ersten Biopsie.

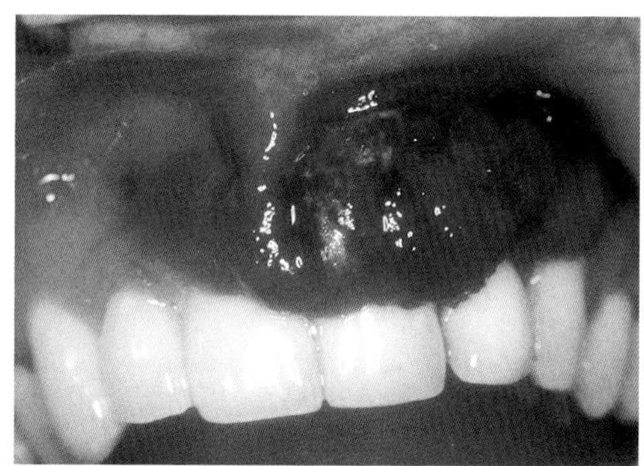

Abb. 1-20 Die Läsion aus Abbildung 1-17, eine Woche nach der zweiten Biopsie. Die Läsion ist nun exophytisch und breitet sich rasch aus. Die Farbveränderung geht Thrombosen, Nekrosen und Blutungen in der Tiefe zurück.

(Abb. 1-18). Innerhalb einer Woche nach der Biopsie breitete sich die Läsion aus und entwickelte deutliche Satellitenläsionen (Abb. 1-19), woraufhin eine zweite Biopsie durchgeführt wurde. Die Histologie war immer noch die einer benignen vaskulären Bildung, aber der Tumor wurde exophytisch (Abb. 1-20). Die Dringlichkeit der Situation bewog den Kliniker, die zunächst unauffällige Sexualanamnese des Patienten erneut zu

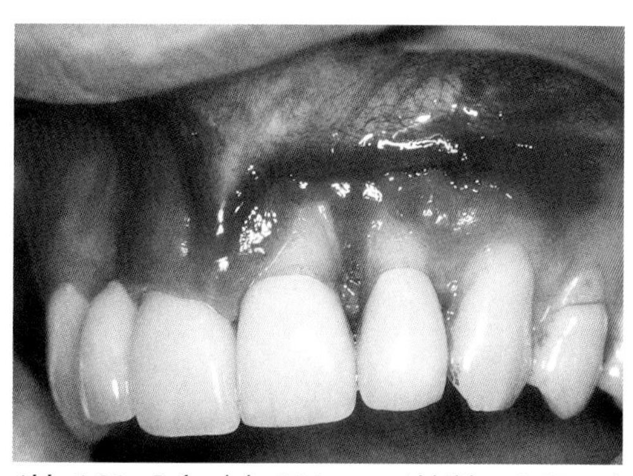

Abb. 1-21 Befund der Läsion aus Abbildung1-17 nach externer Bestrahlung (1990) mit Restpigmentierung.

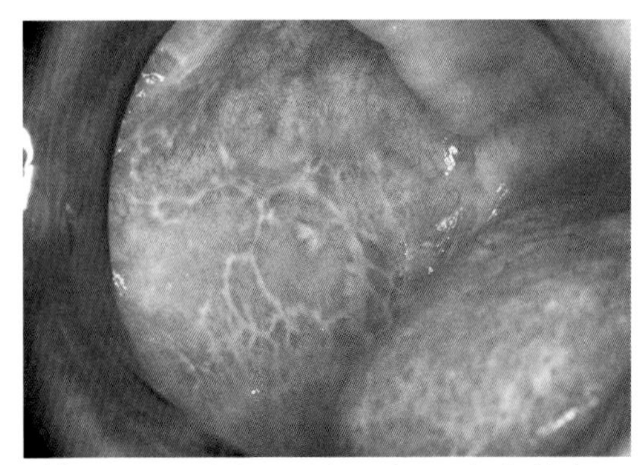

Abb. 1-22 Retikulärer Lichen planus der bukkalen Mukosa links ist oft eine Verdachtsdiagnose. Bei erosivem Lichen planus ist dagegen Vorsicht geboten, denn hier besteht ein kleines aber immerhin erhöhtes Risiko maligner Entartung.

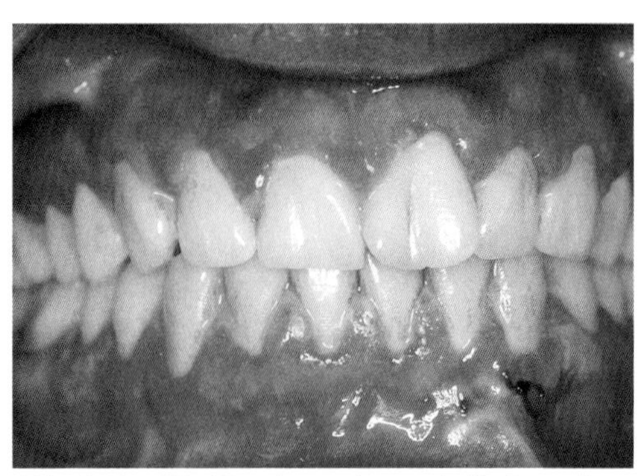

Abb. 1-23 Die Biopsie wurde unterhalb der mukogingivalen Grenze entnommen, um eine Maskierung des Lichen planus durch eine plaqueinduzierte Gingivaentzündung zu vermeiden.

prüfen und ihn damit zu konfrontieren, dass der Verdacht auf ein *Karposi*-Sarkom und damit eine manifeste AIDS-Erkrankung bestehe. Der Patient erklärte daraufhin, dass er homosexuell sei und ungeschützten Geschlechtsverkehr gehabt habe. Umgehend wurden eine Beratung und ein serologischer HIV-Test durchgeführt, der die HIV-Infektion bestätigte. Auf der Basis der Anamnese und der vorhandenen klinischen Befunde, aber entgegen den histopathologischen Ergebnissen wurde eine Bestrahlungstherapie durchgeführt und die Läsion beseitigt (Abb. 1-21).

Die vorläufige Diagnose

Eine vorläufige klinische Diagnose reicht bei einfachen Läsionen oft aus, um eine sichere therapeutische Strategie zu entwickeln. Zum Beispiel kann, wenn klare Hinweise auf einen mukosalen *Lichen planus* (Abb. 1-22) vorliegen, die vorläufige Diagnose desquamative Gingivitis aus zwei Gründen gestellt werden: Biopsien der Gingiva sind bei Veränderungen wie einem *Lichen planus* oftmals ohne diagnostischen Wert, denn unvermeidliche, durch Plaqueakkumulation ausgelöste Entzündungen im Bindegewebe maskieren das feinere Erscheinungsbild eines *Lichen planus.* Wenn möglich sollte eine Biopsie von nicht gingivalen Stellen genommen werden (Abb. 1-23).

Die klinische Diagnose kann so eindeutig sein (Abb. 1-22), dass dem Patienten eine weitere Untersuchung erspart werden kann.

Ein weiteres Beispiel ist die pseudomembranöse *Candidiasis* (Abb. 1-24), bei der lokale Applikation antifungaler Medikamente häufig zur Ausheilung der Läsion führt, bevor zytologische Ergebnisse verfügbar sind.

Die definitive Diagnose

Eine Diagnose, die auf der Basis einer gewissenhaften Anamnese und sorgfältiger klinischer und labortechnischer Untersuchungen so sicher wie möglich gestellt ist, bezeichnet man als definitiv. Eine solche Diagnose bildet die Grundlage für das therapeutische Vorgehen. Es ist unbedingt daran zu denken, dass sich eine Diagnose im Verlauf der Krankheit ändern kann. Beispielsweise kann ein Patient, der gegen eine lokalisierte aggressive Parodontitis behandelt worden ist, später in seinem Leben aufgrund lokaler Risikofaktoren, die die Plaqueakkumulation begünstigen (z. B. approximale Rezessionen als Folge der abgelaufenen LAP), eine chronische Parodontitis entwickeln. Ein squamöses Zellkarzinom kann sich im Bereich eines erosiven *Lichen planus* entwickeln.

Man sollte immer daran denken, dass multiple pathologische Prozesse in einem Patienten konkurrieren können, und deshalb Differenzial-, Verdachts- und Arbeitsdiagnose unvoreingenommen betrachten. Der Patient in Abbildung 1-7 zeigt drei Krankheitsbilder:

- ANUG,
- Erosiven Lichen planus,
- *Pyostomatitis vegetans.*

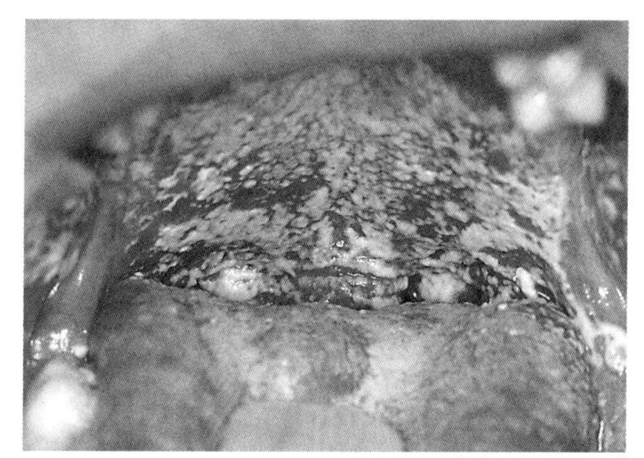

Abb. 1-24 *Floride pseudomembranöse Candidiasis (Mundsoor) am Gaumen bei einem HIV-positiven Patienten.*

Praktische Tipps

- Gehe jeden Fall unvoreingenommen an und sei vorbereitet auf Änderungen in der Diagnose oder multiple pathologische Befunde!
- Untersuche alle Beschwerden des Patienten und seine Anamnese unter forensischer Absicherung!
- Sei dir bewußt, dass bestimmte Hinweise der medizinischen Anamnese bis zur genauen Abklärung verfolgt werden müssen und erkenne, wann Fragen in andere Richtungen einzustellen sind!
- Kehre immer wieder zur Anamnese zurück, wenn neue Informationen auftauchen und sei darauf vorbereitet, Fakten neu zu bewerten!
- Sammle anamnestische Informationen zur Familie, zum Sozialverhalten und zur Lebensführung (einschl. Parafunktionen, Ernährungsweise, Rauchen und Alkohol, Stress und Stressbewältigungsmechanismen)!
- Prüfe alle sichtbaren Hautstellen des bekleideten Patienten und achte darauf nichts Auffälliges zu übersehen!
- Verwende einen systematischen und sorgfältigen Ansatz bei der intraoralen Untersuchung, untersuche bei guter Beleuchtung und Vergrößerung!

- Setze alle Sinne ein, verlasse Dich nicht nur auf den Gesichtssinn!
- Zeichne Deine Befunde sorgfältig und logisch auf!
- Prüfe assoziierte pathologische Befunde!
- Verwende das „diagnostische Sieb“, es kann eine nützliche Hilfe sein!
- Hole im Zweifelsfall immer eine zweite Meinung ein!

Vertiefende Literatur

Chapple ILC, Gilbert AD. Understanding Periodontal Diseases: Assessment and Diagnostic Procedures in Practice. London: Quintessence, 2002.

Kapitel 2

Die Bedeutung der klinischen Untersuchung

Ziel

Ziel dieses Kapitels ist es, auf diejenigen klinischen Untersuchungen hinzuweisen, die für die definitive Diagnose von Bedeutung sind.

Lernziel

Der Leser sollte nach dem Studium dieses Kapitels die relevanten Untersuchungsmethoden, die zur Bestätigung oder Verfeinerung der definitiven Diagnose anzuwenden sind, kennen. Er soll sich der Notwendigkeit bewusst werden, jeweils geeignete Untersuchungsmethoden für spezielle Befunde zu ermitteln, und die Limitationen und Interpretationen dieser Methoden kennen.

Einführung

Die Zahl der aktuell verfügbaren diagnostischen Verfahren ist immens und wächst mit zunehmendem technischem Fortschritt kontinuierlich weiter. Man sollte sich aber immer bewusst sein, dass diese Verfahren zwar einen wichtigen Beitrag zur klinischen Therapie vieler Patienten liefern, dass sie aber eine detaillierte Anamnese und Untersuchung nicht ersetzen können.

Allgemeine Überlegungen

Bevor wir auf die einzelnen Untersuchungsverfahren eingehen, ist eine Reihe allgemeiner Faktoren zu berücksichtigen. Diese betreffen die Art und Sicherheit der Tests, den möglichen Nutzen für den Patienten, alle möglichen Nebenwirkungen, die Kosten-Nutzen-Relation und die Frage, ob das Ergebnis tatsächlich einen Einfluss auf die Behandlung des Patienten haben wird. Untersuchungen aus reiner Neugier anzuordnen ist unethisch. Der Patient muss vollständig über Notwendigkeit, Vorteile, Nachteile und Nebenwirkungen der Untersuchung aufgeklärt worden sein, bevor mit ihr begonnen werden kann. Wie bei allen Entscheidungen bei der Behandlung eines Patienten muss die Balance des Risikos einer Untersuchung immer nach der Seite des Patienten ausschlagen.

Bei der Anordnung spezieller Untersuchungsverfahren sind folgende Fragen zu bedenken:

- Welche Information ist notwendig?
- Welche Tests liefern diese Information?
- Wie müssen die Ergebnisse interpretiert werden?

Indikationen für eine Untersuchung

Klinische Untersuchungsverfahren werden hauptsächlich angewendet, um einen Verdacht zu erhärten oder eine Diagnose zu bestätigen. Doch können sie ebenso eingesetzt werden, um

- ungewöhnliche Befunde auszuschließen,
- die Krankheitsaktivität oder -progression zu überwachen,
- die Reaktion auf eine Therapie zu messen.

Interpretation der Untersuchungen

Grundsätzlich müssen Untersuchungsergebnisse behutsam interpretiert werden, um irrige Schlüsse, die zu einer falschen Behandlung führen könnten, zu vermeiden. Beispielsweise ist bei serologischen Untersuchungen auf Folgendes zu achten:

- Leichte Abweichungen von der Norm sollten durch eine erneute Kontrolluntersuchung bestätigt werden, denn möglicherweise liegen sie innerhalb der Varianz des Analyseverfahrens.
- Ergebnisse sollten mit früheren Werten, wenn solche verfügbar sind, verglichen werden, um Trends und Veränderungen zu erfassen.
- Ergebnisse sollten mit anderen assoziierten Parametern verglichen werden, um ihre Verlässlichkeit abzusichern.
- Mögliche Artefakte sollten erkannt werden.

Als Normalbereich gilt meistens die gewöhnliche Standartabweichung von ± 2 Einheiten. Das bedeutet, dass 95% der Bevölkerung in diesen Bereich fallen. Man muss sich daher vor Augen halten, dass Ergebnisse außerhalb dieser Normalwerte für gewisse Patienten „normal" sein können und nichts ungewöhnliches signalisieren, vor allem, wenn sie nicht durch Ergebnisse anderer Tests bestätigt werden.

Spezifität und Sensibilität der Tests

Für die Interpretation von Ergebnissen sollte man einen Begriff von der Sensibilität und Spezifität der betreffenden Untersuchungen haben. Eine wichtige Gelegenheit für solche Erwägungen sind die Tests auf Autoantikörper. Der Nachweis bestimmter Autoantikörper bedeutet nicht notwendig das Vorhandensein einer speziellen Krankheit. Ebenso gilt das Gegenteil: ein fehlender Nachweis schließt die Erkrankung nicht aus. Die Spezifität eines Tests ist definiert als:

- Prozentsatz der Untersuchten ohne die Krankheit, die ein negatives Testergebnis zeigen. (Eine Spezifität von 95% impliziert 5% falsch positive Ergebnisse.)

Die Sensibilität eines Tests ist definiert als:

- Prozentsatz der Untersuchten mit der Krankheit, die ein positives Testergebnis zeigen. (Eine Sensibilität von 95% bedeutet 5% falsch negative Ergebnisse.)

Biopsie

Eine Gewebebiopsie mit anschließender histologischer Untersuchung ist nach wie vor eine sehr wertvolle Methode bei der Diagnose der Erkrankungen der Gingiva und Mundschleimhaut. Obwohl die Technik meist unkompliziert ist, sollte darauf geachtet werden, dass der Pathologe eine unversehrte Probe erhält, die nicht durch Injektionslösungen oder Gewebetraumatisierung bei der chirurgischen Entnahme oder danach beschädigt ist.

Wie bei allen klinischen Untersuchungen sollte der Befundbogen, der die Probe begleitet genau und vollständig ausgefüllt sein. Er sollte die klinischen Befunde, die Anamnese, eventuelle Medikationen und die klinische Differenzialdiagnose enthalten.

Bei Gingivabiopsien kann die histologische Interpretation durch vorhandene entzündliche Veränderungen, die normalerweise in der Gingiva vorkommen, verfälscht werden. Dies lässt sich vermeiden, wenn man die Probe an einer alternativen Stelle entnimmt (Abb. 2-1).

Die folgenden Anregungen sollen dabei helfen, eine aussagekräftige Probe zu entnehmen:

- Keine Anästhesielösung in das zu entnehmende Gewebe injizieren.

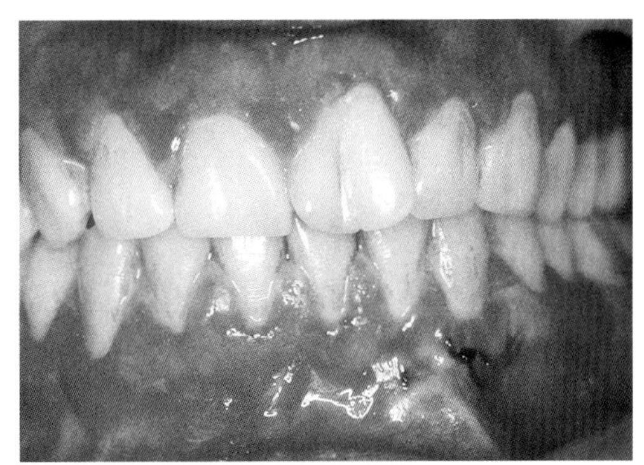

Abb. 2-1 *Nahtsituation nach einer Biopsieentnahme, die nicht in der Gingiva, sondern in der Mukosa durchgeführt wurde, um zu vermeiden, dass plaquebedingte chronische Entzündungen der Gingiva das Ergebnis verfälschen.*

- Gewebe bei der Entnahme nicht ziehen oder zerreißen.
- Repräsentatives Gewebestück exzidieren.
- Zusätzlich Proben von Bereichen der Läsion entnehmen, die sich vom Hauptteil unterschieden; eventuell also multiple Entnahmen.
- Adäquates Gewebevolumen exzidieren. Etwa 8-10 mm Durchmesser anstreben und sicherstellen, dass auch subepitheliales Gewebe entnommen wurde.
- Nicht nur das ulzerierte Gewebe entnehmen, denn hier findet sich *per definitionem* kein Epithel mehr und dies erschwert die histologische Diagnostik.
- Das Gewebe in der Umgebung der Läsion ist oft von diagnostischem Wert.
- Entnommenes Gewebe auf Karton oder Papier mit der Schnittseite nach unten legen, damit es sich nicht zusammenrollt oder schrumpft.

- Das Gewebe sollte für die histologische Routineuntersuchung in eine ausreichende Menge Fixativ eingebracht werden.
- Sollen spezielle Färbetechniken (z. B. Immunfluoreszenz) zur Anwendung kommen, darf die Probe nicht in Fixierlösung eingelegt werden. In diesem Fall ist frisches Gewebe in einem mit Kochsalzlösung getränkten Tupfer oder einem speziellen Transportmedium (*Michels*-Medium) in das Labor zu senden. Die direkte Immunfluoreszenzuntersuchung ist besonders bei Verdacht auf autoimmunogene vesikulobullöse Erkrankungen nützlich (Abb. 2-2).

Nicht immer bestätigen die histologischen Befunde die klinische Diagnose und in einigen Fällen muss hinsichtlichder definitiven Diagnose schließlich eine Entscheidung gefällt werden. Es ist anzuraten sich in diesem Punkt ein gesundes Misstrauen zu bewahren, vor allem, wenn klinisch ein maligner Befund vermutet wird, dieser jedoch histologisch nicht bestätigt werden kann. In solchen Fällen sollte die Originalbiopsie nochmals geprüft werden. Eventuell müssen weitere Proben entnommen werden.

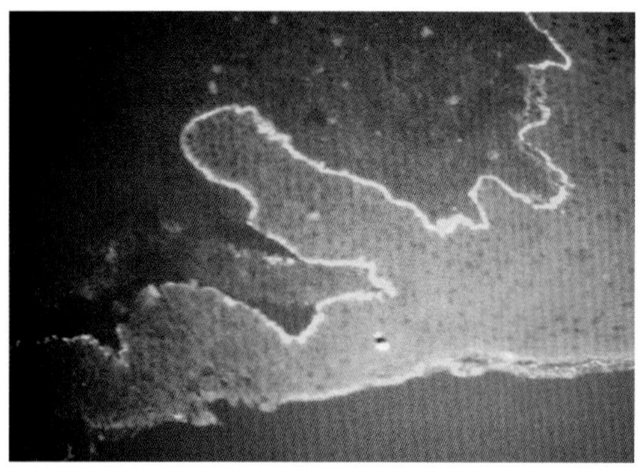

Abb. 2-2 *Direkte Immunfluoreszenzdarstellung eines Pemphigoids der Mukosa mit IgG-Einlagerung in die Basalmembran.*

Mikrobiologie

Wird eine Infektion vermutet, kommen verschiedene Untersuchungen in Frage, um das auslösende Agens zu identifizieren.

Nachweis von Bakterien

Oftmals wird man dazu greifen, aus oralen Abstrichen eine Bakterienkultur anzulegen und sie mit einem antibiotischen Sensibilitätstest zu kombinieren. Allerdings kann die Interpretation der Ergebnisse durch das Vorhandensein von kommensalen Bakterien im Hintergrund erschwert werden. Um die Entnahme zu erleichtern, wird das sterile Entnahmestäbchen mit steriler Kochsalzlösung oder Wasser angefeuchtet. Anschließend wird es über das fragliche Areal geführt, wieder in seinen sterilen Behälter eingebracht und ohne Verzögerung ins Labor geschickt. Wenn der Patient zu diesem Zeitpunkt bereits Antibiotika einnimmt, verfälscht dies das Ergebnis.

Die Anzüchtung spezieller parodontaler Bakterien erfordert die Verwendung geeigneter Transport und Kulturmedien für die anspruchsvollen Organismen und außerdem spezielle Laborkenntnisse. Sie ist jedoch selten indiziert. Die Technik der Rekombinante-DNA-Sonden überkommt diese Schwierigkeit. Da die Auswahl antimikrobieller Medikamente aber eher breitflächig erfolgt und nicht auf genau eine spezifische Spezies zielt, gibt es in der täglichen Praxis nur wenige Indikationen für eine solche Untersuchung als Routinemaßnahme.

Andere Tests, wie die Identifizierung spezieller Serumantikörper, können ebenfalls durchgeführt werden. Ferner stehen immunologische Schnelltestverfahren für spezielle Antigene oder Antikörper zur Verfügung, sie sind jedoch bei den meisten pathologischen Veränderungen der Gingiva normalerweise nicht indiziert.

Gingivaausstriche können auch unter dem Lichtmikroskop auf bestimmte Organismen hin untersucht werden.

Nachweis von Pilzen

Auch für den Nachweis von Pilzen (z. B. *Candida spec.*) können Gingivaabstriche verwendet werden. Sie müssen in einem speziellen Kulturmedium angezüchtet werden (*Sabouraud*-Agar). Da kommensale Organismen jedoch zu etwa 50% mit entnommen werden, bedeutet eine positive Kultur nicht unbedingt eine aktive Infektion. Semiquantitative Methoden wie Abklatschkulturen oder orale Spülungen können verwendet werden, vorausgesetzt, das Labor besitzt die nötige Ausrüstung zur Durchführung der Tests. Eine einfachere Alternative ist der Ausstrich. Hier wird ein flaches Plastikinstrument verwendet, um die Oberfläche der Mukosa vorsichtig abzukratzen. Das entfernte Material wird auf einen Glasträger gestrichen und fixiert. Durch PAS- oder Gramfärbung werden die Pilzorganismen bei Prüfung unter dem Lichtmikroskop sichtbar (Abb. 2-3). Der Nachweis von Myzelen spricht eher für eine klinische Infektion als für kommensales Auftreten.

Die Bestimmung der Organismen kann auch mit im Handel erhältlichen Kits erfolgen, die die Arten aufgrund ihrer Keimproduktion oder Fermentation von Zuckern differenzieren.

Nachweis von Viren

Das Vorhandensein von Viren kann mit verschiedenen Techniken, unter anderem auch mit Kulturverfahren, bestätigt werden. Die kulturelle Anzüchtung von Viren ist aber viel komplizierter als die von Bakterien oder Pilzen, denn man benötigt nicht nur einfache Kulturmedien, sondern vitale Zellen.

Eine Gewebebiopsie oder Zytologie kann nützlich sein, denn zytopathologische Prozesse (z. B. Maulbeer-*nuclei*)

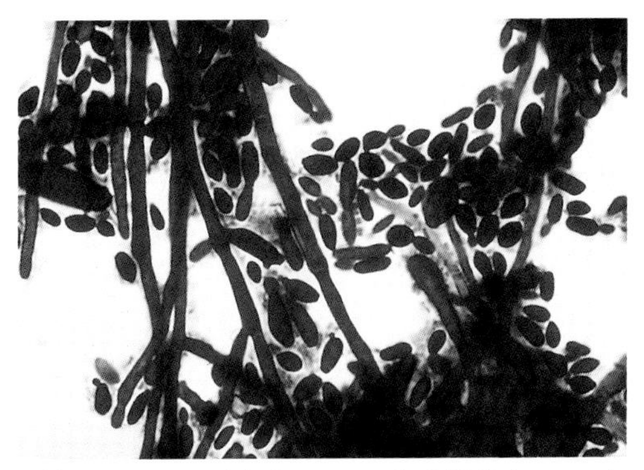

Abb. 2-3 Ausstrich-Präparat mit PAS-Färbung zeigt Pilzhyphen und Hefen der Candida albicans.

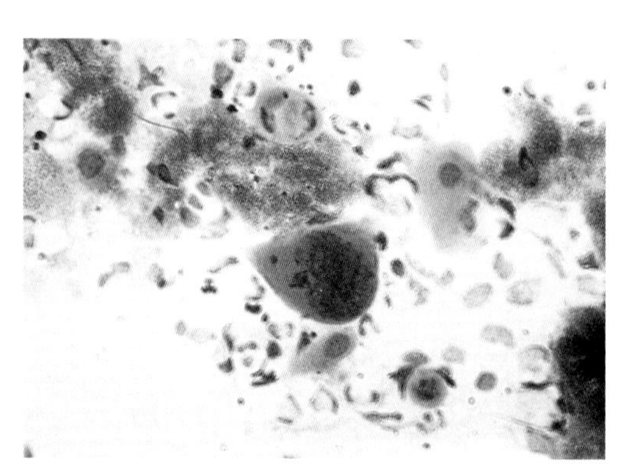

Abb. 2-4 Ausstrichpräparat, das den zytopathologischen Effekt einer Herpes-simplex-Infektion zeigt. (Tzanck-Zellen und Ballondegeneration)

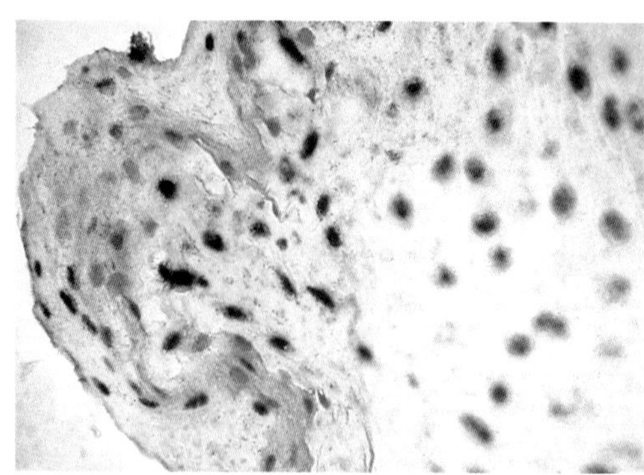

Abb. 2-5 Nachweis des Epstein-Barr-Virus mittels in-situ-Hybridisierung.

deuten auf die Anwesenheit von Viren hin, wenn auch nicht notwendigerweise auf einen speziellen Virentyp (Abb. 2-4). Ferner können Virionen in entnommener Blasenflüssigkeit mit dem Elektronenmikroskop identifiziert werden.

Ein serologischer Test auf spezifische akute und rekonvaleszente Antikörper-Titer kann zum Beweis einer Virusinfektion herangezogen werden. Dabei gilt eine vierfache Erhöhung des Titers als viruspositiv. Da das Ergebnis aber erst zur Verfügung steht, wenn der Patient schon wieder gesund ist, sind solche Tests von eingeschränktem praktischem Wert für die eigentliche Behandlung. Neuerdings sind schnelle Tests verfügbar, die mittels Immunfluoreszenz oder im ELISA-Test (*Enzyme linked immunosorbent assay*) spezielle Virenantigene oder -antikörper identifizieren können. Paarige Proben sind damit nicht mehr nötig.

Molekularbiologische Techniken wie die Polymerase-Kettenreaktion oder die *in-situ*-Hybridisierung erlauben auch eine rasche Identifizierung viraler Nukleinsäuren. Beide Techniken erbringen schnelle und hochspezifische Ergebnisse, erfordern aber eine Spezialausrüstung (Abb. 2-5).

In jedem Fall ist es wichtig, mit dem virologischen Labor den am besten geeigneten Test abzusprechen und eine adäquate Probe einzureichen.

Blut- und serologische Tests

Es steht eine Vielzahl von hämato- und serologischen Testverfahren zur Verfügung. Die Labors stellen oft Testgruppen zusammen, um ein Breitbandscreening nach verschiedenen Krankheiten zu ermöglichen. Das kann den Kliniker dazu verführen, ziellos „die Angel auszuwerfen" und nach einer ganzen Anzahl serologischer Parameter zu suchen, anstatt gezielte und spezifische Prüfungen zu veranlassen. Ein korrektes klinisches

Tabelle 2-1 In der Parodontologie häufig verwendete Blutuntersuchungen

Analyse	Indikation	Kommentar
großes Blutbild	Anämien, myeloproliferative oder myelosuppressive Krankheiten	
Serumferritin	Eisenmangelanämie	Ferritin agiert auch als Marker für die Akute-Phase-Reaktion. Erhöhte Werte zeigen also nicht notwendigerweise einen zu hohen Eisenspiegel an.
Serumfolsäure	orale Ulzera, Candidiasis, Stomatitis Erythrozyten-Makrozytose ± in einem großen Blutbild nachgewiesene Anämie	Serumfolsäure-Werte sind labil. Die Messung der Erythrozytenfolsäure ist stabiler aber auch teurer in der Durchführung. Folsäure darf nicht an Patienten mit niedrigen B12-Serumwert verordnet werden. Dadurch würden die verbleibenden B12-Speicher metabolisiert, was unter Umständen zu neurologischen Komplikationen führt.
Serum B12	Orale Ulzerationen, Candidiasis , Stomatitis Erythrozyten-Makrozytose ± in einem großen Blutbild nachgewiesene Anämie/ Panzytopenie.	Ein niedriger B12-Wert ist selten durch einen diätetischen Mangel bedingt. Man sollte an andere Ursachen denken, wie perniziöse Anämie, Erkrankungen des Ileums oder partielle Gastrektomie.
Blutglukose	orale Candidiasis multiple parodontale Abszesse	Ist der zufällige Blutzuckerwert unnormal, sollte der Nüchternblutzucker bestimmt werden.
Klinische Chemie (einschl. Leberfunktionstests)	Verdacht auf metabolische Knochenerkrankung, Elektrolytstörungen, Leber-, Nieren- und endokrine Erkrankungen; alkalische Phosphatase bei Hypophosphatämie	
Leberfunktionstests		
Blutsenkung	meist von geringem diagnostischen Wert	Sehr unspezifischer Parameter für eine Entzündung, nützlicher bei der Überwachung der Krankheitsaktivität und der Reaktion auf die Therapie. Die Blutsenkung kann die Diagnose einer *Arteriitis temporalis* unterstützen.
C-reaktives Protein	siehe Blutsenkung	

Tabelle 2-2 In der parodontalen Medizin gebräuchliche Autoantikörper-Analyseverfahren

Autoantikörper-Test	Assoziierte Krankheit	Kommentar
Anti-Zellkern-Antikörper	systemischer *Lupus erythematodes*	Sind auch bei anderen Bindegewebserkrankungen zu finden, aber nicht bei diskoidem *Lupus erythematodes* (anti-DNA-Doppelstrang-Antikörper sind ein diagnostischer Indikator für aktiven systemischen *Lupus erythematodes*; hohe Titer bedeuten eine schlechte Prognose).
Rheumafaktor	seropositive rheumatische Arthritis	kann bei anderen Bindegewebserkrankungen vorkommen
Antikörper gegen extrahierbare nukleäre Antigene (ENA)	*Sjögren*-Syndrom (Anti-Ro und/oder Anti-La) systemische Sklerose (ScL 70) systemischer *Lupus erythematodes* (Anti-Ro, Anti-Sm)	Familie von Antikörpern gegen nicht nukleoproteinlösliche nukleäre Antigene, die ein gesprenkeltes Muster bei der Immunfluoreszenz verursachen
c-ANCA (zytoplasmatische Färbung)	*Wegener*-Granulomatose	c-ANCA (Antiproteinase 3) besitzen eine hohe Spezifität für die *Wegener*-Granulomatose
p-ANCA (perinukleäre Färbung)	granulomatöse Erkrankungen wie *Morbus Crohn*	p-ANCA greifen die Myeloperoxidase an
Anti-Magenparietalzellen	perniziöse Anämie	hohe Spezifität aber niedrige Sensibilität
Antiintrinsischer Faktor	perniziöse Anämie	hohe Spezifität
Anti-Basalmembran	Pemphigoid	
Anti-Interzellulärzement	Pemphigus	Bei Schleimhaut- und Hautpemphigus finden sich Anti-Desmoglein-3-Antikörper, bei Hautpemphigus Anti-Desmoglein-1-Antikörper.
Anti-Endomysium, Anti-Gewebetransglutaminase	Zöliakie	Dies sind hochsensible und -spezifische Markersubstanzen für eine Zöliakie. Sie haben Anti-Retikulin und IgA-isotype Anti-Gliadin-Antikörper weitgehend ersetzt.

Vorgehen ist das nicht: Es vergeudet Ressourcen und bringt zumeist keinen Erkenntnisgewinn. Die Laboruntersuchungen sollten immer als Zusatz zur sorgfältigen Anamnese und klinischen Untersuchung und nicht als Ersatz dieser Maßnahmen betrachtet werden.

Für Blut- oder serologische Tests muss die Probe in einem für den in Frage kommenden Test adäquaten Gefäß gesammelt werden. Bestehen Zweifel darüber, wie die Blutprobe zu sammeln ist, sollte im Labor nachgefragt werden. Zudem müssen einige Proben mit einem in dem hämatologischen Sammelröhrchen enthaltenen Antikoagulanz vermischt werden. Unterbleibt das, kann die Probe nicht analysiert werden. Bei der venösen Blutentnahme muss vermieden werden, die Venen zu lang zu stauen, denn auch dies könnte Messungenauigkeiten bei verschiedenen Komponenten hervorrufen, vor allem bei den Plasmaprotein gebundenen (wie z. B. Kalzium).

Die Tabellen 2-1 und 2-2 geben einen kurzen Überblick über die von Spezialisten häufiger verwendeten Blut- und Serumtests.

Der Nachweis von Autoantikörpern bedeutet nicht notwendigerweise das Vorliegen der Erkrankung, die normalerweise mit diesem Autoantikörper assoziiert ist. Auch das Gegenteil gilt: Das Fehlen zirkulierender Antikörper schließt das Vorliegen der damit assoziierten Erkrankung nicht aus.

Bei der Auswertung der Tests sind Überlegungen wie Spezifität und Sensibilität der Tests, Alter und Geschlecht des Patienten sowie der Antikörper-Titer von Bedeutung. Ein schwach positiver Wert muss wie bei allen Untersuchungen mit Vorsicht interpretiert werden, hier können zusätzliche bestärkende Indizien von Vorteil sein.

Röntgendarstellung und *Dental Imaging*

Diese Thematik übersteigt den Rahmen der vorliegenden Abhandlung. Eine ausführliche Darstellung findet sich in den Bänden 5 und 20 dieser Reihe: *Horner, Rout* und *Rushton* (2002), *Interpreting dental Radiographs* und *Rushton* und *Rout* (2006), *Panoramic Radiography.* In Kapitel 11 werden röntgenologische Befunde in der Parodontologie behandelt.

Literatur

Horner K, Rout J, Rushton VE. Interpreting Dental Radiographs. London: Quintessence, 2005.

Rushton VE, ROUT J. Panoramic Radiography. London: Quintessence, 2005.

Marshall WJ, Bangert SK. Clinical Chemistry. Edinburgh: Mosby, 2004.

McGhee M. A Guide to Laboratory Investigation. Oxford: Radcliffe Medical Press, 2003.

Kapitel 3

Farbveränderungen der Gingiva – lokalisiert

Ziel

Ziel dieses Kapitels ist es, Farbveränderungen der Gingiva zu beschreiben, die in einem umgrenzten Gebiet, in einigen Fällen aber auch an mehreren umschriebenen Stellen lokalisiert sind.

Lernziel

Die Lektüre dieses Kapitels soll den aktiven Wissensstand des Lesers über lokalisierte gingivale Farbveränderungen, ihrer klinische Bedeutung, adäquate Behandlung, Differenzialdiagnose und Therapie erweitern. Der Inhalt dieses Kapitels ist in Tabelle 3-1 zusammengefasst.

Rote Läsionen

Einige rote Läsionen repräsentieren eine parodontale Sepsis, z. B. einen lateralen Parodontalabszess, und werden in Kapitel 5 abgehandelt.

Kaposi-Sarkom

Das *Kaposi*-Sarkom tritt bei mehr als 50% der AIDS/HIV-Patienten auf. Seine Häufigkeit nimmt im Verlauf der Erkrankung zu. Die Initialläsionen können im Mund liegen. Eine Beteiligung der Gingiva ist der Regelfall. Sie können sich als Epulis manifestieren und unter Umständen ein vaskuläres pyogenes Granulom imitieren.

Klinisches Bild

- Das klinische Bild ist variabel. Die Beschreibungen nennen blassrote (Abb. 3-1), dunkelrote (Abb. 3-2), purpurfarbene bis bläuliche und sogar depigmentierte Läsionen.
- Sessile *Maculae* oder Papeln, eventuell mit nodulärer Oberfläche und Neigung zu exophytischem Wachstum, können auftreten.
- Satellitenläsionen können sich entwickeln.

Klinische Symptome

- Meist symptomfrei. Die Patienten klagen über die Ästhetik oder das Bluten nach einem Trauma.

Tabelle 3-1 *Übersicht – lokalisierte Farbveränderungen der Gingiva*

Hauptkategorie	Unterkategorie	Häufigkeit	Therapie
rote Läsionen	*Kaposi*-Sarkom	selten	Überweisung an den Spezialisten zur Bestätigung der Diagnose und Bestimmung des Immunstatus
	arteriovenöse Fehlbildungen bzw. Hämangiome	ungewöhnlich	Viele Läsionen erfordern keine aktive Behandlung, sondern lediglich Kontrolle.
	Teleangiektasie	ungewöhnlich	erfordert kein aktives Eingreifen, aber evtl. Abklärung der Grunderkrankung, am besten durch den Spezialisten
	Erythroplakie	sehr selten	bösartige Läsion; dringende Überweisung an einen Spezialisten zu Diagnosestellung und adäquater Behandlung
weiße Läsionen	Trauma	häufig	Primärversorgung
	Leukoplakie	an der Gingiva ungewöhnlich	Im Rahmen der Primärversorgung können Biopsie und Kontrolle erfolgen, größere Läsionen sollten vom Spezialisten behandelt werden.
	weißer *Naevus*	selten	Diagnostik in Spezialabteilungen, keine aktive Behandlung nötig, malignes Potential nicht beschrieben
	squamöses Zellkarzinom	sehr selten an der Gingiva	dringend an einen Spezialisten überweisen
	Lichen planus	häufig	Rezidivierender *Lichen planus* sollte zur Diagnostik, Behandlung und Nachsorge an einen Spezialisten überwiesen werden.
	Candidiasis	sehr selten an der Gingiva	Überweisung an einen Spezialisten zur weiteren Abklärung
pigmentierte Läsionen	Amalgamtätowierung	verbreitet	Primärversorgung, im Zweifelsfall Überweisung
	melanotische Flecken	gelegentlich	Primärversorgung, im Zweifelsfall Überweisung
	Naevi	gelegentlich	Primärversorgung, im Zweifelsfall Überweisung
	malignes Melanom	sehr selten	dringende Überweisung an eine Fachklinik

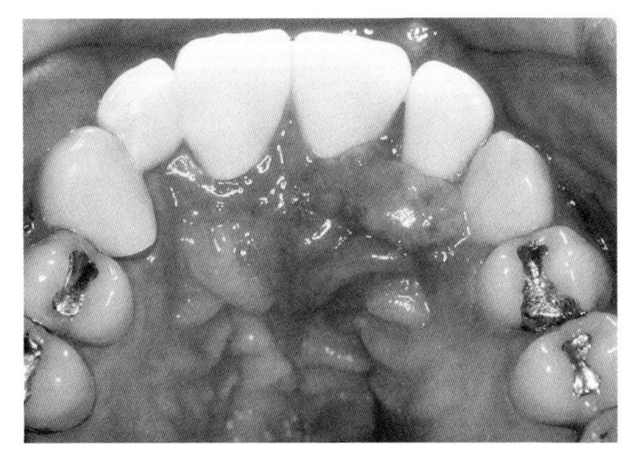

Abb. 3-1 Kaposi-Sarkom von blasser Farbe.

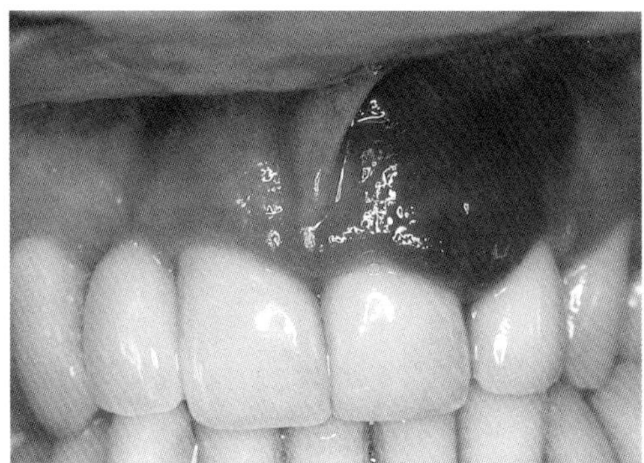

Abb. 3-2 Kaposi-Sarkom von dunkelroter Farbe.

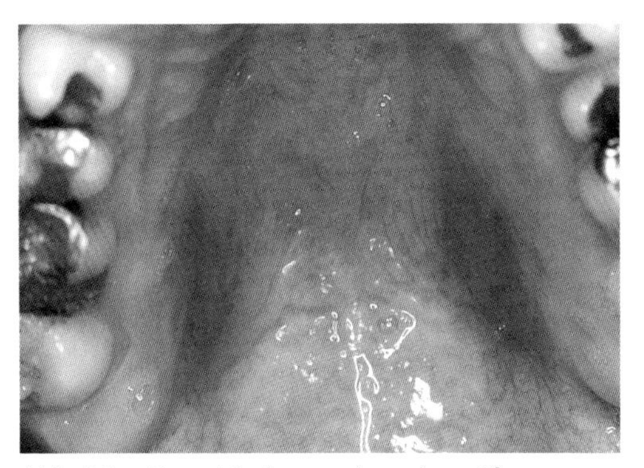

Abb. 3-3 Kaposi-Sarkom entlang der größeren Nerven- und Gefäßstränge am Gaumen

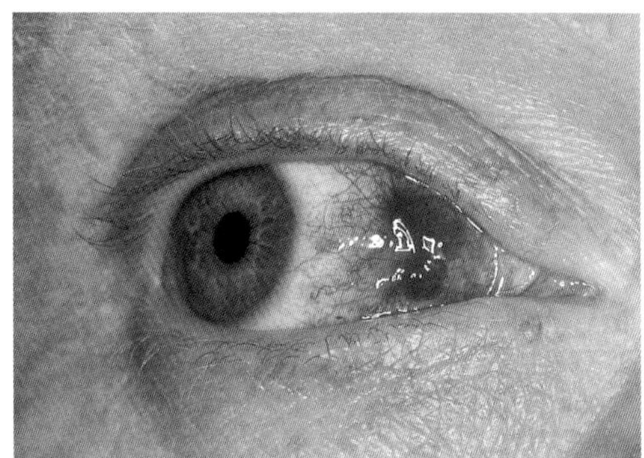

Abb. 3-4 Kaposi-Sarkom am Auge.

Ätiologie

- humanes Herpes-Virus 8 (HHV8): ein Gamma-Herpes-Virus (sehr eng mit der Ätiologie des *Kaposi*-Sarkoms assoziiert)

Befall nicht gingivaler Stellen

- In der Mundhöhle ist der Gaumen das am häufigsten betroffene Areal, vor allem entlang der größeren Nerven- und Gefäßstränge (*Nn., A., Vv. palatinae majores*) (Abb. 3-3).
- Läsionen der Haut
- Läsionen am Auge (Abb. 3-4)
- viszerale Manifestationen

Differenzialdiagnostik

- Hämangiome bzw. arteriovenöse Fehlbildungen
- entzündliche Hyperplasien, z.B. pyogenes Granulom oder peripheres Riesenzellgranulom
- Parodontalabszess
- lokalisierte Plasmazellgingivitis
- lokalisierte Ausprägung eines *Molluscum contagiosum*
- pigmentierte Läsionen einschließlich des malignen Melanoms
- Bazillenangiomatose (sekundär nach Infektion mit *Bartonella henselae* oder *quintana*)

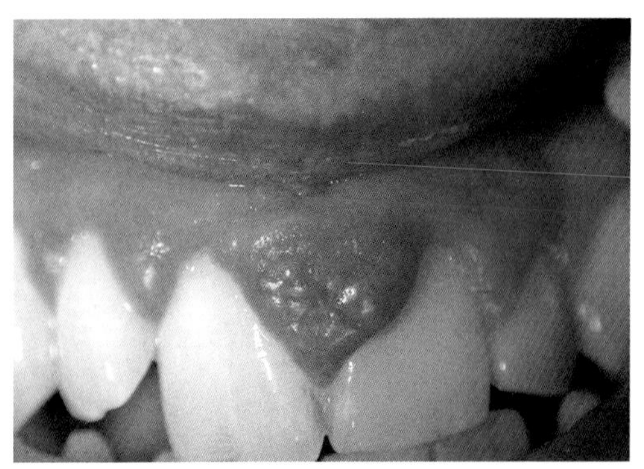

Abb. 3-5 *Hämangiom.*

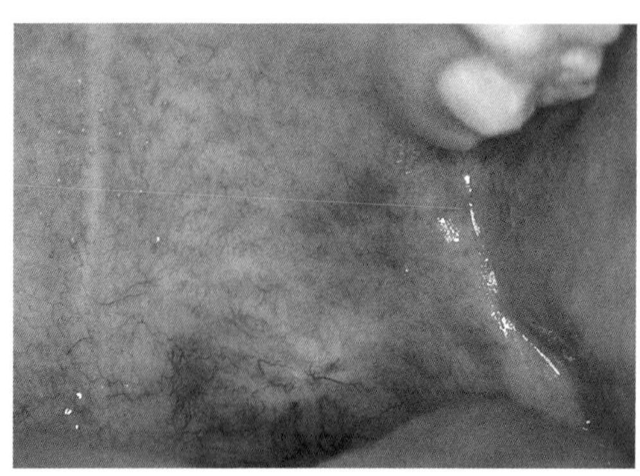

Abb. 3-6 *Arteriovenöse Fehlbildung.*

Klinische Untersuchung

- Definitive Diagnose durch Inzisionsbiopsie. Die Läsionen können gutartig sein und histologisch wie ein pyogenes Granulom erscheinen.
- Eine sorgfältige medizinische und Sexualanamnese sind für das Erstellen einer vorläufigen Diagnose wichtig.
- Um das humane Herpes-Virus 8 (HHV8) im Tumor nachzuweisen, kann die Polymerase-Kettenreaktion (PCR) *in situ* zum Einsatz kommen.

Behandlungsoptionen

- Die Läsionen sind oft multifokal, deshalb ist eine weitere medizinische Untersuchung nötig, um die Verteilung aller Läsionen zu identifizieren.
- Die Beseitigung der Läsionen kann mittels hochaktiver antiretroviraler Therapie (HAART) unterstützt werden.
- Chemotherapie
- Bei initialen Läsionen kann eine Lokalbehandlung (Injektion von Vincristin in die Läsion, chirurgische Exzision) sinnvoll sein.

Gefäßläsionen

Klinisches Bild

- Gefäßläsionen im Bereich der Gingiva sind klinisch selten.
- Die Farbe der Läsionen reicht von blau über rot bis purpurfarben.
- flach, häufiger jedoch erhaben
- meist asymptomatisch
- Auf Druck erscheinen die Läsionen blass, da das Blut aus den Gefäßen entweicht.
- Die Läsionen bluten gelegentlich, z. B. nach Trauma.

Ätiologie

- Hämangiome – Angeborene Läsionen, die im Alter eine Spontanremmission zeigen (Abb. 3-5).
- Arteriovenöse Fehlbildungen (Abb. 3-6).

Befall nicht gingivaler Stellen

- Zunge
- Lippen
- Jede intra- oder extraorale Stelle kann betroffen sein.

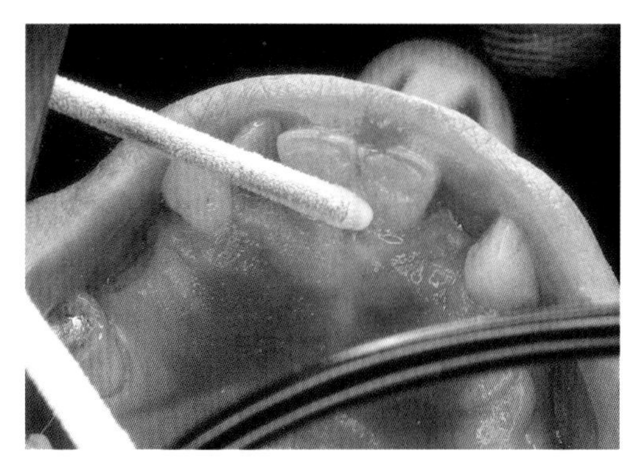

Abb. 3-7 Beseitigung einer arteriovenösen Fehlbildung durch Kryochirurgie.

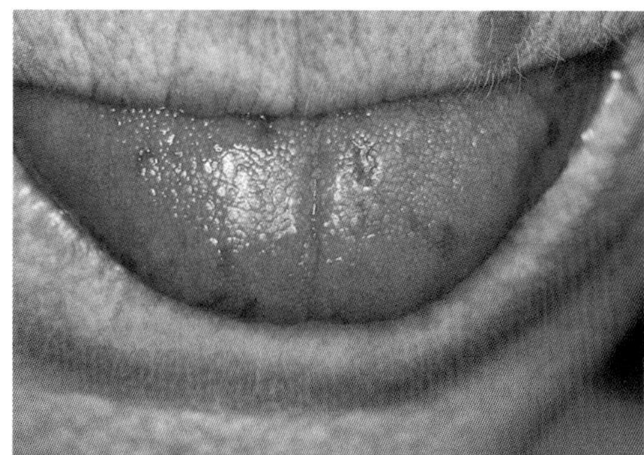

Abb. 3-8 Periorale und linguale Teleangiektasien bei einem Patienten mit begrenzter systemischer Sklerose.

Differenzialdiagnose

- Teleangiektasie
- Purpura
- *Kaposi*-Sarkom
- Lymphangiom

Klinische Untersuchung

- Aspiration
- bildgebende Verfahren (MRT, *Doppler*-Sonographie) zur Darstellung von Lage und Ausdehnung der Läsion
- Angiographie

Behandlungsoptionen

- aktive Behandlung meist nicht nötig
- Entfernung mittels Kryochirurgie (Abb. 3-7)
- Entfernung durch Laser
- Sklerosierung
- Embolisation der ernährenden Gefäße

Teleangiektasien

Teleangiektasien sind Erweiterungen der kapillaren Blutgefäße und finden sich sowohl intra- als auch perioral. In der Gingiva sind sie selten (Abb. 3-8).

Klinisches Bild

- kleine rote *Maculae*, oft multipel; werden bei Druck blass

Klinische Symptome

- Teleangiektasien sind meist asymptomatisch, können aber bei Trauma bluten.

Ätiologie

- kongenital oder entwicklungsbedingt, je nach Art

Befall nicht gingivaler Stellen

- Teleangiektasien können an jeder Haut- oder Schleimhautoberfläche auftreten und auch die Eingeweide betreffen.

Differenzialdiagnose

- hereditäre hämorrhagische Teleangiektasie (*Osler-Rendu-Weber*-Syndrom)
  - häufig mit Befall der Haut und des Gastrointestinaltrakts
  - häufig begleitet von Epistaxis
- limitierte systemische Sklerose (früher CREST-Syndrom: *Calcinosis cutis,*

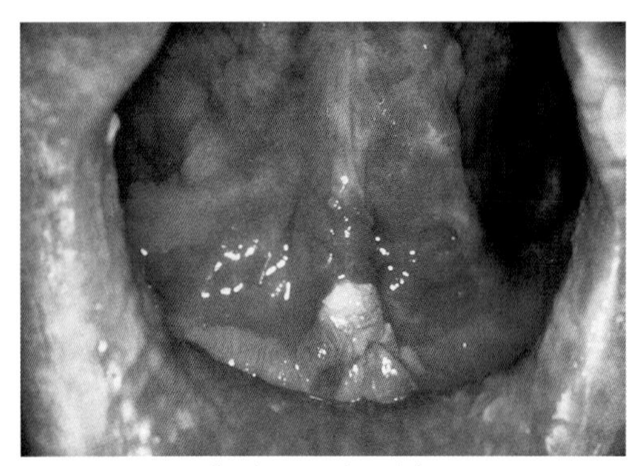

Abb. 3-9 Mundboden: Erythroplakie mit einem zentralen squamösen Zellkarzinom.

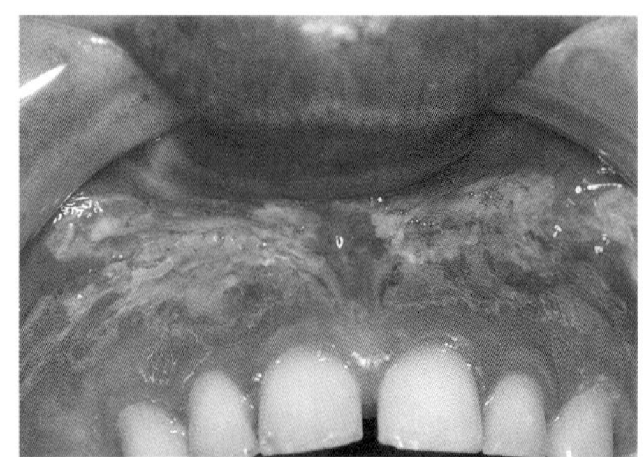

Abb. 3-10 Aspirin-Verbrennung der bukkalen, gingivalen und alveolären Mukosa.

Raynaud-Syndrom, Ösophagus-Beteiligung, Sklerodaktylie und Teleangiektasien; s. Kap. 10.)

Klinische Untersuchungen

- Die Diagnose wird meist anhand der klinischen Anamnese und der Befunde gestellt.

Behandlungsoptionen

- Aktives Eingreifen ist meist nicht indiziert.

Erythroplakie (Erythroplasie)

Klinisches Bild

(*Reichart* 2005)

- seltene Läsion
- zeigt sich als atrophischer, flacher, samtartiger roter Fleck (Abb. 3-9)
- Sehr hohe Inzidenz einer Dysplasie oder eindeutige Malignität. Die Erythroplakie sollte solange als maligne betrachtet werden, bis dies histologisch widerlegt ist.
- häufiger bei Männern mittleren und höheren Alters

Ätiologie

- unbekannt

Befall nicht gingivaler Stellen

- kann im gesamten Bereich der oralen Mukosa und auch an anderen Schleimhautflächen des Körpers auftreten
- am häufigsten Mundboden, Zungenunterfläche und Gaumen

Differenzialdiagnose

- entzündliche Läsionen *(Lichen planus, Erythema migrans)*
- *Candidiasis*

Klinische Untersuchung

- Zur Identifizierung einer (meistens vorliegenden) Dysplasie oder Neoplasie ist eine Biopsie obligat.

Behandlungsoptionen

- wegen des hohen Malignitätsrisikos: Exzision weit im Gesunden

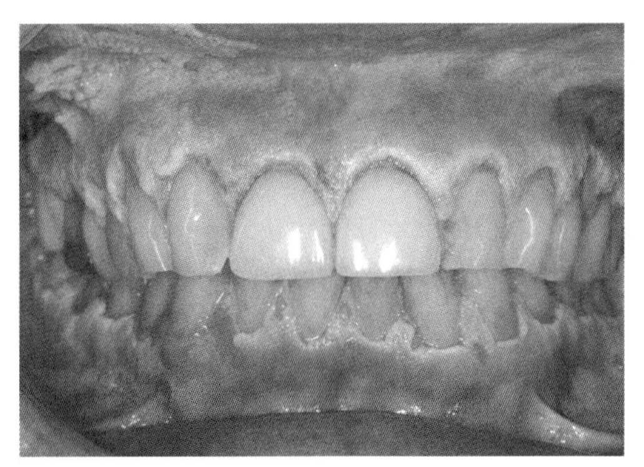

Abb. 3-11 Leukoplakie der Gingiva.

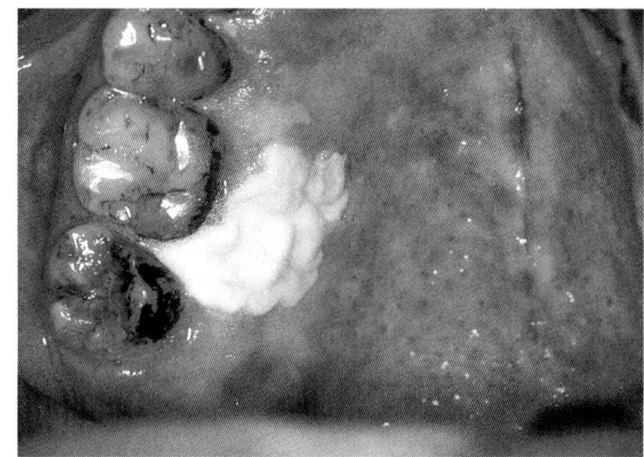

Abb. 3-12 Dichte Leukoplakie am harten Gaumen und an der befestigten Gingiva durch reverses Rauchen.

- Vermeidung von Risikofaktoren (Rauchen, Alkohol)
- antioxidantienreiche Kost empfehlen (empirisch)
- sorgfältige Kontrollen in kurzen Intervallen

Weiße Läsionen

Trauma

Chemische, physikalische oder thermische Traumata können rote, weiße oder ulzeröse Läsionen an der Gingiva oder Mundschleimhaut verursachen. Das vielleicht bekannteste Beispiel hierfür ist die lokale chemische Verbrennung der Gingiva durch das Auflösen einer Aspirintablette über einem schmerzhaften Zahn. Meist wird die Ursache des Traumas aus den anamnestischen Angaben des Patienten klar. Solche Läsionen heilen spontan aus (Abb. 3-10).

Leukoplakie

Eine Leukoplakie ist ein adhärenter weißlicher Fleck, der keiner anderen morphologischen oder histologischen Diagnose zugeordnet werden kann.

Klinisches Bild

- Die Gingiva ist keine Prädilektionsstelle (Abb. 3-11).
- Die Leukoplakie ist eine Präkanzerose. Etwa 4% der Läsionen entwickeln sich innerhalb von 10 bis 20 Jahren zu einem squamösen Zellkarzinom (*Rhodus* 2005).
- klinische Eigenschaften, die eine erhöhte Entartungsneigung anzeigen:
  - hohe Dichte (Abb. 3-12)
  - verruköse Oberfläche
  - Mundboden, Zungenunterseite
  - Erythem
  - Ulzeration
  - hyperplastische Ränder
  - plötzliche Veränderungen
  - Spontanschmerz

Ätiologie

- idiopathisch
- Gewohnheiten:
  - Rauchen

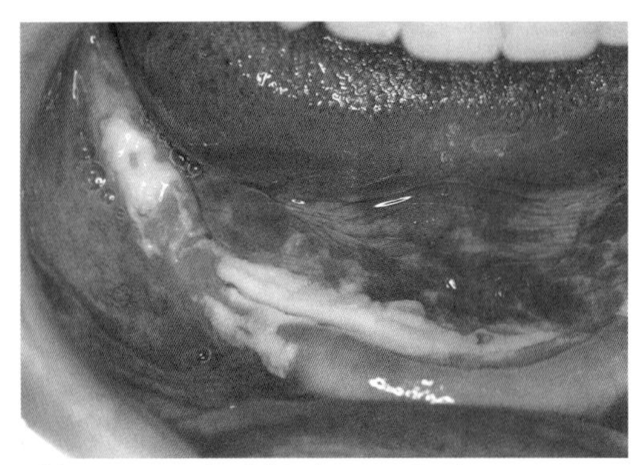

Abb. 3-13 *Leukoplakie des Mundbodens.*

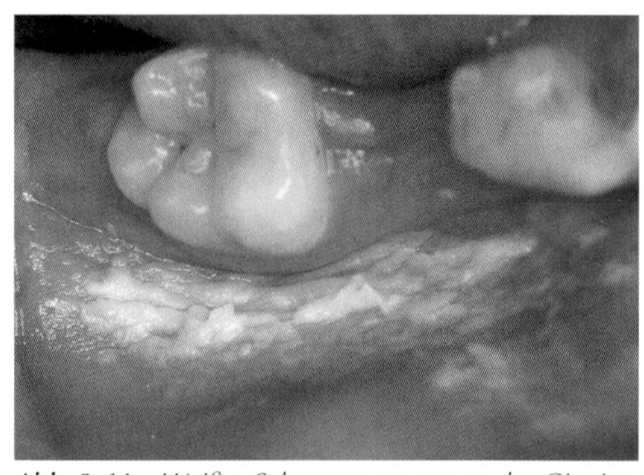

Abb. 3-14 *Weißer Schwammnaevus an der Gingiva.*

  - Alkohol
  - Betelnusskauen
- chronisches Trauma (Friktion, scharfe Zähne oder Zähne gegenüber einem unbezahnten Kieferkamm)
- Bestrahlungsfolge
- systemische Erkrankung (ungewöhnlich):
  - *Plummer-Vinson*-Syndrom
  - Nierendialyse
  - Syphilis

Befall nicht gingivaler Stellen

Leukoplakien können überall im Mund auftreten. Das größte Risiko einer malignen Entartung besteht bei Bildungen am Zungengrund und am Mundboden (20%) (Abb. 7-13).

Differenzialdiagnose

- *Candidiasis*
- *Lichen planus*
- diskoider *Lupus erythematodes*
- Hauttransplantate
- Verbrennung (chemisch, thermisch)
- angeboren (z. B. *Leukokeratosis mucosae oris*)

Klinische Untersuchung

- Biopsie – Das klinische Bild gibt oft keine Hinweise auf den histologischen Befund.
- Mikrobiologie
- Hämatologie, wenn klinisch indiziert; als Routinemaßnahme nicht angebracht

Behandlungsoptionen

- Identifizieren und Eliminieren der Kofaktoren, z. B. Rauchen, Alkohol, scharfe Zahnkanten, *Candida*-Infektion
- Langzeitbeobachtung oder Exzision der Läsion, je nach klinischem Befund, Gesundheitszustand des Patienten und Ergebnis der Biopsie (Grad der Zellentartung)
- Anweisung an den Patienten, sich sofort zu melden, wenn eine plötzliche Veränderung im Aussehen oder Verhalten der Läsion auftritt
- antioxidantienreiche Kost empfehlen (empirisch)
- Bei der Langzeitbeobachtung kann eine Toluidinblau-Färbung aufschlussreich sein.

- bei proliferativen verrukösen Leukoplakien: Untersuchung auf humanes *Papilloma*-Virus Typ 16 in Betracht ziehen

Leukokeratosis mucosae oris (weißer Schwammnaevus *Cannon*)

Die *Leukokeratosis mucosae oris* ist eine seltene Entwicklungsanomalie, die bei manchen Patienten ausgedehnt sein kann. Sie gilt als nicht präkanzerös.

Klinische Befunde

- asymptomatische, lokalisierte oder generalisierte Hyperkeratose die etwas faltig und oft ziemlich dick erscheint (Abb. 3-14)
- kann ein großes Schleimhautareal betreffen
- tritt gewöhnlich im Kindesalter auf
- Eine Beteiligung der Gingiva ist sehr selten.

Ätiologie

- autosomal-dominante Vererbung
- Mutationen an den Genen für die mukosaspezifischen Keratine K4 und K13 (*Rugg et al.* 1999).

Befall nicht gingivaler Stellen

- bukkale Mukosa
- Zungenunterseite, Mundboden
- alveoläre Mukosa
- labiale Mukosa
- Gaumen
- extraoral: Nasen-, Genital- und anorektale Schleimhäute

Differenzialdiagnose

- *Pachyonychia congenita*
- hereditäre benigne intraepitheliale Dysplasie (*Morbus Witkop*).
- mechanisches Trauma, z. B. Wangenbeißen
- Leuködem
- Leukoplakie
- pseudomembranöse *Candidiasis*

Klinische Untersuchung

- Histologie

Behandlungsoptionen

- Eine aktive Behandlung ist nicht erforderlich.
- Berichten zufolge spricht die Veränderung in einigen Fällen günstig auf systemische Antibiotikagabe (z.B. Tetrazykline) an.

Squamöses Zellkarzinom

Das orale squamöse Zellkarzinom zeigt sich verschiedenartig: in Gestalt weißer oder roter Flecken, als warzige oder granulierte Läsion, als Schwellung oder Ulkus. Alle weißen Flecken, die dicht weiß, gesprenkelt, warzig oder ulzerös sind oder plötzliche Veränderungen ihres klinischen Erscheinungsbildes zeigen, sind gleichermaßen verdächtig und müssen sofort histologisch untersucht werden. Eine eingehendere Darstellung des squamösen Zellkarzinoms findet sich in Kapitel 7.

Lichen planus

Im Gegensatz zur klassischen bilateralen und oftmals weiträumigen Ausbreitung dieser Veränderung können sich oraler *Lichen planus* oder (typischer) orale lichenoide Reaktionen auch als lokalisierte Läsionen manifestieren, so beispielsweise zu beobachten in der Nachbarschaft von Amalgamrestaurationen bei empfindlichen Patienten. Eine eingehende Darstellung des *Lichen planus* bietet Kapitel 4.

Candidiasis

Candidiasis gingivae ist eine seltene Erscheinung, deren Auftreten – außer im Fall von Prothesenträgern – auf bestehende Immunsuppression hindeutet. Meist prävaliert *Candida albicans*, doch sind mitunter auch andere Spezies (z. B. *Candida tropicalis* oder *glabrata*) nachzuweisen. Zu beachten ist, dass gingivale *Candida*-Infektionen eher als rote denn als weiße Schleimhautareale erscheinen (Abb. 3-15).

Klinisches Bild

Die *Candidiasis* zeigt sich intraoral in einer Vielzahl verschiedener Formen:

- akut pseudomembranös – weiße Plaques, die entfernt werden können und dann eine erythematöse Oberfläche hinterlassen (Abb. 3-16)
- akut atrophisch – diffus rötliches Erscheinungsbild; kann aus der Anwendung eines Breitbandantibiotikums und der Inhalation von Kortikosteroiden resultieren
- chronisch hyperplastisch – typischerweise eine dreieckige, gesprenkelte Läsion im Bereich der Lippenkommissur (Abb. 3-17)
- chronisch mukokutan – ausgedehnte Läsionen häufig unter Einbeziehung der Zunge; einhergehend mit dystrophischen Nagelveränderungen und Manifestationen an anderen Haut- und Schleimhautpartien (Abb. 3-18).
- chronisch erythematös – diffuses Erythem, das eine Prothesenstomatitis nachahmt; kann bei HIV-Infektionen auftreten (Abb. 3-19).
- Die *Candidiasis* verläuft üblicherweise schmerzfrei. Die atrophische und die erythematöse Variante können aber von Schmerzen begleitet sein.

Ätiologie

- lokale Faktoren:
  - Prothese
  - Rauchen
  - Xerostomie
  - lokale Steroid-Therapie

- systemische Faktoren:
  - *Diabetes mellitus*
  - Bluterkrankungen
  - Medikamente (Kortikosteroide, Breitbandantibiotika, Chemotherapie)
  - Immunsuppression (einschließlich AIDS)
  - *Candida*-Endokrinopathie-Syndrom (selten) – Variante der chronischen mukokutanen *Candidiasis*, mit multiplen endokrinologischen Pathologien, wie autoimmuner thyroidaler, parathyroidaler und adrenaler Hypofunktion.

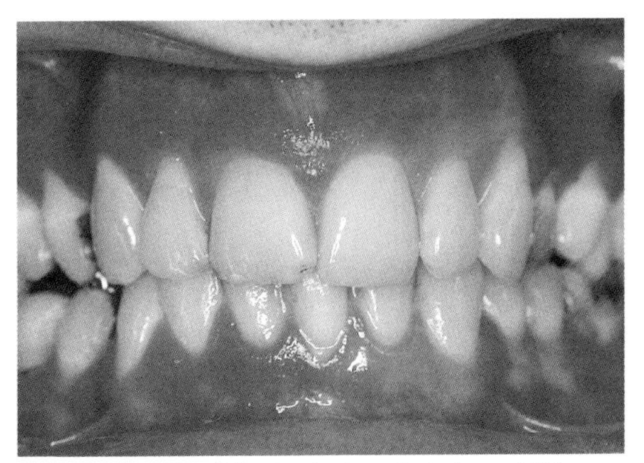

Abb. 3-15 *Candidiasis gingivae bei einem HIV-Patienten.*

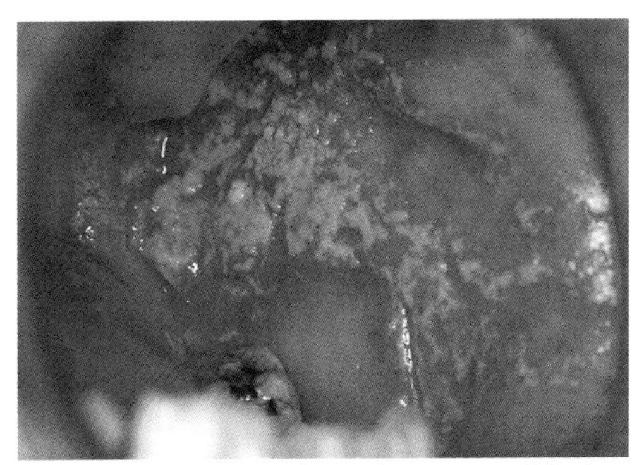

Abb. 3-16 *Akute pseudomembranöse Candidiasis (Mundsoor).*

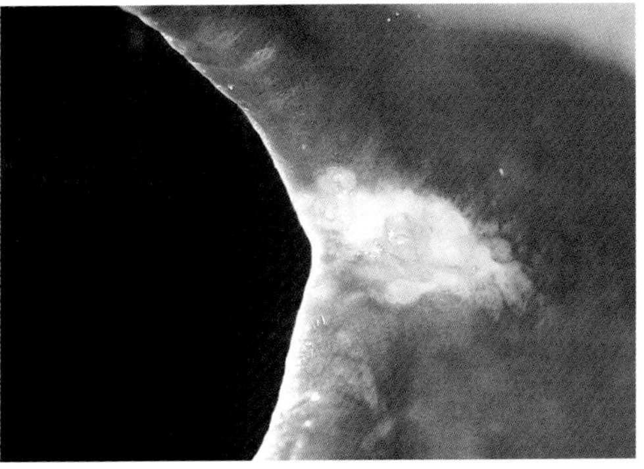

Abb. 3-17 *Chronische hyperplastische Candidiasis an der Lippenkommissur (Candidia-Leukoplakie).*

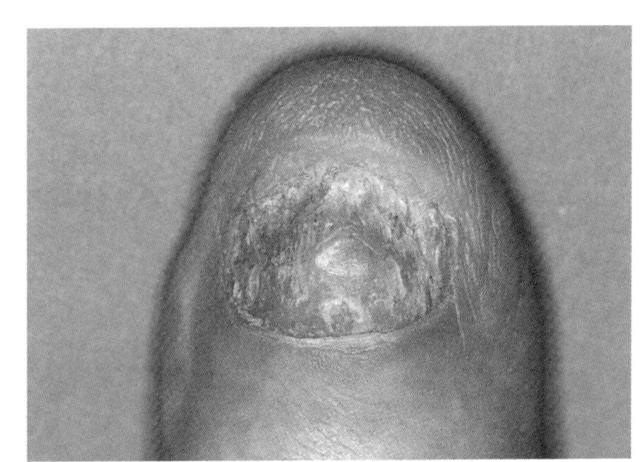

Abb. 3-18 *Dystrophische Nagelveränderungen bei chronischer mukokutaner Candidiasis.*

Befall nicht gingivaler Stellen

- Jede intraorale Stelle kann befallen sein.
- Die chronische hyperplastische *Candidiasis* befällt typischerweise den Bereich der Lippenkommissur.
- Die akute atrophische *Candidiasis* betrifft den distalen Bereich des harten Gaumens und den weichen Gaumen.
- Die chronische mukokutane *Candidiasis* befällt auch die Haut und das Nagelbett.

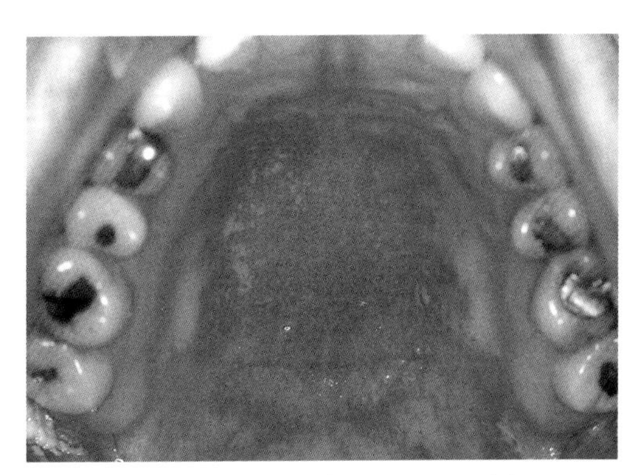

Abb. 3-19 *Chronisch erythematöse Candidiasis am Gaumen als Zeichen einer AIDS-Erkrankung.*

Differenzialdiagnose

- weiße oder rote Veränderungen der Mundschleimhaut, z. B.:
  - Leukoplakie
  - *Lichen planus*
  - Erythroplakie

Klinische Untersuchung

- Abstrich zur Anzüchtung (Semiquantitative Methoden wie Abdruckkulturen oder Mundspülungen sind in einigen Laboratorien verfügbar.)
- Ausstrich zum Nachweis von Hyphen, die eine aktive Infektion anzeigen (im Gegensatz zum kommensalen Status ohne Hyphen bzw. Myzelien).
- Biopsie bei Verdacht auf chronische hyperplastische *Candidiasis* – Diese Variante ist prämaligne: 50% der Fälle zeigen histologisch dysplastische Veränderungen. Obwohl diese Veränderungen fallweise reaktiv sein können, durchlaufen Berichten zufolge 9–40% der Läsionen maligne Transformationen.
- großes Blutbild
- hämatologische Untersuchungen
- Blutzuckerbestimmung

Behandlungsoptionen

- Eliminierung lokaler Faktoren
- Eliminierung oder Behandlung systemischer Faktoren
- antifungale Medikamente
- Langzeitkontrolle bei chronisch hyperplastischer *Candidiasis* (malignes Potenzial)

Pigmentierte Läsionen

Amalgamtätowierung

Klinisches Bild

- Flache, graue oder blaue Verfärbung der Mukosa, verursacht durch Amalgampartikeln (oder andere Metalle), die im Weichgewebe impaktiert werden. Das Gewebe verfärbt sich in der Folge durch einsinternde Metallionen (Abb. 3-20, 3-21).
- eine der häufigsten Ursachen für diskret umschriebene intraorale Hyperpigmentierungen
- Amalgamtätowierungen können mit der Zeit schrittweise größer und dunkler werden.
- asymptomatische Veränderung
- Die Gingiva ist häufig betroffen.

Ätiologie

- bei restaurativer Zahnbehandlung im Weichgewebe impaktiertes Amalgam

Befall nicht gingivaler Stellen

- Jede Stelle der Mukosa in der Nachbarschaft von Zähnen kann mit anschließender Impaktierung von Fremdmaterial im Weichgewebe traumatisiert werden.
- Bei Wurzelspitzenresektionen und retrograder Abfüllung mit Amalgam kann es durch überschüssiges Amalgam im Bereich der präparierten Mukoperiostlappen zu Tätowierungen kommen.

Differenzialdiagnose

- rassenabhängige Pigmentierung
- *Kaposi*-Sarkom im Frühstadium

- *Naevi*
- melanotische Flecken
- Pigmentstörung
- medikamentös induzierte Pigmentierung

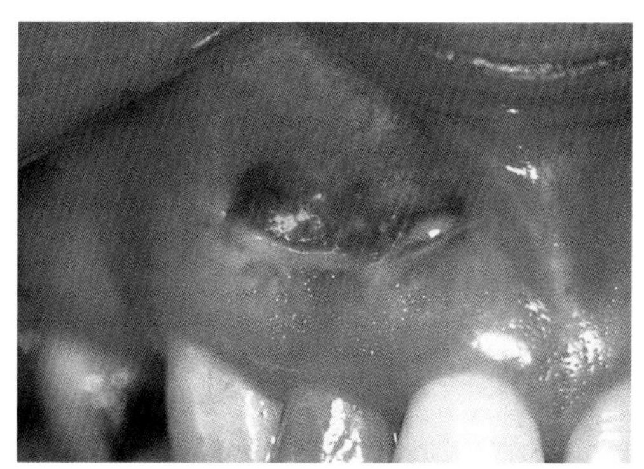
Abb. 3-20 *Amalgamtätowierung.*

Klinische Untersuchung

- Wenn die Diagnose klar ist, ist keine weitere Untersuchung nötig. Anamnestisch kann unter Umständen ein Trauma während restaurativer Maßnahmen oder auch die Extraktion eines stark gefüllten Zahnes eruiert werden.
- Bestehen Zweifel an der Diagnose, sollte eine Biopsie entnommen werden.
- Röntgenologisch können Amalgampartikel oder anderes Fremdmaterial dargestellt werden, sehr feine Metallanteile sind jedoch nicht zu sehen.

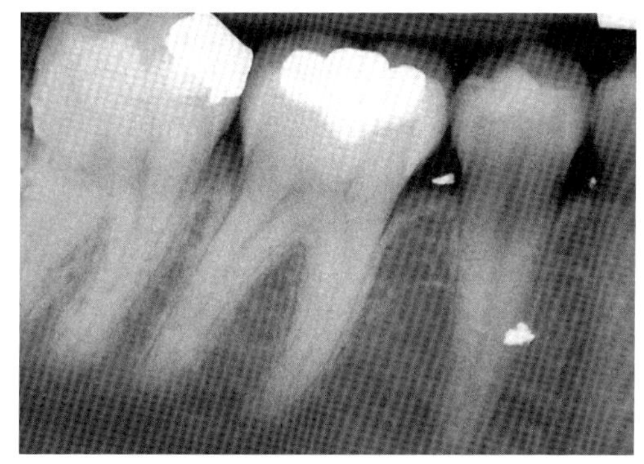
Abb. 3-21 *Röntgenologische Darstellung von Amalgampartikeln in der Tiefe unter einer Amalgamtätowierung.*

Behandlungsoptionen

- Zahnärztliches Amalgam wird normalerweise gut toleriert. Eine aktive Intervention ist nicht nötig.
- Der Patient sollte über den Befund aufgeklärt und beruhigt werden.
- Bläuliche bis schwarze Verfärbungen der marginalen Gingiva können nicht nur durch Amalgam sondern auch durch Legierungsbestandteile (Metallsalze) von Metallkeramikkronen verursacht sein, die ins Gewebe diffundieren.

Melanotische Flecken (Ephelis)

Klinisches Bild

- kleine, blassbraune, flache Bezirke von Pigmentierung, die jedoch an der Gingiva selten vorkommen (Abb. 3-22)

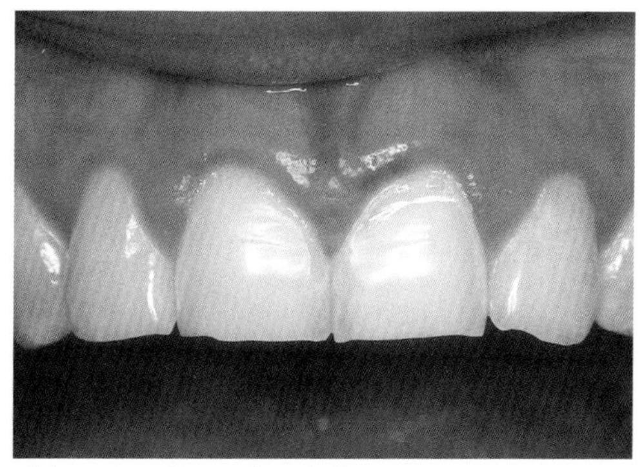
Abb. 3-22 *Gingivale Ephelis.*

- asymptomatisch
- werden gewöhnlich mit der Zeit weder größer noch dunkler
- betreffen 1‰ der Bevölkerung (nur infraorale Manifestationen)
- häufiger bei Frauen (Verhältnis Frauen zu Männer gleich 2:1).

Ätiologie

- unklar

Befall nicht gingivaler Stellen

- Melanotische Flecken finden sich häufiger an anderen Stellen, wie Lippen, Gaumen oder Haut, wo sie oft den Alterungsprozess begleiten.

Differenzialdiagnose

- rassenabhängige Pigmentierung
- *Kaposi*-Sarkom im Frühstadium
- *Naevi*
- Pigmentstörung
- Raucher-Melanose
- medikamentös induzierte Pigmentierung

Klinische Untersuchung

- Biopsie bei Verdacht auf Malignität

Behandlungsoptionen

- aktive Intervention ist nicht erforderlich
- Beruhigung des Patienten

Naevi

Intraorale *Naevi* sind, vor allem an der Gingiva, selten.

Klinisches Bild

- Farbbereich reicht von bläulichbraun bis dunkelbraun
- flach oder papelartig
- Weder Form noch Größe ändern sich mit der Zeit.
- Jede plötzliche Veränderung des klinischen Bildes sollte Verdacht wecken. Allerdings entwickeln sich aus *Naevi* in den seltensten Fällen Melanome.
- *Naevi* sind asymptomatisch.

Ätiologie

- entwicklungsbedingte lokale Zunahme der Zahl der Melanozyten

Befall nicht gingivaler Stellen

- häufiger am Gaumen und an der Haut.

Differenzialdiagnose

- rassenabhängige Pigmentierung
- Kaposi-Sarkom im Frühstadium
- Amalgamtätowierung
- melanotischer Fleck
- Pigmentstörung
- medikamentös induzierte Pigmentierung

Klinische Untersuchung

Eine Exzisionsbiopsie klärt die Diagnose.

Behandlungsoptionen

- Eine Exzisionsbiopsie sollte Malignität sicher ausschließen.

Malignes Melanom

Das intraorale maligne Melanom ist ein seltener Tumor mit sehr schlechter Prognose. Die mittlere Überlebenszeit nach Diagnose liegt unter zwei Jahren. Der Tumor entsteht *de novo* oder (in 30% der Fälle) auf hyperpigmentierten Stellen.

Orale maligne Melanome machen 1% aller Melanomfälle aus. Bei Japanern jedoch liegt der Anteil oraler Lokalisationen bei 11%.

Klinisches Bild

- Eine pigmentierte Läsion, die folgende Auffälligkeiten zeigt, sollte Verdacht erregen:
  - dunkle Pigmentierung, oft über den Bereich der Läsion hin von wechselnder Intensität,
  - Hämorrhagie,
  - Krusten,
  - Ulzeration,
  - Knotenbildung,
  - Entzündung,
  - rasches Wachstum,
  - Satellitenpigmentierungen,
  - plötzliche Änderung des Aussehens einer vorhandenen pigmentierten Läsion.
- gingivaler Befall meist am Oberkiefer
- Eine geringe Anzahl der Läsionen kann initial gutartig erscheinen. Deshalb sollten pigmentierte Veränderungen immer mit dem nötigen Misstrauen betrachtet werden.

Ätiologie

- maligner Tumor der Melanozyten
- Die Exposition gegen UV-Strahlung kommt – anders als im Fall des Melanoms der *Cutis* – für die intraorale Ausprägung nicht als entscheidender Faktor in Frage.

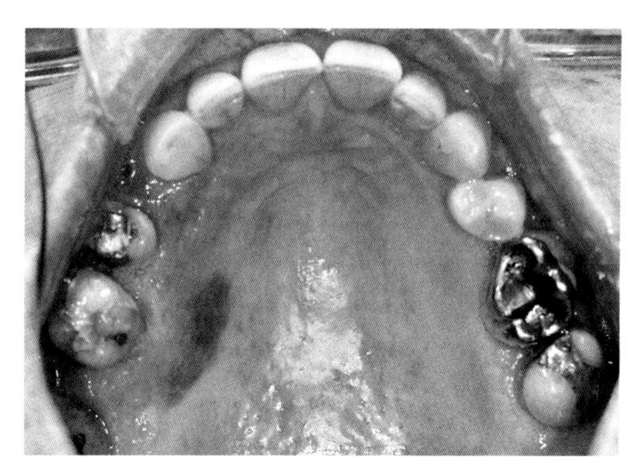

Abb. 3-23 Malignes Melanom an der Gaumenschleimhaut.

Befall nicht gingivaler Stellen

- Die intraorale Prädilektionsstelle für das maligne Melanon ist die Gaumenschleimhaut. 80% der Melanome finden sich am Gaumen oder an der palatinalen Gingiva (Abb. 3-23).
- sonnenexponierte Hautpartien
- Zunge und bukkale Mukosa können metastatische Absiedelungen eines Melanoms beherbergen.

Differenzialdiagnose

- *Naevus*
- rassenabhängige Pigmentierung
- *Kaposi*-Sarkom im Frühstadium
- Amalgamtätowierung
- melanotischer Fleck
- *Morbus Addison*
- Pigmentstörung
- medikamentös induzierte Pigmentierung

Klinische Untersuchung

- Eine histologische Absicherung der Diagnose ist obligat.

Behandlungsoptionen

- Exzision im Gesunden
- Oberflächliche Läsionen haben eine günstigere Prognose.

Weiterführende Literatur

Reichart PA, Philipsen HP. Oral erythroplakia – a review. Oral Oncol 2005;41(6):551–561.
Rhodus NL. Oral cancer: leukoplakia and squamous cell carcinoma. Dent Clin North Am 2005;49(1): 143–165.
Rugg E, Magee G, Wilson N, Brandrup F, Hamburger J, Lane E. Identification of two novel mutations in keratin 13 as the cause of white sponge naevus. Oral Diseases 1999;5(4):321–324.
Sciubba J. Oral leukoplakia. Crit Rev Oral Biol Med 1995;6(2):147–160.

Kapitel 4

Farbveränderungen der Gingiva – generalisiert

Ziel

Dieses Kapitel hat eine Sammlung all jener Erkrankungen zum Ziel, die generalisierte Farbveränderungen der Gingiva hervorrufen.

Lernziel

Nach der Lektüre dieses Kapitels sollte der Leser aktive Kenntnisse von den vielfältigen Krankheitsbildern haben, die generalisierte weiße, rote oder pigmentierte Veränderungen der Gingiva verursachen. Zusätzlich sollen die Differenzialdiagnostik dieser Erkrankungen sowie die gängigen klinischen Untersuchungen, die für eine definitive Diagnose und Therapie erforderlich sind, vermittelt werden. Tabelle 4-1 gibt einen Überblick über die hier behandelten Veränderungen der Gingiva.

Rote Läsionen

Die Hauptursache für eine generalisierte Rötung der Gingiva ist die plaquebedingte Gingivitis. Dieses Thema ist in verschiedenen anderen Bänden dieser Reihe erschöpfend behandelt und wird deshalb an dieser Stelle nicht weiter besprochen.

Desquamative Gingivitis

Die desquamative Gingivitis stellt vor allem bei Frauen mittleren und höheren Alters einen häufigen klinischen Befund dar. Der Begriff beschreibt lediglich das klinische Bild, ist an sich jedoch noch keine Diagnose. Um zu einer adäquaten Therapie des Patienten zu finden, ist es vielmehr wichtig, die zugrunde liegende Ätiologie zu klären.

Klinisches Bild

- Die desquamative Gingivitis reicht im Schweregrad von einer leichten generalisierten Rötung bis zu florider, hochroter Ausprägung. Die Gingiva ist aufgrund der epithelialen Abschilferung durchsichtig, glatt und atrophisch (Abb. 4-1).
- Bei manchen Patienten treten die Veränderungen eher sporadisch als zusammenhängend auf und betreffen nur bestimmte Gingivaareale. Der Grund für solche Lokalisationen ist unklar.
- Die desquamative Gingivitis kann die freie und die befestigte Gingiva betreffen.

Tabelle 4-1 Übersicht – generalisierte Farbveränderungen der Gingiva

Hauptkategorie	Unterkategorie	Häufigkeit	Behandlung, Überweisung
rote Läsionen	plaquebedingte Gingivitis	sehr häufig	Primärversorgung in der Praxis; Überweisung an einen Spezialisten bei gegenüber konservativer Therapie refraktären Fällen
	desquamative Gingivitis	häufig; zumeist bei *Lichen planus* aber auch infolge vesikulobullöser Erkrankungen	Initiale Phase strenger Mundhygienemaßnahmen und lokaler entzündungshemmender Therapie als Primärversorgung. Hartnäckige oder vesikulobullöse Fälle sollten vom Spezialisten behandelt werden.
		primäre herpetische Gingivostomatitis ungewöhnlich	unterstützende Maßnahmen und antivirale Medikamente (z. B. Aciclovir), die aber nur bei Ausbruch oder in der frühen Phase der Krankheit wirksam sind
	Streptokokken-Gingivostomatitis	sehr selten	Wegen der komplizierten Diagnostik werden solche Fälle gewöhnlich an den Spezialisten überwiesen.
	orofaziale Granulomatose	ungewöhnlich	Diagnostik und Therapie durch einen Spezialisten
	Plasmazellgingivitis	selten	Überweisung an den Spezialisten zu Diagnostik und Nachweis des Allergens (nicht immer möglich)
	andere allergische Gingivareaktionen	ungewöhnlich	Kann das ursächliche Allergen identifiziert und vermieden werden, ist keine Überweisung an den Spezialisten nötig.
	Sturge-Weber-Syndrom	sehr selten	Überweisung an den Spezialisten erforderlich
weiße Läsionen	*Lichen planus*	häufig	Hartnäckiger Lichen planus sollte zur Diagnostik und Therapie sowie zur Nachkontrolle an den Spezialisten überwiesen werden.
	Leukoplakie	nicht ungewöhnlich, betrifft aber nur selten größere Areale der Gingiva	Überweisung an den Spezialisten zur Biopsie (eventuell mehrere Entnahmen nötig) und Kontrolle
	Candidiasis	sehr selten	Überweisung an den Spezialisten zur weiteren Untersuchung

Tabelle 4-1 Übersicht – generalisierte Farbveränderungen der Gingiva (Fortsetzung)

Hauptkategorie	Unterkategorie	Häufigkeit	Behandlung, Überweisung
pigmentierte Läsionen	extrinsische Verfärbung	sehr häufig	Aufklärung im Rahmen der Primärversorgung und Beratung zum Einstellen solcher Gewohnheiten wie Rauchen und Betelnusskauen
	rassenbedingte Pigmentierung	sehr häufig	Aufklärung im Rahmen der Primärversorgung
	medikamentös induzierte oder Schwermetall-Pigmentierung	ungewöhnlich	Primärversorgung in der Praxis; bei nicht abzuklärender Ursache Überweisung an den Spezialisten
	Morbus Addison	selten	bei Verdacht: Überweisung an den Spezialisten

- Je nach Ätiologie kann es weitere Befunde geben, z. B. lichenoide *Striae* (Abb. 4-2), Ulzeration oder in seltenen Fällen Vesikel- oder Blasenbildung.
- Schlechte Mundhygiene in den betroffenen Bezirken kann zusätzlich die Entwicklung einer plaqueinduzierten Gingivitis begünstigen und so zur Exazerbationen des Befundes führen.

Klinische Symptome

- Trotz eines in einigen Fällen äußerst floriden Erscheinungsbildes können die Patienten erstaunlich symptomfrei sein.
- Nicht selten klagen die Patienten über ein gewisses Maß an Schmerzen, die durch aromatisierte Speisen und Getränke verstärkt werden können.
- Die Beschwerden können die Pflege einer effektiven Mundhygiene schwierig machen.

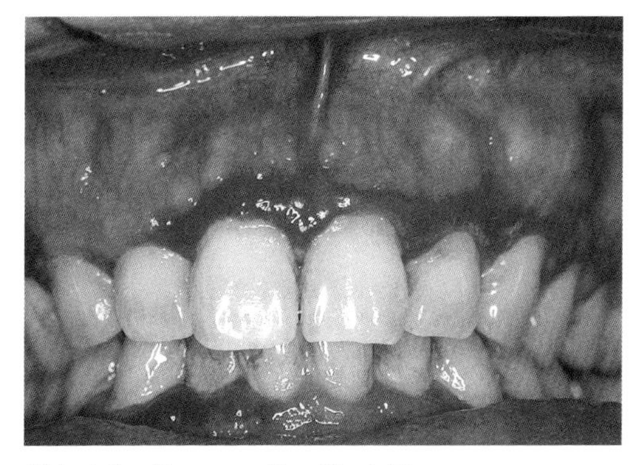

Abb. 4-1 *Desquamative Gingivitis.*

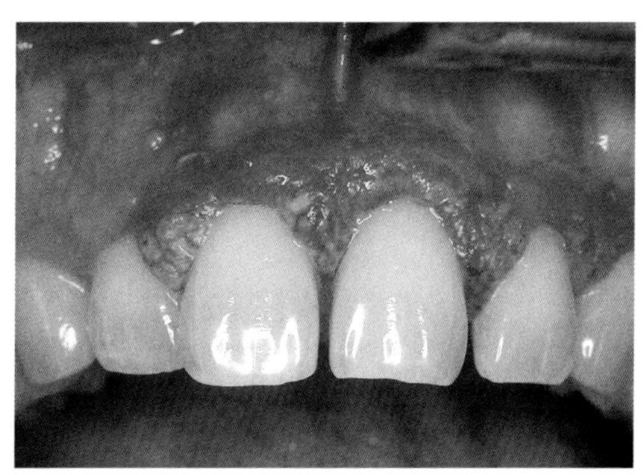

Abb. 4-2 *Desquamative Gingivitis mit lichenoiden Striae.*

Ätiologie

Folgende Krankheitsbilder können eine desquamative Gingivitis hervorrufen:

- *Lichen planus* (die häufigste Ursache, s. u.)
- mukokutanes Pemphigoid (s. Kap. 8)
- *Pemphigus vulgaris* (s. Kap. 8)
- diskoider *Lupus erythematodes.*
- lineare IgA-Dermatose (gelegentlich)
- Allergische Reaktionen auf lokale Allergene (z. B. Bestandteile von Zahnpasten). Bei genauerer Betrachtung zeigen diese Fälle desquamativer Gingivitis eher eine etwas granuläre Oberfläche als die oben beschriebene typische glatte.
- Bis vor einiger Zeit galten hormonelle Veränderungen im Gefolge der Menopause als ätiologischer Faktor, denn Frauen weisen in dieser Phase eine Prädisposition für desquamative Gingivitis auf. Es gibt jedoch keinen substanziellen Beweis für diese Annahme, vielmehr scheint die Koinzidenz das typische Alter für das Einsetzen einiger der oben erwähnten ätiologischen Faktoren widerzuspiegeln.

Befall nicht gingivaler Stellen

In vielen Fällen gibt es keine weiteren intra- oder extraoralen Manifestationen. In anderen Fällen ergibt die Untersuchung Läsionen, die mit einem der ätiologischen Befunde, wie lichenoiden *Striae* der bukkalen Mukosa, konsistent sind.

Beim mukokutanen Pemphigoid und Pemphigus ist die desquamative Gingivitis eines der ersten klinischen Zeichen, das anderen Symptomen eventuell um Jahre vorausgeht. Deshalb ist es wichtig, genau zu prüfen, ob extraorale Manifestationen vorhanden sind (z. B. Befall der Augen bei Pemphigoid), damit eine geeignete Therapie eingeleitet werden kann, bevor es zu irreversiblen Gewebeschädigungen kommt.

Differenzialdiagnose

- die oben diskutierten ätiologischen Befunde
- orofaziale Granulomatose
- myeloproliferative Erkrankung
- lineare Gingivitis bei HIV/AIDS.

Klinische Untersuchung

- Die Diagnose einer desquamativen Gingivitis wird anhand der klinischen Befunde gestellt.
- Eine Biopsie der Gingiva ist diagnostisch wenig hilfreich, da unspezifische Entzündungen im Hintergrund die spezifischen Erscheinungen der zugrunde liegenden Pathologie gewöhnlich maskieren.
- Eine Biopsie eventuell befallener Mukosa ist diagnostisch aussagekräftiger.
- Besteht der Verdacht auf eine vesikulobullöse Autoimmunerkrankung, so ist eine indirekte oder direkte Immunfluoreszenz indiziert. Gewebeproben für die direkte Immunfluoreszenz müssen unfixiert und möglichst rasch zur geeigneten Aufbereitung in das Labor gebracht werden. Die Probe sollte in *Michels* Medium oder in einen mit Kochsalzlösung getränkten Tupfer gewickelt transportiert werden.

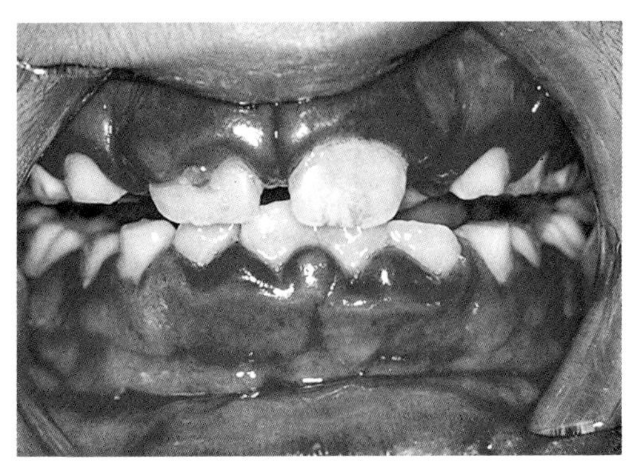

Abb. 4-3 Entzündete Gingiva, charakteristisch für eine primäre herpetische Gingivostomatitis.

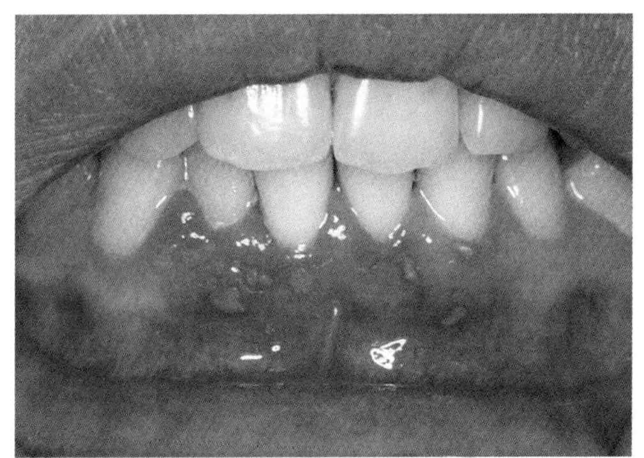

Abb. 4-4 Erosion der Gingiva bei einer primären herpetischen Gingivostomatitis.

Behandlungsoptionen

Desquamative Gingivitis ist oft resistent gegen effektive Therapie. Um den Zustand zu verbessern, ist eine sehr sorgfältige Mundhygiene erforderlich. Die Therapie ist entsprechend dem ätiologischen Krankheitsbild zu wählen; eine lokale Kortikoid-Applikation kann hilfreich sein, vor allem wenn das Medikament abgedeckt verabreicht wird (z. B. Fluocinolonacetonid-Creme appliziert in einer Schiene, die den adäquaten Kontakt mit den betroffenen Regionen sicherstellt).

Primäre herpetische Gingivostomatitis

Die meisten Fälle von primärem *Herpes simplex* verlaufen subklinisch und deshalb asymptomatisch. Der Patient zeigt manchmal leichte unspezifische Anzeichen von Unwohlsein und Lymphadenopathie. Etwa 10% der Fälle manifestieren sich als akute Gingivostomatitis mit deutlichem Krankheitsgefühl.

Klinisches Bild

- floride, ödematöse Gingiva (Abb. 4-3)
- Verteilung nicht plaquebezogen
- Hypersalivation
- Vesikeln oder Ulzeration der Gingiva; obwohl diese sich meist an anderen Stellen der Mundschleimhaut zeigen (Abb. 4-4).

Klinische Symptome

- Gewöhnlich sind Kinder betroffen, zunehmend aber auch junge Erwachsene.
- akuter Beginn mit Fieber, Krankheitsgefühl, Halsschmerzen und Lymphadenopathie
- Bei jungen Erwachsenen kann die Infektion so schwer sein, dass sie eine stationäre Aufnahme rechtfertigt. Sie kann dann mit dem *Steven-Johnson*-Syndrom verwechselt werden.
- Betroffene Gewebe schmerzen.

Ätiologie

- Primärinfektion meist mit *Herpes-simplex*-Virus Typ 1; Typ 2 kann beteiligt sein.

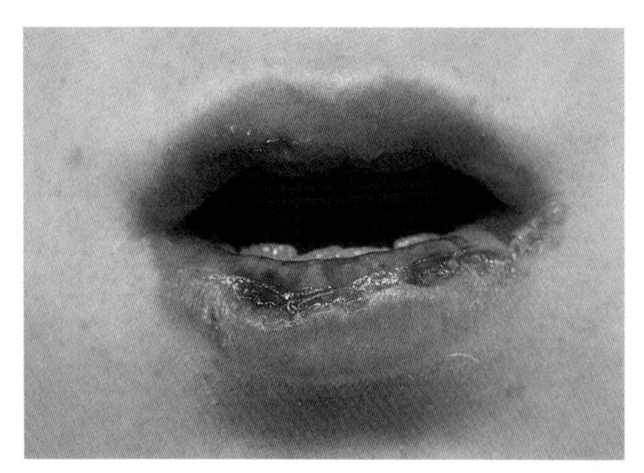

Abb. 4-5 *Lippenverkrustung.*

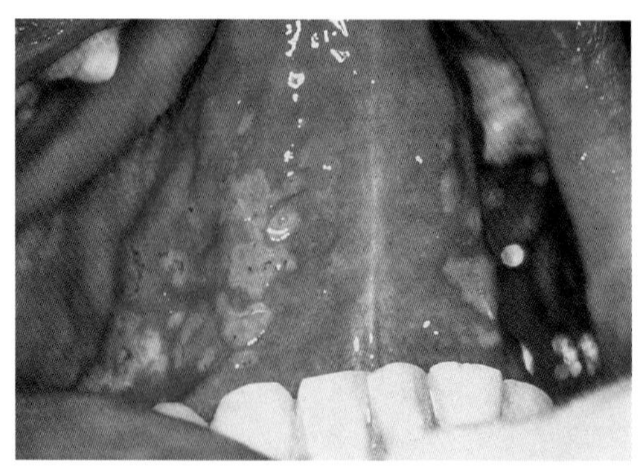

Abb. 4-6 *Typische zerrissene serpiginöse Erosionen einer Herpes-simplex-Infektion.*

- Rezidivierende oder sekundäre Infektion manifestiert sich als *Herpes labialis,* doch zeigen immungeschwächte Patienten mitunter Symptome wie bei einer Primärinfektion.

Befall nicht gingivaler Stellen

- Rasch ulzerierende Vesikeln zeigen sich an Gaumen, Zunge, bukkaler und labialer Mukosa sowie an der Grenze des Lippenrots und produzieren eine charakteristische hämorrhagische Verkrustung der Lippen (Abb. 4-5).
- Die einzelnen Ulzera verschmelzen und bilden große schlangenförmige ulzeröse Areale, die von einem grauen bis weißlichen Belag bedeckt sind (Abb. 4-6).
  - Übertragung des Virus auf andere Stellen, wie Nagelbett (herpetische Paronychie, Abb. 4-7) und die Augen (Konjunktivitis, Keratitis)
- sehr selten Enzephalitis

Differentialdiagnose

- *Erythema multiforme*
- myeloproliferative Erkrankung
- myelosuppressive Erkrankung

Klinische Untersuchung

- Die Diagnostik erfolgt üblicherweise anhand der klinischen Befunde.
- Nachweis der Viren in der Vesikelflüssigkeit
- Nachweis zunehmender Serum-Antikörper-Titer in sequenziell gepaarten Blutproben (d. h. akuter vs. ausgeheilter Titer)
- Immunfluoreszenz zum Nachweis spezifischer Serum-IgM-Antikörper in einer Einzelblutprobe (d. h. Nachweis einer primären Immunreaktion)

Behandlungsoptionen

- unterstützende Maßnahmen (Flüssigkeit, antiinflammatorische Medikamente, Ruhe)
- Gabe von Aciclovir in einer frühen Krankheitsphase (idealerweise vor der Bläschenbildung)

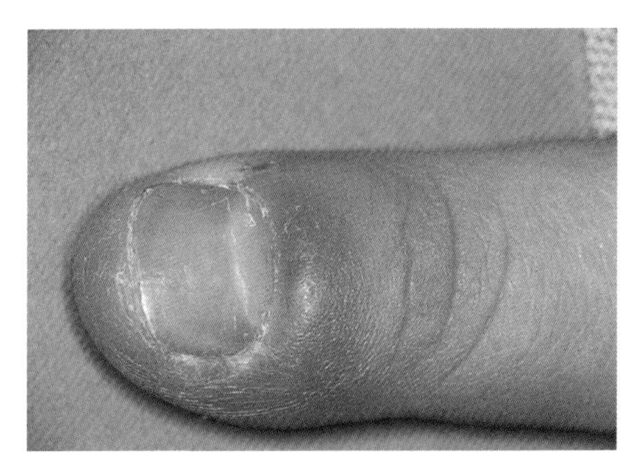

Abb. 4-7 Herpetische Paronychie.

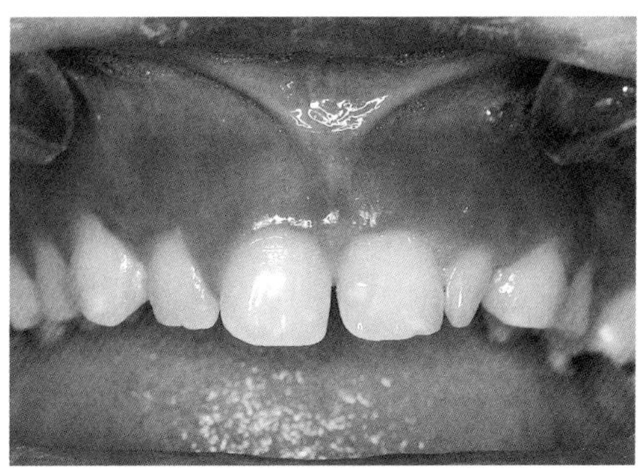

Abb. 4-8 Bandförmige Entzündung der befestigten Gingiva und Alveolarmukosa bei orofazialer Granulomatose.

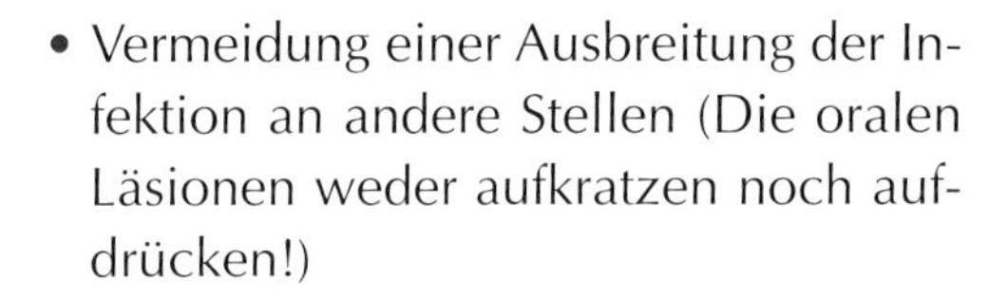

- Vermeidung einer Ausbreitung der Infektion an andere Stellen (Die oralen Läsionen weder aufkratzen noch aufdrücken!)

Streptokokken-Gingivostomatitis

Streptokokken-Gingivostomatitis ist eine seltene Erkrankung, die diagnostisch mit einer Virusinfektion, besonders der primären herpetischen Gingivostomatitis, verwechselt werden kann. Sie betrifft Kinder und junge Erwachsene, manifestiert sich als ausgedehnte Entzündung und Schmerzhaftigkeit der Gingiva und oralen Mukosa und kann auch mit Ulzerationen einhergehen. Zu Bläschenbildung dagegen kommt es nicht (wichtiges diagnostisches Zeichen zur Differenzierung gegen viral bedingte Gingivastomatitiden!). Die Diagnose wird durch den Nachweis von beta-hämolytischen Streptokokken der Gruppe A in der Kultur validiert. Die Infektion spricht meist auf Penizillin an (*Katz* 2002).

Orofaziale Granulomatose

Die orofaziale Granulomatose betrifft die Gingiva. Sie produziert generalisierte bandartige entzündliche Veränderungen, die nicht plaquebedingt sind und sich über die Breite der befestigten Gingiva bis zur Alveolarmukosa ausdehnen (Abb. 4-8). Zudem kann die Erkrankung eine generalisierte Wucherung der Gingiva verursachen. Eine umfassende Darstellung der orofazialen Granulomatose findet sich in Kapitel 6.

Plasmazellgingivitis

Klinisches Bild

- Plasmazellgingivitis ist eine seltene Erkrankung. Sie produziert eine diffus rötlich granulierte Oberfläche der befallenen Gingiva (Abb. 4-9).
- kann verwechselt werden mit der desquamativen Gingivitis

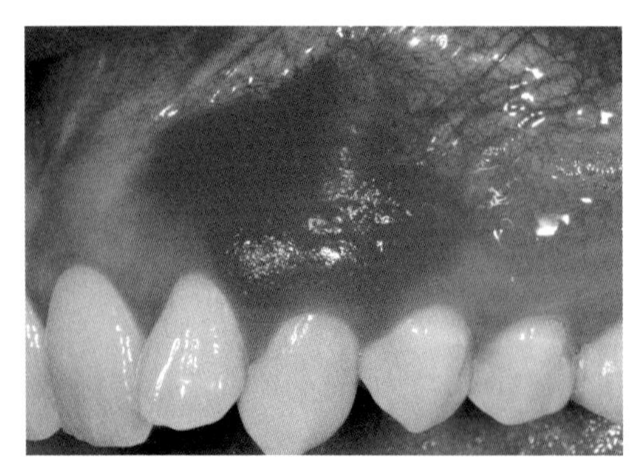

Abb. 4-9 Plasmazellgingivitis.

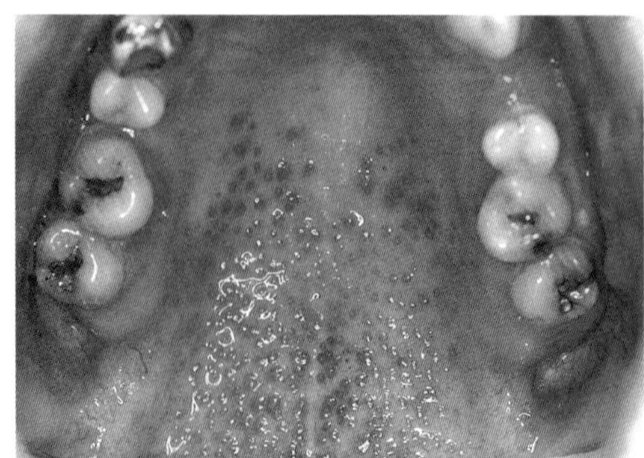

Abb. 4-10 Plasmazellstomatitis am Gaumen und Oropharynx.

Klinische Symptome

- Patienten können über Schmerzen klagen, meist ist die Erkrankung aber asymptomatisch.

Ätiologie

- Die Erkrankung scheint in Zusammenhang mit allergischen Reaktionen auf verschiedene potenzielle Allergene zu stehen:
  - Additive zu Zahnpasten (z. B. Zimtaldehyde oder Natriumlaurylsulphate),
  - Zusätze zu Nahrungsmitteln und Geschmackstoffe,
  - zahnärztliche Materialien, essenzielle Öle (z. B. Eugenol),
  - Medikamente,
  - Mundwässer.

Befall nicht gingivaler Stellen

- Die Plasmazellstomatitis ist eine sehr seltene Erkrankung, die alle oralen Mukosaoberflächen, einschließlich Gaumen und Oropharynx, befallen kann (Abb. 4-10).

Differenzialdiagnose

- plaqueassoziierte Gingivitis bzw. Parodontitis
- desquamative Gingivitis
- orofaziale Granulomatose
- *Kaposi*-Sarkom
- primäre herpetische Gingivostomatitis

Klinische Untersuchung

- Die Diagnose wird anhand der klinischen Befunde gestellt.
- Ein Hauttest auf potenzielle Allergene kann manchmal hilfreich sein (allerdings nicht sehr oft) .
- Biopsie

Behandlungsoptionen

- Identifizieren und Vermeiden des ursächlichen Allergens
- Kortikoide können die entzündliche Reaktion unterdrücken.

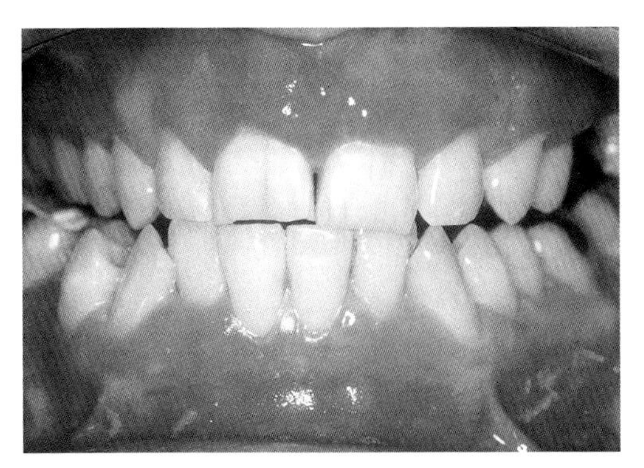

Abb. 4-11 *Lokale toxische Schädigung hervorgerufen durch formaldehydhaltige, desensibilisierende Zahnpasta.*

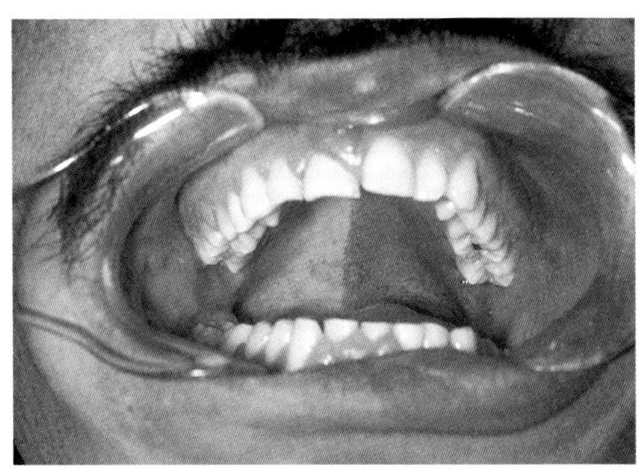

Abb. 4-12 *Sturge-Weber-Syndrom mit intraoraler Ausprägung.*

Sonstige allergische Reaktionen der Gingiva

Nicht alle allergischen Reaktionen der Gingiva manifestieren sich als Plasmazellgingivitis. Es kann ebenso auch zu einer unspezifischen Rötung der Gingiva mit Schwellung und granulierter Oberfläche kommen. Das Erscheinungsbild kann dem einer plaquebedingten oder desquamativen Gingivitis und denjenigen Veränderungen der Gingiva ähneln, die sich bei Patienten mit orofazialer Granulomatose oder einer HIV-Erkrankung zeigen.

Die ursächlichen Allergene für derartige Reaktionen sind verschieden, z. B. Komponenten von Zahnpasten und Mundwässern, allergene Nahrungsergänzungsmittel oder zahnärztliche Materialien. Die Mechanismen der Reaktionen sind entweder die einer Kontaktallergie oder seltener allergische Sofortreaktionen. Die Behandlung umfasst die (nicht immer leichte) Identifikation des Allergens und seine Meidung in der Zukunft.

Gelegentlich wird ein ähnliches klinisches Bild auch durch direkte Chemotoxizität ohne immunologische Vermittlung hervorgerufen (Abb. 4-11).

Sturge-Weber-Syndrom

Das seltene *Sturge-Weber*-Syndrom ist eine kongenitale, hamartomartige Erkrankung. Sie manifestiert sich in Form von Hämangiomen, die typischerweise die vom *Nervus trigeminus* innervierten Gewebe betreffen. Es gibt auch intrakraniale Manifestationen, wie Hämangiome und Verkalkungen der Leptomeningen, die zu Lernschwierigkeiten und Epilepsie führen können.

Klinisches Bild

- Die Hämangiome sind gewöhnlich einseitig in Gesichtshaut, Gingiva und Mundschleimhaut ausgeprägt (Abb. 4-12).
- Die Läsionen sind meist flach und von der für vaskuläre Läsionen typischen roten bis purpurnen Farbe.
- Gelegentlich erscheint die betroffene Gingiva hyperplastisch.

Differenzialdiagnostik

- sonstige Ursachen für Gefäßanomalien

Klinische Untersuchung

- Bildgebende Verfahren wie *Doppler*-Sonographie und Magnetresonanztomographie sind geeignet, Lokalisation und Ausdehnung der Gefäßanomalien zu erfassen.

Behandlungsoptionen

- Hämangiome stellen bei Patienten, die operiert werden müssen, potenzielle Probleme dar.
- Hämangiome werden nur behandelt, wenn sie spezifische klinische Schwierigkeiten bereiten.

Weiße Läsionen

Lichen planus

(S. auch Kap. 8.)

Lichen planus ist eine relativ häufige entzündliche Schleimhauterkrankung, die etwa 2% der Bevölkerung betrifft und eine Prädilektion für Frauen zeigt. Typischerweise tritt sie im mittleren bis höheren Lebensalter auf. In der Mundhöhle persistiert die Erkrankung über viele (10–20) Jahre, während Läsionen der Haut oft (aber nicht immer) nach zwei bis drei Jahren wieder verschwinden. Der klinische Verlauf des *Lichen planus* ist generell gutartig, doch können 0,1–1% der Fälle eine maligne Transformation erfahren, die überwiegend bei der erosiven oder der atrophischen Variante auftritt.

Klinisches Bild

- *Lichen planus* der Gingiva präsentiert sich meist als desquamative Gingivitis oder in Form eines typischen filigranen Netzwerks von nicht ulzerierenden, weißen, lichenoiden *Striae*, die oft auf einer erythematösen Basis sitzen (Abb. 4-13).
- *Lichen planus* kann sich auch in anderen klinischen Varianten, z. B. in erosiver, atrophischer, plaqueartiger oder selten in bullöser Form, manifestieren.
- *Lichen planus* ist die häufigste Ursache für desquamative Gingivitis.
- Erosive Läsionen an der Gingiva, die mit einer desquamativen Gingivitis einhergehen, sollten eher den Verdacht auf eine vesikulobullöse Erkrankung als auf *Lichen planus* selbst wecken.
- Die desquamative Gingivitis kann feuerrot aussehen. Plaqueakkumulation verschärft das Krankheitsbild zusätzlich.
- Die Läsionen können weit ausgebreitet erscheinen und sind klassischerweise (aber nicht immer) bilateral und oft symmetrisch ausgeprägt.
- Eine Beteiligung der Gingiva ist bei 30–50% der befallenen Patienten gegeben. Die Gingiva kann auch die einzige Manifestationsstelle sein (Abb. 4-14).
- In einigen Fällen kann es zu Pigmentstörungen kommen, vor allem bei dunkelhäutigen Menschen (Abb. 4-15).

Klinische Symptome

- Patienten mit retikulärem *Lichen planus* sind asymptomatisch oder klagen über „raues Zahnfleisch".

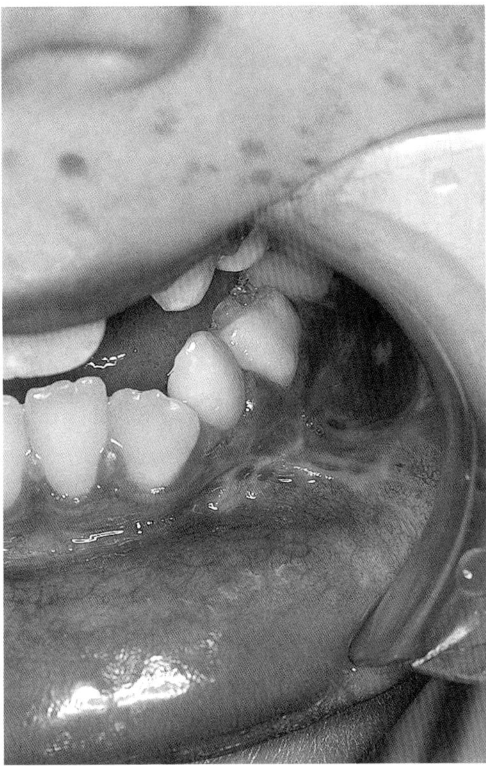

Abb. 4-13 *Lichen planus manifest als desquamative Gingivitis*

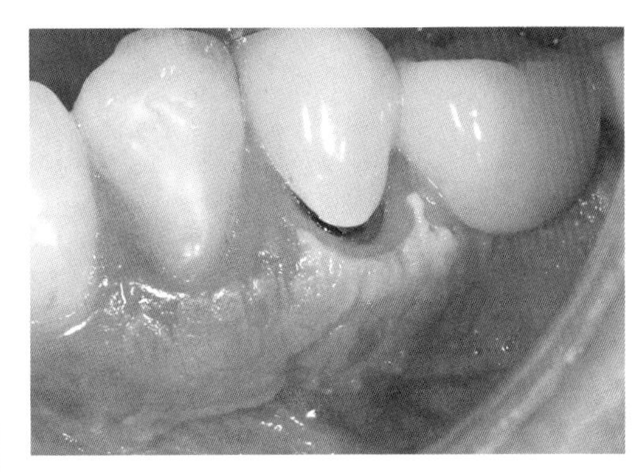

Abb. 4-14 *Lichen planus der Gingiva.*

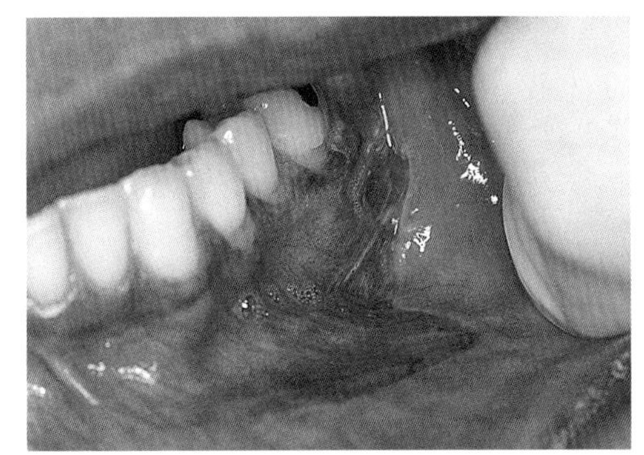

Abb. 4-15 *Pigmentstörung bei lange bestehendem oralem Lichen planus.*

- Patienten mit atrophischer oder desquamativer Gingivitis haben unterschiedlich starke, teils erhebliche Beschwerden. Diese können eine effektive Mundhygiene schwierig machen.

Ätiologie

- Die Ätiologie des *Lichen planus* ist noch weitgehend unverstanden.
- Die Pathogenese scheint abhängig von T-Zellen zu sein (*Sugarman* 2002).
- Es besteht eine schwache Assoziation mit autoimmunen Lebererkrankungen, wie primärer biliärer Zirrhose und chronisch aktiver Hepatitis.
- Läsionen, die denen eines *Lichen planus* ähneln (i. e. lichenoide Läsionen), finden sich:
  - bei chronischer *Graft-versus-Host*-Reaktion nach Knochenmarktransplantation (Abb. 4-16 und 4-17),
  - als Folge einer großen Zahl von Medikamenten (nicht steroidale antiinflammatorische Präparate, β-Blocker, Gold),
  - bei berufsbedingter Exposition gegen Phenolphthalein in der Photoindustrie,
  - bei Sensibilisierung gegen Quecksilberamalgam (und möglicherweise

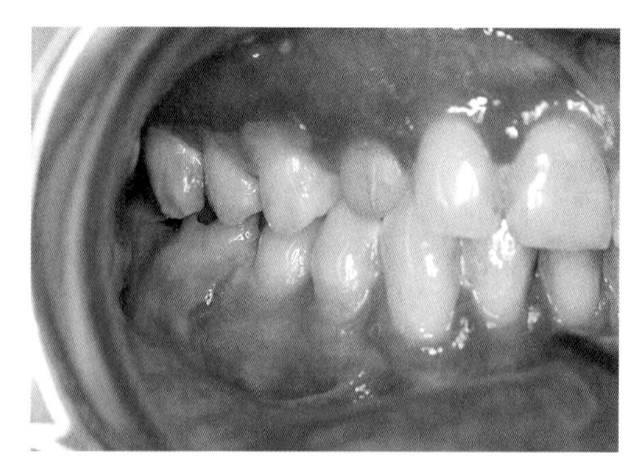

Abb. 4-16 Chronische Graft-versus-Host-Reaktion nach Stammzelltransplantation bei aplastischer Anämie, manifest als desquamative Gingivitis.

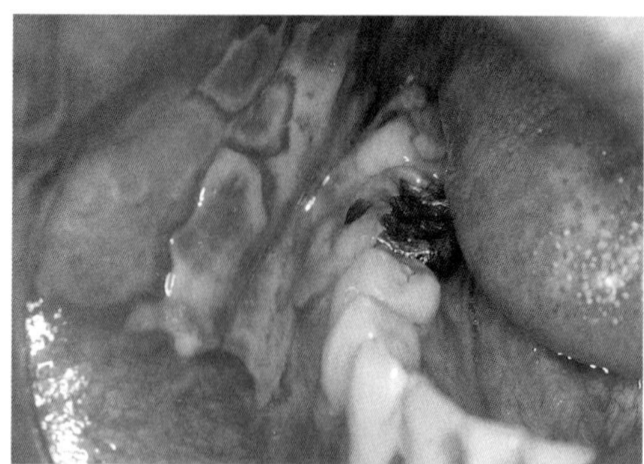

Abb. 4-17 Graft-versus-Host-Reaktion bei demselben Patienten wie in Abbildung 4-16 mit ausgedehnter oraler Ulzeration.

gegen einige restaurative Kompositmaterialien),
– bei Hepatitis C in bestimmten Populationen, z. B. bei Japanern und Italienern. (Dies dürfte aber eher einen Nebenbefund darstellen als ätiologisch signifikant sein.)

Befall nicht gingivaler Stellen

Klassischerweise ist oraler *Lichen planus* eine bilateral symmetrische Eruption an der distalen bukkalen Mukosa; eine Ausbreitung bis zu den Lippenkommissuren findet sich selten (Abb. 4-18 und 4-19).

- Zungenseiten und -unterflächen sind häufig mitbefallen (Abb. 4-20).
- Jede Stelle im Mund kann befallen sein, doch bleiben Gaumen und Lippen in der Regel ausgespart.
- Die Haut ist bei 10–30% der Patienten mit oralen Läsionen involviert. Typischerweise sind die Beugeseiten der Gliedmaßen und Handgelenke betroffen und zeigen purpurfarbene, polygonale, pruritische Papeln mit den klassischen weißen *Wickham*-Streifen (Abb. 4-21). Wie im Mund sind auch diese Läsionen oft bilateral symmetrisch.
- Es können auch andere Schleimhäute betroffen sein, z. B. die der Genitalien. Bei Frauen wird eine desquamative Gingivitis mit Beteiligung von Vulva und Vagina als vulvovaginal-gingivales Syndrom bezeichnet.
- Auch die *Galea* kann betroffen sein.

Differenzialdiagnose

- medikamentös induzierte lichenoide Eruptionen
- lichenoide Eruptionen infolge zahnärztlicher Restaurationen
- diskoider oder systemischer *Lupus erythematodes*
- mukokutanes Pemphigoid
- Pemphigus
- *Graft-versus-Host*-Reaktion
- Leukoplakie
- Plasmazellgingivitis

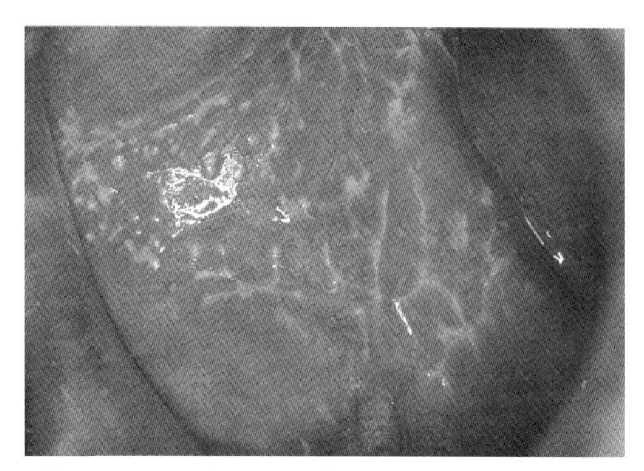

Abb. 4-18 Retikulärer Lichen planus der bukkalen Mukosa.

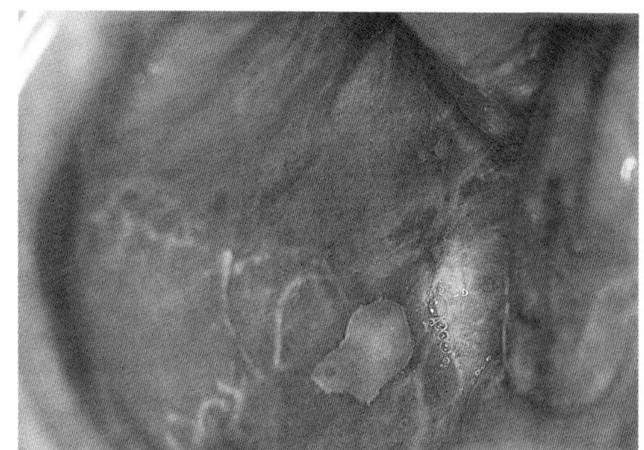

Abb. 4-19 Erosiver Lichen planus der bukkalen Mukosa.

- chronische hyperplastische *Candidiasis*
- squamöses Zellkarzinom
- unspezifische Ulzeration
- haarige Leukoplakie

Klinische Untersuchung

- Biopsie, wenn Zweifel an der Diagnose einer nicht erosiven Läsionen besteht
- Biopsie erosiver oder atrophischer Läsionen, zur Bestätigung der Diagnose und Identifikation einer möglichen Dysplasie.
- Ausstrich für Test auf *Candida spec.*
- Prüfung auf zugrunde liegenden Erkrankung, wenn klinischer Verdacht besteht

Behandlungsoptionen

Bei asymptomatischen Fällen besteht kein aktiver Behandlungsbedarf. Sind Symptome ausgeprägt, ist darauf abzuzielen, die Entzündung zu reduzieren und die Erosionen auszuheilen. Oraler *Lichen planus* ist sehr persistent, eine

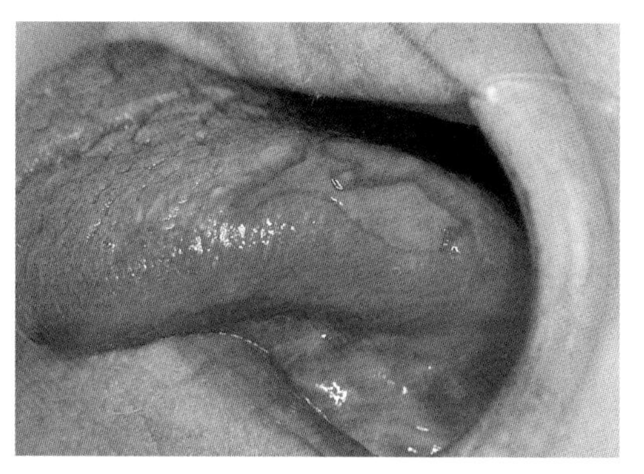

Abb. 4-20 Lichen planus der Zunge mit typischem atrophischem Erscheinungsbild.

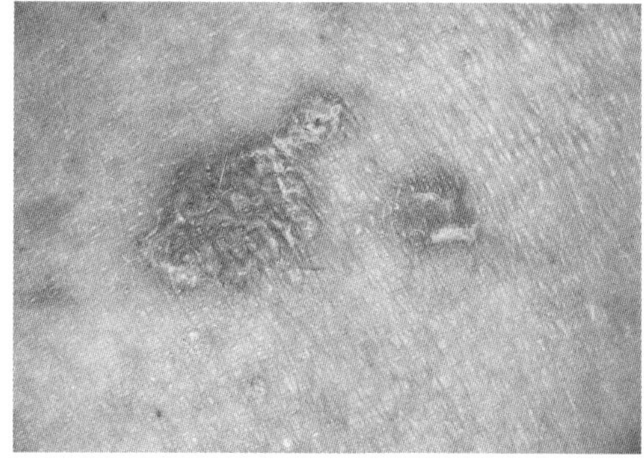

Abb. 4-21 Lichen planus der Haut mit klassischer papulärer Eruption.

Therapie ist gegenwärtig nicht verfügbar. Die Behandlung sollte schrittweise und möglichst unter Verwendung lokaler therapeutischer Maßnahmen erfolgen:

- Eine ausgezeichnete Mundhygiene sollte sichergestellt werden.
- Identifikation und Substitution ursächlicher Medikationen, wenn möglich
- Entfernung von Amalgamfüllungen, wenn der Verdacht eines Kausalzusammenhanges besteht
- Behandlung identifizierbarer ursächlicher Erkrankungen
- Präparate für die lokale Therapie:
  - Chlorhexidin zur Unterstützung der Mundhygiene
  - Kortikosteroide, z. B. lösliches Prednisolon, lösliches Betamethason, Beclomethason, Fluticason-Propionat
  - Bei desquamativer Gingivitis hilft Fluocinolon, das bei Okklusion mittels einer Schiene appliziert wird.
- Kortikosteroid-Applikation in die Läsionen (Triamcinolon-Azetonid)
- Systemische Kortikosteroide (Prednisolon, Deflazacort), evtl. steroidsparende Medikamente wie Azathioprin.
- In sehr hartnäckigen Fällen können Zyklosporin oder Tacrolimus lokal appliziert werden. Bei der Verschreibung dieser Medikamente ist jedoch Vorsicht geboten. Die Anwendung sollte unter Überwachung in einer Spezialklinik erfolgen. Es bestehen gegenwärtig Bedenken wegen einer möglichen Karzinogenität bei lokaler Applikation von Tacrolimus. Die Anwendung bleibt deshalb sehr schweren Fällen vorbehalten und sollte nur für kurze Zeit erfolgen.
- Bei atrophischen und erosiven Formen ist wegen der (wenn auch geringen) Möglichkeit einer malignen Transformation eine Langzeitkontrolle obligat.

Sonstige generalisierte weiße Läsionen

Candidiasis Gingivae und Leukoplakie können sich gelegentlich flächig ausbreiten, normalerweise erscheinen sie jedoch als diskret umschriebene Bereiche mit Farbveränderung.

Pigmentierte Läsionen

Extrinsische Verfärbungen

Verfärbungen der Gingiva können auch durch verschiedene lokale Agentien wie Farbstoffe in Speisen und Getränken oder durch Betelnusskauen bedingt sein.

Das Kauen von Betelnüssen ist vor allem bei Asiaten verbreitet. Es verursacht charakteristische braune bis orange Verfärbungen der oralen Mukosa, der Gingiva und der Zähne (Abb. 4-22).

Auch starker Tabakkonsum produziert extrinsische Verfärbung der Gewebe. Darüber hinaus verursacht er intrinsische Melanose.

Rassenbedingte Pigmentierung

Klinisches Bild

- diffuse makulaartige braune Bezirke, oft ausgedehnt (Abb. 4-23)
- häufig an der labialen Gingiva

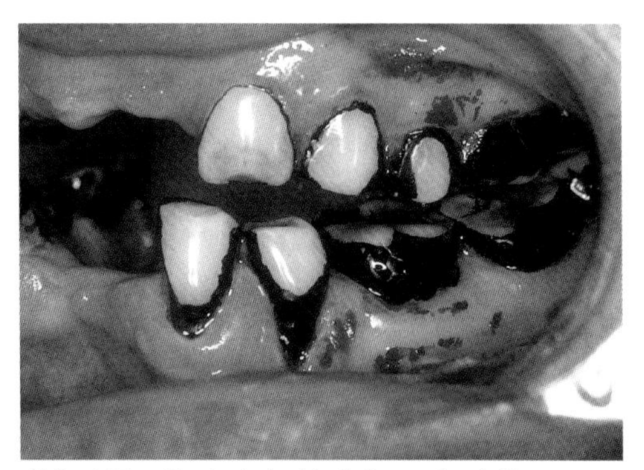

Abb. 4-22 Extrinsische Verfärbung durch Kauen von Betelnüssen.

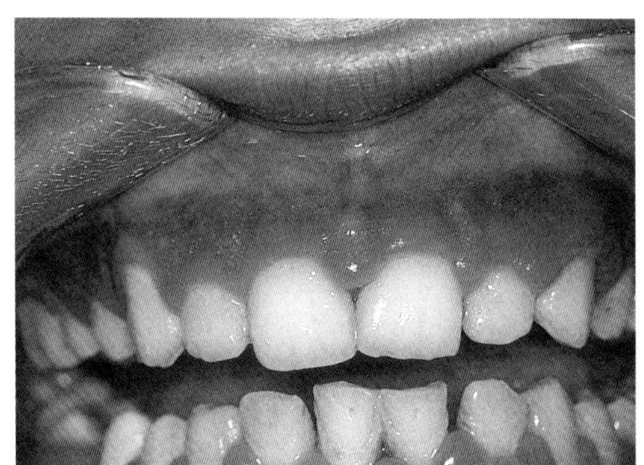

Abb. 4-23 Rassenbedingte Pigmentierung der Gingiva.

- bei dunkelhäutigen Populationen – bei Asiaten und Afrokariben

Befall nicht gingivaler Stellen

- Pigmentierungen können sich an jeder intraoralen Stelle finden.
- Zungenrücken und bukkale Mukosa sind häufig betroffen.

Differenzialdiagnose

- Pigmentstörungen nach chronisch entzündlichen Erkrankungen der Mundschleimhaut
- Raucher-Melanose
- *Morbus Addison*
- Schwangerschaft
- melanotische Flecken
- medikamentös induzierte Pigmentierung
- HIV/AIDS
- *Peutz-Jegher*-Syndrom
- *Laugier-Hunziker*-Syndrom

Klinische Untersuchung

Ausschluss sonstiger Ursachen für eine generalisierte gingivale Pigmentierung (Untersuchung auf *Morbus Addison*, s. u.)

Behandlungsoptionen

- Aufklärung. Aktives Eingreifen ist nicht nötig.

Medikamentös induzierte und Schwermetall-Pigmentierungen

Diffuse Verfärbungen der Gingiva können durch eine ganze Reihe von Medikamenten und auch Schwermetallen verursacht werden. Es ist deshalb erforderlich, eine detaillierte medizinische Anamnese der Patienten zu erheben und die systemischen Medikamente zu notieren. Zusätzlich sollte man sich nach beruflicher Exposition gegen Schwermetalle erkundigen, obwohl dies wegen der verbesserten Gesundheits- und Sicherheitsbestimmungen, die darauf abzielen solche Expositionen zu begrenzen, inzwischen nicht mehr häufig vorkommt.

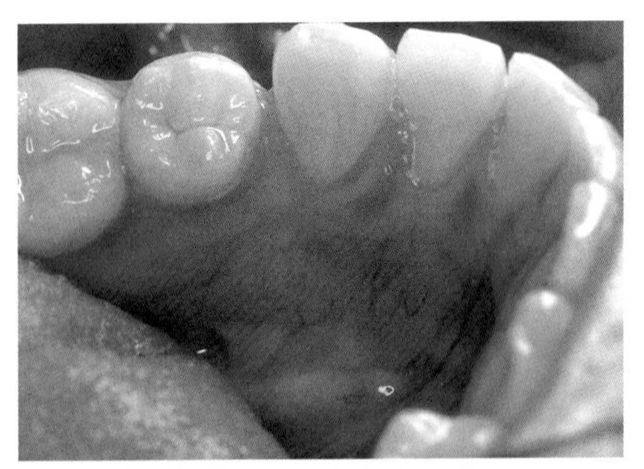

Abb. 4-24 *Medikamentös induzierte Pigmentierung (Minozyklin).*

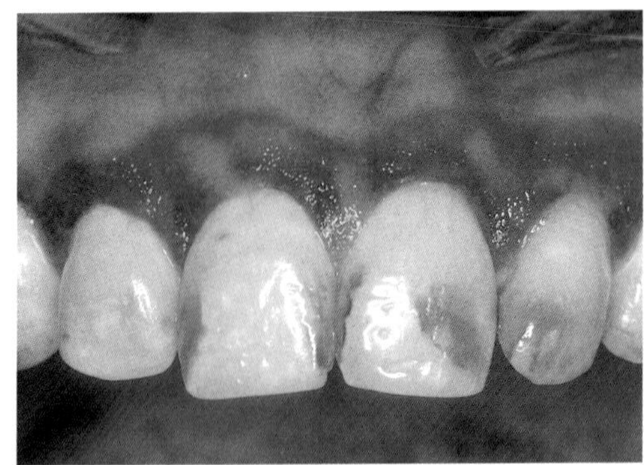

Abb. 4-25 *Medikamentös induzierte Pigmentierung (Azidothymidin).*

Die Verfärbung variiert je nach dem ursächlichen Agens:

- Minozyklin kann z.B. violette bis graue Verfärbungen verursachen (Abb. 4-24).
- Zytotoxika und Azidothymidin (Abb. 4-25) rufen mitunter braune Verfärbungen hervor.

Einige der häufigeren Medikamente, die Mukosaverfärbungen hervorrufen sind:

- Antikonvulsiva (Phenytoin),
- Malaria-Medikamente,
- ACTH,
- orale Kontrazeptiva,
- antimikrobielle Medikamente, wie Minozyklin, Ketoconazol, Zidovudin und Clofazimin,
- Zytotoxika, wie Busulphan und Zyklophosphamid,
- Amiodaron,
- Chlorpromazin.

Mit Schleimhautverfärbungen assoziierte Schwermetalle sind:

- Arsen,
- Bismut,
- Kupfer,
- Gold,
- Blei,
- Quecksilber,
- Platin,
- Silber,
- Zink.

Morbus Addison

Morbus Addison ist eine seltene Erkrankung, die gehäuft bei Frauen auftritt. Sie resultiert aus einer (meist autoimmun bedingten) Zerstörung der Nebennierenrinde.

Klinisches Bild

- Diffuse braune Pigmentierung der Gingiva (Abb. 4-26).

Klinische Symptome

- Orale Manifestationen sind asymptomatisch.
- Die oftmals vage systemische Symptomatik umfasst: Lethargie, Krankheitsgefühl, Schwäche, Anorexie oder Erbrechen.

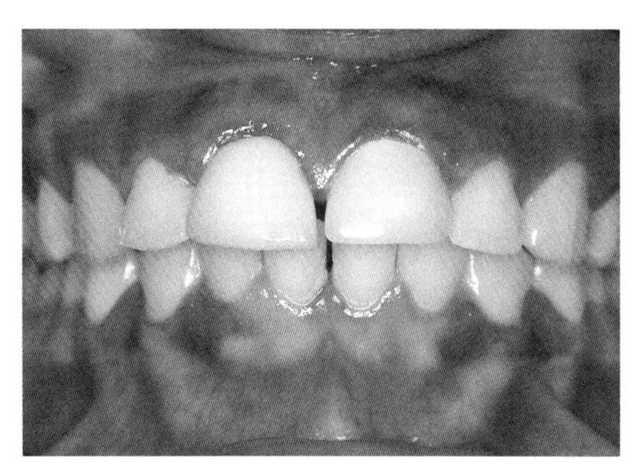

Abb. 4-26 Diffuse gingivale Pigmentierung bei Morbus Addison.

- Synkopen infolge von haltungsbedingter Hypotonie.

Ätiologie

- 90% der Fälle sind autoimmun bedingt (21-Hydroxylase ist häufigstes Antigen).
- Die überschießende Produktion von adrenokortikotropem Hormon (ACTH) als Antwort auf niedrige Serum-Cortisol-Werte verursacht infolge von Ähnlichkeiten zwischen ACTH und Melanozyten stimulierendem Hormon eine Hyperpigmentierung.

Befall nicht gingivaler Stellen

- Es kann zu einer verstärkten Pigmentierung der Haut und anderer Schleimhäute (z. B. der Genitalien) kommen.
- Hauthyperpigmentierungen vor allem in Hautfalten

Differenzialdiagnose

- rassenbedingte Pigmentierung
- medikamentös induzierte Pigmentierung
- Raucher-Melanose
- Schwangerschaft
- malignes Melanom
- melanotische Flecken

Klinische Untersuchung

- Isolierte Plasma-Cortisol-Werte sind von geringem Wert
- Bei Verdacht auf *Morbus Addison*, sind folgende Voruntersuchungen angezeigt:
  - Blutdruckmessung – eventuell Hypotonie
  - Plasma-Elektrolyt-Werte – zeigen eventuell eine Hyponatriämie und Hyperkaliämie an
  - Serum-Harnstoff – kann erhöht sein
  - Blutzuckerspiegel – kann erniedrigt sein
- Definitive Diagnose mittels ACTH Stimulierungstest

Behandlungsoptionen

- Die Hyperpigmentierungen bedürfen keiner Therapie.
- Die Klärung der möglichen Ursache ist wichtig. Es muss eine entsprechende Überweisung zur diagnostischen Absicherung erfolgen.
- Gluko-und Mineralokortikoid-Substitution durch einen Spezialisten

Weiterführende Literatur

Katz J, Guelmann M, Rudolph M, Ruskin J. Acute streptococcal infection of the gingiva, lower lip and pharynx – a case report. J Periodontol 2002; 73(11):1392–1395.

Sugarman PB, Savage NW, Walsh LJ, Zhao ZZ, Zhou XJ, Khan A et al. The pathogenesis of oral lichen planus. Crit Rev oral Biol Med 2002;13(4):350–365.

Gingivavergrößerungen – lokalisiert

Ziel

Dieses Kapitel will dem Zahnarzt einen illustrierten Leitfaden zu den lokalisierten Vergrößerungen der freien und befestigten Gingiva an die Hand geben.

Lernziel

Am Schluss des Kapitels soll der Leser Kenntnis davon besitzen, welche Arten gingivaler Vergrößerungen häufig und welche selten sind. Er sollte in der Lage sein, die klinischen Leitbefunde lokalisierter Gingivavergrößerungen zu erkennen und eine Differenzialdiagnose zu formulieren. Schließlich soll er eine Entscheidung darüber treffen können, welche Läsionen in der Praxis zu behandeln sind und welche an einen Spezialisten überwiesen werden sollten.

Tabelle 5-1 fasst die in diesem Kapitel besprochenen Gingivavergrößerungen zusammen und informiert über ihre Häufigkeit und darüber, ob ihre Behandlung in der zahnärztlichen Praxis oder durch den Spezialisten zu erfolgen hat.

Epuliden

Epuliden sind gutartige, lokalisierte Vergrößerungen der gingivalen Gewebe. Den größten Teil unter ihnen machen hyperplastische Läsionen des gingivalen Bindegewebes aus, die sich infolge chronischer Irritationen entwickeln. Unter den mannigfachen Ursachen solcher Irritationen finden sich beispielsweise:

- subgingivale Überstände von Restaurationen,
- Konkremente,
- Klammern herausnehmbarer Prothesen,
- subgingival impaktierte Fremdkörper.

Zahlreiche Läsionen bieten das Erscheinungsbild von Epuliden, doch sind nur drei echte Formen beschrieben:

- fibröse Epulis,
- vaskuläre Epulis (pyogenes Granulom oder Schwangerschaftsepulis),
- Riesenzellepulis (peripher oder zentral).

Tabelle 5-1 *Übersicht – Lokalisierte Gingivavergrößerungen*

Läsion	Kategorie	Unterkategorie	Häufigkeit	Behandlung/Überweisung
echte Epuliden	fibröse Epulis		häufig (60% aller Epuliden)	behandeln
	vaskuläre Epulis	pyogenes Granulom, Schwangerschafts-epulis	häufig (30% aller Epuliden)	behandeln
		multiples disseminiertes pyogenes Granulom	selten	überweisen
	Riesenzellepulis bzw. Granulom	peripher	selten (10% aller Epuliden)	überweisen
		zentral	selten	überweisen
epulisähnliche Läsionen	kongenitale Epulis		selten	überweisen
	Viruswarzen	*Condylomata acuminata*	selten	überweisen
		Verrucae vulgares	selten	überweisen
	Neurofibrom		selten	überweisen
	durch Apparaturen induzierte Hyperplasie		häufig	behandeln
andere Gingivavergrößerungen	Abszess	parodontal	häufig	behandeln
		gingival	selten	behandeln
		Nahtabszess	selten	behandeln
	lokalisiertes Trauma		selten	behandeln oder überweisen
	Histiocytosis-X	unifokal (solitäres eosinophiles Granulom)	selten	überweisen
		multifokal (*Morbus Hand-Schüller-Christian*)	selten	überweisen
		progressiv oder disseminiert, (*Abt-Letterer-Siwe*-Syndrom)	selten	überweisen
	Hämangiom		selten	überweisen

Tabelle 5-1 *Übersicht – Lokalisierte Gingivavergrößerungen (Fortsetzung)*

Läsion	Kategorie	Unterkategorie	Häufigkeit	Behandlung/Überweisung
Tumoren	maligne Läsionen	*Kaposi*-Sarkom	selten	überweisen
		squamöses Zellkarzinom	selten	überweisen
		metastatische Tumoren	selten	überweisen
		Non-Hodgkin- Lymphom	selten	überweisen
	benigne Läsionen	reaktive Osteome	selten	behandeln
	Läsionen assoziiert mit PTEN Mutationen	*Cowden*-Syndrom	selten	überweisen
		Bannayan-Riley-Ruvalcaba-Syndrom	selten	überweisen
		Proteus-Syndrom	selten	überweisen

Das Wort „Epulis" bedeutet „auf der Gingiva". Alle echten Epuliden haben eine gemeinsame Pathogenese, deren Wesen darin besteht, dass der Körper eine entzündete Region durch Bildung von fibrösem Granulationsgewebe auszuheilen versucht, während der entzündliche Reiz weiter besteht. Deshalb sind echte Epuliden einander histologisch ähnlich. Sie tragen diverse Merkmale chronischer Entzündungen, zeigen unreife Gefäße (Granulationsgewebe) und Kollagenablagerungen. Einzige Ausnahme hiervon ist die kongenitale Epulis.

Fibröse Epulis

Klinisches Bild

Fibröse Epuliden sind feste, rosafarbene Verdickungen der interdentalen Gingiva (Abb. 5-1). Sie können sessil oder gestielt sein und, solange sie nicht entzündet sind, eine ähnlich Farbe wie das umgebende Gewebe aufweisen. Mögliche Ulzerationen produzieren ein gelbes fibrinöses Oberflächenexsudat. Fibröse Epuliden sind normalerweise von fester Konsistenz, und bleichen auf Druck nicht aus. Wo Kollagenfasern von innen ansetzen, können kleine Eindellungen an der Oberfläche entstehen. Einige Läsionen zeigen Kalzifizierungen oder Ossifika-

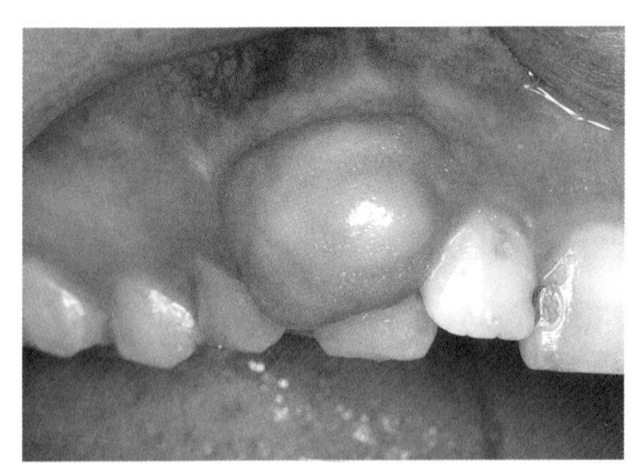

Abb. 5-1 *Fibröse Epulis bei Zahn 13 infolge chronischer Irritation durch subgingivale Konkremente, die zu einer Plaqueretention geführt haben.*

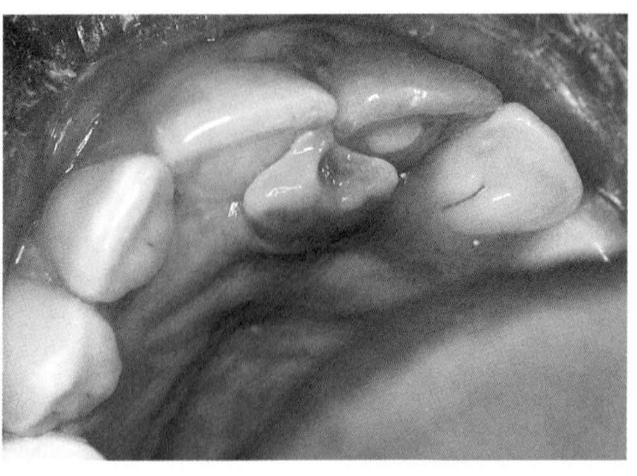

Abb. 5-2 *Schwangerschaftsepulis in klassischer Hantel- oder Uhrglasform zwischen 11 und 21.*

tionen und werden dann als „kalzifizierende oder zementbildende fibröse Epulis" bezeichnet. Eigenschaften und Therapie sind in allen Fällen die gleichen, bei der letzteren Form werden jedoch häufiger Rezidive beobachtet.

Klinische Symptome

Epuliden sind oft symptomfrei und verursachen hauptsächlich ästhetisches Missbehagen. Selten können sie zu Zahnwanderungen und Irritationen der benachbarten Weichgewebe, z.B. der Lippen, führen.

Ätiologie

- wie bei allen echten Epuliden (s.o.)

Befall nicht gingivaler Stellen

- *per definitionem* ausgeschlossen

Differenzialdiagnose

- vaskuläre Epulis
- Riesenzellgranulom
- gutartiges Osteom des Alveolarknochens
- protheseninduzierte Hyperplasie
- Gingivazyste
- Neurofibrom
- Bindegewebstumor (s. Kap. 11)
- metastatischer Tumor

Klinische Untersuchung

Exzisionsbiopsie für die histopathologische Untersuchung mit sorgfältiger Rekonturierung der Gingiva. Die Läsion besteht aus einem Kern hochzellulären fibroblastischen Gewebes, bedeckt von einem *Stratum* squamösen Epithels, das unter Umständen ulzeriert ist. Es finden sich verschiedene Grade entzündlicher Zellinfiltration, hauptsächlich von Plasmazellen.

Behandlungsoptionen

Bei großen Läsionen ist eine Überweisung anzuraten. Bei der chirurgischen Exzision wird die marginale Gingiva ausgeformt, um die Reinigungsmöglichkeit zu verbessern. Dabei ist eine sorgfältige subgingivale Kürettage durchzuführen, um mögliche ätiologische Faktoren (z.B.

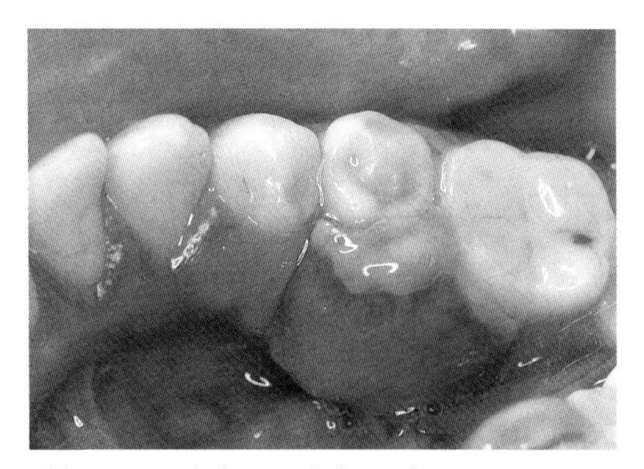

Abb. 5-3 Vaskuläre Epulis bei Zahn 45: traumatische Ulzeration durch den Antagonisten.

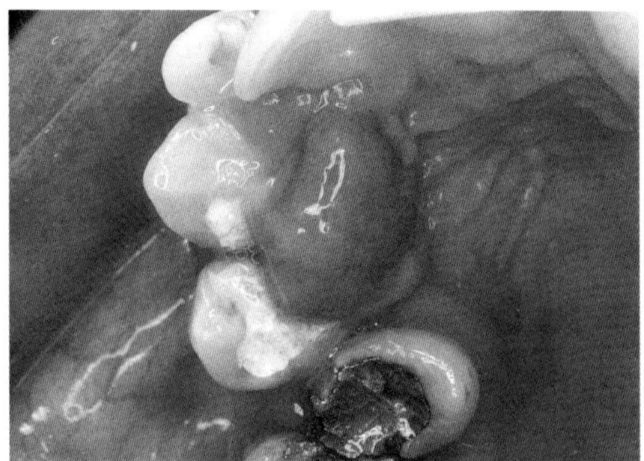

Abb. 5-4 Pyogenes Granulom (vaskuläre Epulis) bei den Zähnen 44 und 45 ausgelöst durch schlecht adaptierten subgingivalen Zahnfleischverband.

Konkremente, Fremdkörper oder Plaque) zu entfernen. Anschließend wird ein Druckverband appliziert, um die Interdentalräume in der Abheilungsphase durchgängig zu halten. In dieser Phase wird mit Chlorhexidin gespült. Der Patient wird nach sieben Tagen zur Wundreinigung und zur Entfernung des Verbandes wieder einbestellt, danach sollte er interdental wieder sorgfältig reinigen. Bleibt die Ursache der Irritation bestehen, kommt es zu einem Rezidiv.

Vaskuläre Epulis

Klinisches Bild

Vaskuläre Epuliden finden sich meist im vorderen Mundbereich und hier gewöhnlich labial. Es handelt sich um weiche meist gestielt Läsionen mit einer schmalen Basis. Schwangerschaftsbedingt auftretende vaskuläre Epuliden können in deren Verlauf rasch wachsen (Abb. 5-2). Meistens treten sie im zweiten oder dritten Trimenon auf. Sie zeigen eine hochrote, granulierte Oberfläche, die zu spontan oder traumatisch bedingten Blutungen neigt. Die Oberfläche kann ulzerieren und sich mit einer gelben, fibrinösen Schicht überziehen (Abb. 5-3).

Klinische Symptome

- Bluten bei Berührung oder beim Putzen
- ästhetische Beeinträchtigung und Beschwerden auf Druck

Ätiologie

Die Schwangerschaftsepulis und das pyogene Granulom (Abb. 5-4) sind histologisch identisch. Der Ausdruck „pyogenes Granulom" hat historische Bedeutung: Man glaubte zu Unrecht, dass die Läsion eine entzündliche Reaktion auf pyogene Bakterien darstelle. Die Ursachen der Läsionen sind dieselben wie bei anderen Epuliden, doch ist die entzündliche Antwort hier eher durch vaskuläre als durch fibrotische Veränderungen charakterisiert. Schwangerschaftsepuliden sind generell assoziiert mit subgingivaler Plaque oder Konkrementen.

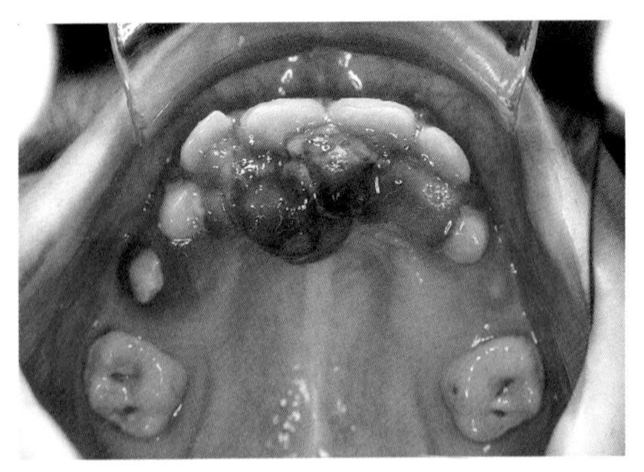

Abb. 5-5 Multiple pyogene Granulome bei einem siebenjährigen Jungen palatinal der oberen Inzisivi.

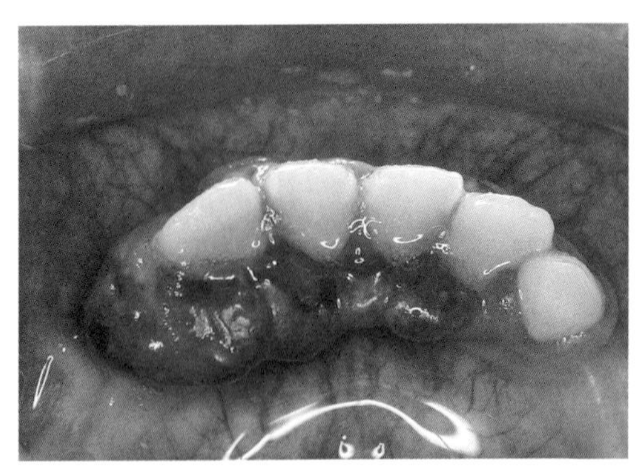

Abb. 5-6 Multiple Läsionen auch an den unteren Inzisivi bei demselben Patienten wie in Abbildung 5-5.

Befall nicht gingivaler Stellen

- *per definitionem* ausgeschlossen

Differenzialdiagnose

- Riesenzellgranulom
- protheseninduzierte Hyperplasie
- fibröse Epulis
- *Kaposi*-Sarkom
- Gingivazyste

Klinische Untersuchung

Die vorläufige Diagnose kann anhand des klinischen Bildes gestellt werden. Die definitive Diagnose erfordert jedoch eine Exzisionsbiopsie mit histologischer Untersuchung. Die Bildungen beinhalten eine Masse von Gefäßlumina in feinem bindegewebigem Stroma. Es können solide Schichten isolierten Endothels oder dünnwandige, unreife Gefäße vorhanden sein. Die Oberfläche ist oft ulzeriert und unter der Ulzeration findet sich entzündliches Infiltrat. Die Schwangerschaftsepulis ist als pyogenes Granulom aufzufassen, das sich in der Schwangerschaft bildet.

Behandlungsoptionen

Intensive Mundhygieneinstruktion und *Scaling* unter Lokalanästhesie reduziert die Vaskularität der Läsion und kann zu ihrer Auflösung führen. Öfter ist jedoch eine Exzision erforderlich und die Rezidivrate liegt hoch. Die Behandlung erfolgt mittels Elektrotom oder bipolarer Diathermie unter lokaler Anästhesie mit wirksamer Vasokonstriktion. Das Areal wird einem sorgfältig *Scaling* unterzogen, danach wird ein Druckverband appliziert. Wegen der Rezidivneigung exzidiert man sinnvollerweise erst nach der Geburt. Oftmals kommt es *post partum* aber auch zu Spontanremissionen. In jedem Fall sollte die Ursache (defekte Restauration o. ä.) eruiert und beseitigt werden.

Multiple disseminierte pyogene Granulome

Klinisches Bild

Multiple disseminierte pyogene Granulome sind extrem selten. Die Abbildungen 5-5 und 5-6 zeigen beispielhaft die Ausprägung bei einem siebenjährigen Jungen. Das Erscheinungsbild ist durch multiple vaskuläre exophytische Läsionen gekennzeichnet. Diese disseminierten Tumoren bilden sich in relativ kurzer Zeit. Ähnlich wie bei singulären pyogenen Granulomen sammelt sich an der Oberfläche fibrinöses Exsudat. Satellitentumore oder intravenöse pyogene Granulome können sich gleichzeitig mit der Primärläsion oder nach einem Behandlungsversuch derselben entwickeln. Die Läsionen können in Gruppen stehen oder eruptiv und disseminiert auftreten.

Klinische Symptome

Die Läsionen bluten schon bei leichter Traumatisierung des Gewebes durch Zähneputzen oder Essen. Auch Spontanblutungen werden beobachtet.

Ätiologie

Trauma, hormonelle Einflüsse, virale Onkogene, zugrunde liegende mikroskopische arteriovenöse Missbildungen und die Produktion angiogener Faktoren kommen als Ursachen in Frage. Im vorliegenden Fall waren vernachlässigte Mundhygiene, lokale Irritation oder ein Trauma ursächlich für die Primärläsion, die sich dann nach lateral ausgebreitete.

Befall nicht gingivaler Stellen

Im vorliegenden Fall wurde mittels Magnetresonanztomographie eine Raum fordernder Prozess zwischen TH5 und 6 festgestellt, der zu einem spastisch diplegen Gang und zu einer Paralyse der unteren Gliedmaßen führte. Hinzu kamen Gewichtsverlust und chronische Diarrhöe. Die Diagnose lautete Syringomyelie, eine Erkrankung, bei der sich im Rückenmark eine Zyste bildet. Diese als Syrinx angesprochene Zyste expandiert und verlängert sich mit der Zeit und zerstört dabei das Zentrum des Rückenmarks. Die Zerstörung bewirkt Schmerzen, Schwächegefühl und Steifheit der Beine. Weitere Symptome sind Kopfschmerzen und Inkontinenz.

Differenzialdiagnose

- bazilläre Angiomatose
- benignes Lymphangioendotheliom
- *Kaposi*-Sarkom
- Leukämie
- kaposiformes Hämangioendotheliom

Klinische Untersuchung

Exzisionsbiopsie. Die Histologie ist identisch mit dem solitären pyogenen Granulom. Ob die Rückenmarksläsion in dem geschilderten Fall als Satellitengranulom oder als koinzidente echte Syrinx aufgefasst werden muss, bleibt unklar

Behandlungsoptionen

Essenziell ist die Überweisung zum Spezialisten. Die orale Gesundheit wird durch Exzision der multiplen Granulome sowie durch *Scaling* und optimale Plaquekontrolle wiederhergestellt (Abb. 5-7). Im dargestellten Fall führten intensive Mundhygiene und professionelle Zahnreinigung zu einer Ausheilung der Gingiva, die Funktion der unteren Extremitäten konnte durch intensive Physiotherapie rehabilitiert werden.

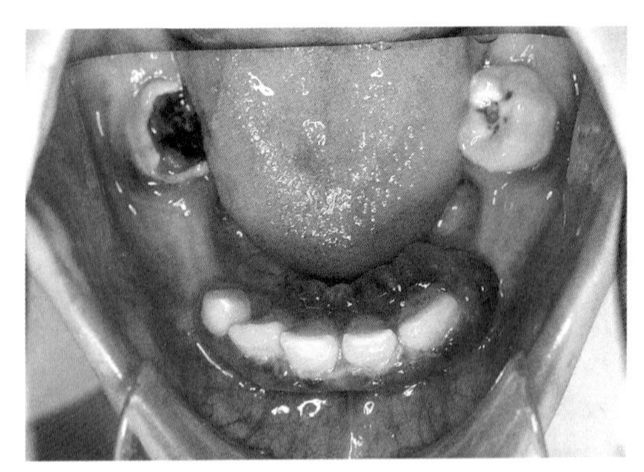

Abb. 5-7 Kariöse untere erste Molaren in dem vernachlässigten Gebiss des Patienten aus Abbildung 5-5 und 5-6). Diese wurden extrahiert, um die orale Gesundheit wieder herzustellen.

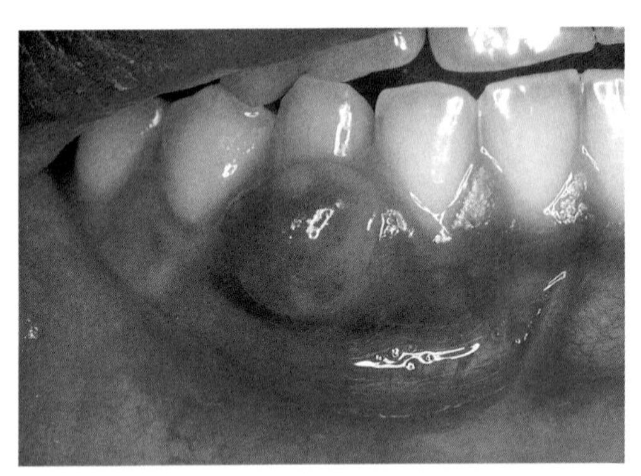

Abb. 5-8 Peripheres Riesenzellgranulom im Bereich der Zähne 42 bis 44.

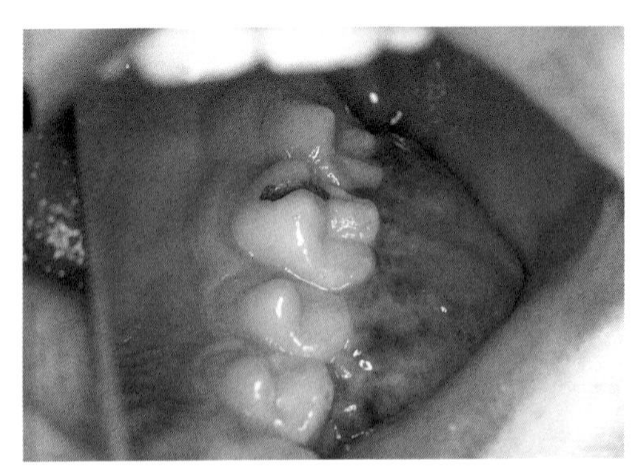

Abb. 5-9 Zentrales Riesenzellgranulom, das sich in die Region der oberen linken Prämolaren und Molaren ausgedehnt hat. Deutliche Pigmentierung durch Hämosiderinablagerung.

Riesenzellepulis

Klinisches Bild

Die Riesenzellepulis ist eine sessile oder gestielte Läsion von dunkelroter Farbe, ihre Oberfläche ist oft ulzeriert (Abb. 5-8), die Größe variiert. Läsionen können von palatinal über einen schmalen Stiel zwischen den Zähnen hindurch nach labial reichen (Uhrglasform). Röntgenkontrollen sind angezeigt, denn Riesenzellepuliden können zentral im Knochen als zentrales Riesenzellgranulom entstehen, das die Knochenrinde durchbricht und peripher in Erscheinung tritt. Die Läsionen können sehr groß werden (Abb. 5-9). Bei ungenauer Diagnostik ist eine unvollständige Entfernung wahrscheinlich. Läsionen treten auch in Beziehung zu Implantaten auf (Abb. 5-10).

Klinische Symptome

Riesenzellepuliden treten gewöhnlich zwischen dem 30. und 40. Lebensjahr auf, kommen aber auch bei sehr jungen und bei alten Menschen vor, gleich ob bezahnt oder unbezahnt. Sie finden sich zweimal so häufig bei Frauen wie bei Männern, gewöhnlich im anterioren Kieferbereich und öfter im Unterkiefer als im Oberkiefer. Symptome sind Bluten auf Berührung oder beim Putzen, ästhetische Beeinträchtigung und Beschwerden auf Druck.

Ätiologie

Die Ätiologie ist unklar. Wie bei den anderen Epuliden vermutet man eine reaktive Hyperplasie auf chronische Reizung oder Trauma. Das Gewebe ist wahrscheinlich periostalen Ursprungs, die Herkunft der Riesenzellen ist unbekannt.

Befall nicht gingivaler Stellen

- keiner, außer bei einem Ursprung zentral im Knochen

Differenzialdiagnose

- vaskuläre Epulis
- protheseninduzierte Hyperplasie
- Hämangiom
- *Kaposi*-Sarkom
- Gingivazyste

Klinische Untersuchung

Zur Abklärung einer Knochenbeteiligung beziehungsweise einer Erosion der *Substantia corticalis* müssen periapikale Röntgenbilder angefertigt werden. Das histopathologische Bild ist charakterisiert durch fokale Ansammlungen osteoklastenartiger Riesenzellen unterschiedlicher Größe und Zahl. Die Riesenzellen sind durch ein fibröses bindegewebiges Stroma separiert, in dem sich unterschiedlich große Gefäßkanäle finden. Extravasale Blutzellen und Hämosiderin verleihen der Läsion eine braune bis rote Farbe (vgl. Kap. 4). Auch Knochentrabekel oder Osteoid können zu finden sein.

Behandlungsoptionen

Exzision wie bei einer vaskulären Epulis. Bei Verdacht auf Beteiligung des zentralen Knochens ist eine Mukoperiostlappen zu präparieren und die Knochenoberfläche zu kürettieren. Ist die marginale Gingiva betroffen, muss darauf geachtet wer-

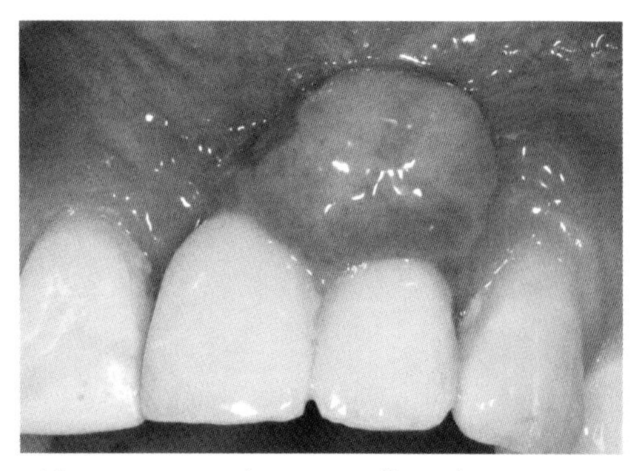

Abb. 5-10a *Zentrales Riesenzellgranulom mit Beziehung zu Implantaten bei den Zähnen 21 und 22, die in ein autologes Transplantat (vom rechten Kinn) eingebracht worden waren. Zu diesem Zeitpunkt war die Läsion bereits dreimal erfolglos exzidiert worden.*

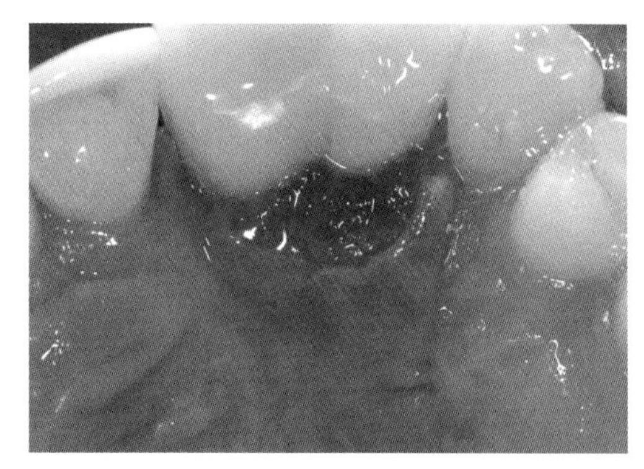

Abb. 5-10b *Die Läsion aus Abbildung 5-10a von palatinal.*

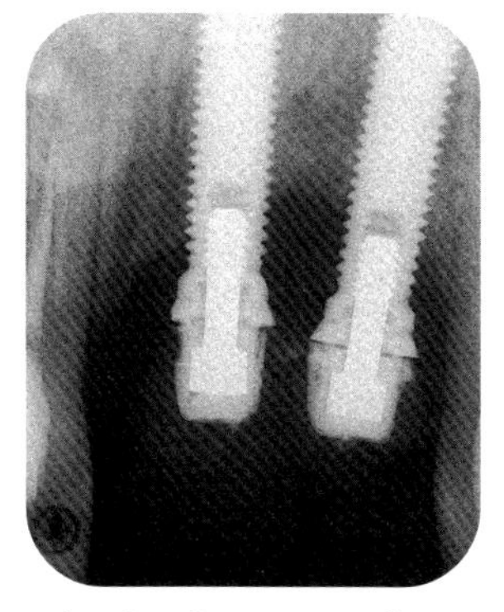

Abb. 5-10c *Knochenverlust bei dem Riesenzellgranulom aus den Abbildungen 5-10a und 5-10b. Die Implantate mussten im Rahmen einer Knochenkürettage entfernt werden.*

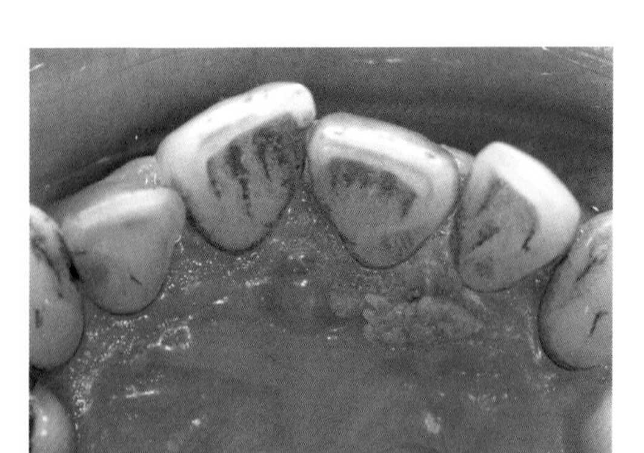

Abb. 5-11 *Condyloma acuminatum bei einem HIV-Patienten, der seine HAART abgebrochen hatte; daneben Sekundärläsionen.*

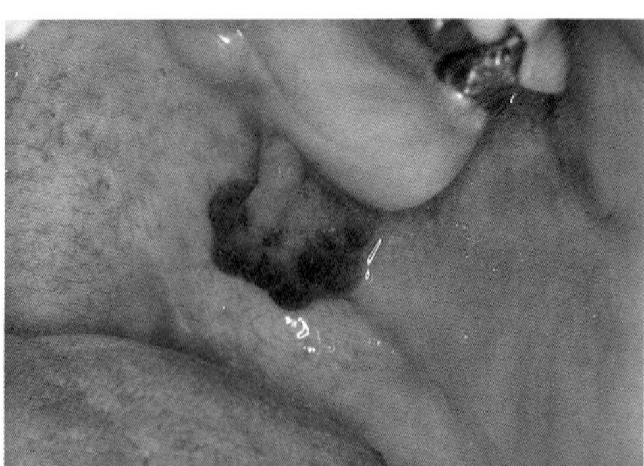

Abb. 5-12 *Condyloma acuminatum im Bereich des rechten Tuber maxillae.*

den, dass das Gewebe am Saum bei der Exzision nicht deformiert wird.

Epulisähnliche Läsionen

Kongenitale Epulis

Sehr selten findet sich am anterioren Ober- oder Unterkiefer neugeborener Kinder eine kongenitale Epulis. Man geht von einer reaktiven Ätiologie aus, doch steht das nicht fest. Kongenitale Epuliden sind gutartig und rezidivieren nach Exzision nicht.

Virale „warzenartige" Läsionen

Klinisches Bild

- *Condylomata acuminata* (Abb. 5-11 und 5-12) finden sich gewöhnlich bei immunsupprimierten Patienten und bei HIV-Infektion (Inzidenz 1,2%). Es handelt sich um pilzartige, meist gestielte Warzen. Sie sind kontagiös und können sich lokal ausbreiten.
- *Verrucae vulgares* finden sich an den Lippen von Kindern mit Warzen an den Fingern. Sie sind klein und blumenkohlartig und zeigen papilläre Projektionen mit weißgetupfter Oberfläche. Sie sind hochkontagiös und können sich auf andere Stellen des Körpers ausbreiten.
- Fokale epitheliale Hyperplasie (*Morbus Heck*) wird durch das humane *Papilloma*-Virus (HPV) verursacht. Die Gingiva ist normalerweise nicht betroffen.
- *Molluscum contagiosum* kann sich als lokalisierte rote Läsion mit granulierter Oberfläche manifestieren.

Klinische Symptome

- *Condylomata acuminata* – Irritationen der Zunge und das Erscheinungsbild verursachen Bedenken.
- *Verrucae vulgares* – Rauigkeit und Erscheinungsbild verursachen Bedenken.
- fokale epitheliale Hyperplasie – multiple Knoten, Rauigkeit
- *Molluscum contagiosum* – verursacht lokalisierte ästhetische Probleme und kann sich von der oder auf die Haut ausbreiten.

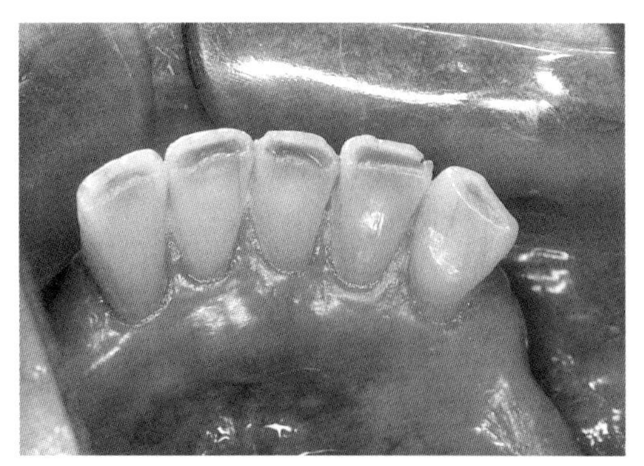

Abb. 5-13 Gingivales Neurofibrom lingual der unteren Schneidezähne.

Ätiologie

- *Condylomata acuminata* – humanes *Papilloma*-Virus Typ 6, 11, 16, 18
- *Verrucae vulgares* – humanes *Papilloma*-Virus Typ 2, 4, 40, 57
- fokale epitheliale Hyperplasie – Über 70 Typen des humanen *Papilloma*-Virus sind bis jetzt nachgewiesen.
- *Molluscum contagiosum* – ein Pockenvirus

Befall nicht gingivaler Stellen

- *Condylomata acuminata* – Anal- und Genitalbereich
- *Verrucae vulgares* – Haut der Finger
- fokale epitheliale Hyperplasie – generell orale Mukosa
- *Molluscum contagiosum* – Haut

Differenzialdiagnose

- vaskuläre Epulis
- Neurofibromatose

Klinische Untersuchung

Die vorläufige Diagnose wird anhand der klinischen Befunde und einer sorgfältigen Anamnese gestellt. Dabei sind andere mögliche Prädilektionsstellen, z. B. die Genitalien und die Haut an den Fingern, mit einzubeziehen.

Behandlung

Exzision oder Kryochirurgie. Bei HIV-Erkrankung verschwinden die Läsionen zumeist mit Beginn einer hochaktiven antiretroviralen Therapie (HAART).

Neurofibrom

Klinisches Bild

Die Läsionen können solitär auftreten, normalerweise sind sie jedoch Teil des Befundes Neurofibromatose. Diese kann vom Typ 1 sein (NF1 oder *Morbus von Recklinghausen*, 90% der Fälle) oder vom Typ 2 (NF2 oder bilaterale Akustikusneurinome bzw. -schwannome, d. h. höhere Inzidenz von Tumoren des Zentralnervensystems als bei NF1). Neurofibrome sind gut umschriebene, feste fokale Schwellungen (Abb. 5-13).

Klinische Symptome

Sorgen bereitet hauptsächlich die Ästhetik, vor allem, wenn multiple Hautläsionen vorhanden sind. Neurofibrome finden sich bei jungen Erwachsenen und nehmen mit fortschreitendem Alter an Zahl zu.

Ätiologie

Das Neurofibrom ist eine genetische Störung ohne Rassen- oder Geschlechterprädilektion mit einer Inzidenz von einem neuen Fall auf 3.000 Lebendgeburten.

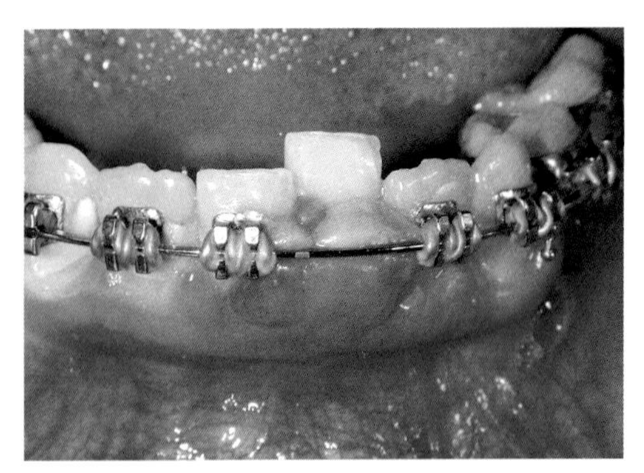

Abb. 5-14 *Lokalisierte Gingivavergrößerung bei den Zähnen 41, 31 und 32 verursacht durch Plaqueakkumulation um die Spange. Die Reinigung ist behindert und die marginale Gingiva durch die eingedrungenen Brackets gereizt.*

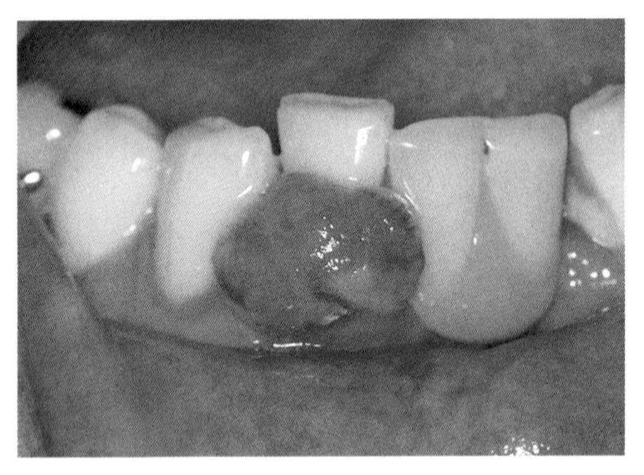

Abb. 5-15 *Fibröse Epulis bei den Zähnen 42 und 43 verursacht durch eine schlecht sitzende Kunststoffprothese zum Ersatz von 41 und 31.*

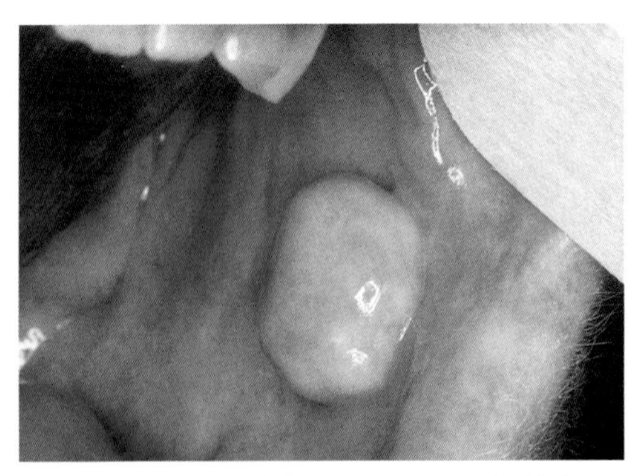

Abb. 5-16 *Fibroepithelialer Polyp in der bukkalen Mukosa infolge chronischer Traumatisierung durch eine obere Totalprothese.*

Die Bildungen sind benigne und komplex. Sie leiten sich von den peripheren Nervenscheiden her.

Befall nicht gingivaler Stellen

Multiple Hautmanifestationen sind häufig und blasse, braun pigmentierte Flecken (*Café-au-lait*-Flecken) können sich auf der Haut zeigen. Multiorganbefall besonders von Blase, Herz, Darm, Niere und Larynx ist möglich.

Differenzialdiagnose

Solitäre Neurofibrome können folgenden Erscheinungen ähneln:
- fibrösen Epuliden,
- Lipomen,
- Fibromen,
- reaktiven Osteomen.

Klinische Untersuchung

- Biopsie

Behandlung

Exzision, wenn Symptome (z. B. ästhetisches Unbehagen oder funktionelle Probleme) verursacht werden. Bei multiplen Läsionen ist eine medikamentöse Behandlung essenziell. Maligne Transformation in maligne periphere Nervenscheidentumoren oder Sarkome ist selten.

Protheseninduzierte Hyperplasie

Klinisches Bild

Lokalisierte Gingivavergrößerung infolge chronischer Irritation durch Befestigungselemente an Zahnersatz oder kieferorthopädischen Apparaturen (Abb. 5-14). Der

Fibrose kann eine Ulzeration vorausgehen (Abb. 5-15).

Klinische Symptome

Oft zeigen sich keine Symptome mit Ausnahme von ästhetischen Problemen und Blutungen nach Trauma.

Ätiologie

Die permanente Irritation verursacht chronisch entzündliche Reaktionen, die zu einer von den irritierten Geweben ausgehenden fibrovaskulären Hyperplasie führen.

Befall nicht gingivaler Stellen

Durch chronische Irritation oder chronisches Trauma hervorgerufene Hyperplasien an anderen Stellen der Mundschleimhaut werden als fibroepitheliale Polypen bezeichnet (Abb. 5-16).

Differenzialdiagnose

- fibröse Epulis
- vaskuläre Epulis

Klinische Untersuchung

Die Exzisionsbiopsie zeigt eine fibroepitheliale Hyperplasie mit chronisch entzündlichem Infiltrat.

Behandlungsoptionen

Beseitigung der Ursache für die Irritation oder Plaqueakkumulation (Adjustierung oder Modifikation der Apparatur), sorgfältiges *Scaling* der Zähne. Die Läsion kann spontan ausheilen. Ist dies nicht der Fall, erfolgt eine Exzision mit anschließender Gingivoplastik.

Andere Gingivavergrößerungen

Lateraler Parodontalabszess

Klinisches Bild

Laterale Parodontalabszesse zeigen ein sehr variables Erscheinungsbild. Sie können sich als rote fluktuierende Schwellungen (Abb. 5-17) manifestieren oder ein cremefarbenes Aussehen zeigen (Abb. 5-18), das auf *Pus* unter der Oberfläche hindeutet. Wie in Abbildung 5-19 kann ein Eiterpunkt zu sehen sein und es kann zu Fistelbildung kommen (Abb. 5-20a-c). Die meisten Parodontalabszesse drainieren über den Sulkus beziehungsweise die parodontale Tasche.

Klinische Symptome

Nach der Ausprägung der gingivalen Schwellung stellen sich bei lateralem Druck auf den Zahn meist Schmerz und Empfindlichkeit ein. Häufig kömmt es zu Taschenbildung. *Pus* entlädt sich über diese Tasche oder eine labiale Fistel.

Ätiologie

Mikrobielle Infektion des Taschengewebes gegenüber der infizierten Wurzeloberfläche. Die Bakterien sind grampositiv (z. B. *Streptococcus constellatus*).

Befall nicht gingivaler Stellen

In seltenen Fällen haben die Patienten Fieber. Gelegentlich schwellen die regionalen Lymphknoten. Selten entwickelt sich eine Zellulitis mit Ausbreitung der Infektion durch regionale Spatien.

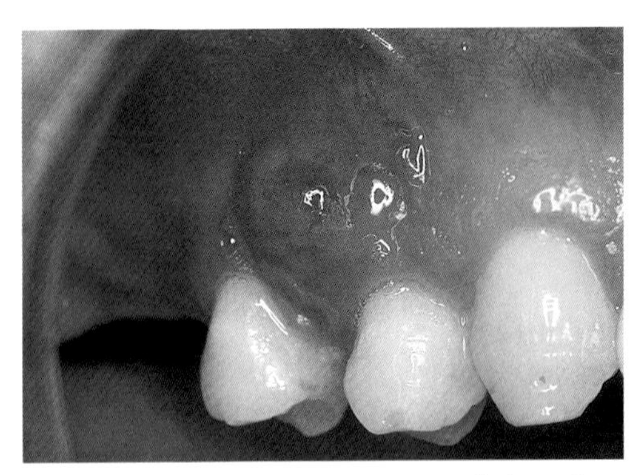

Abb. 5-17 *Parodontalabszess im Bereich der Zähne 14 und 15.*

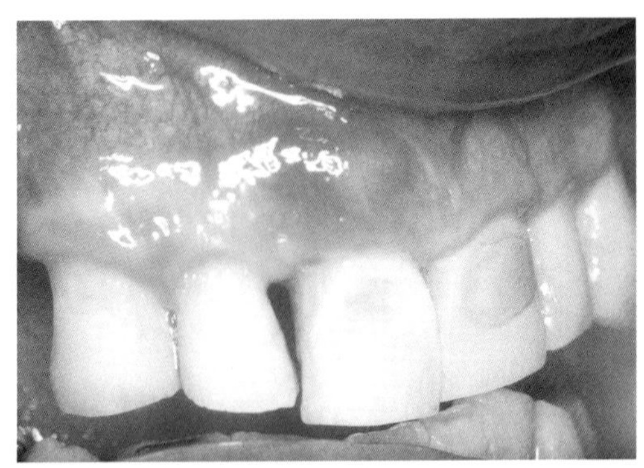

Abb. 5-18 *Lateraler Parodontalabszess bei Zahn 11. Die Läsion ist cremefarben (vgl. das intensive Rot in Abb. 5-17).*

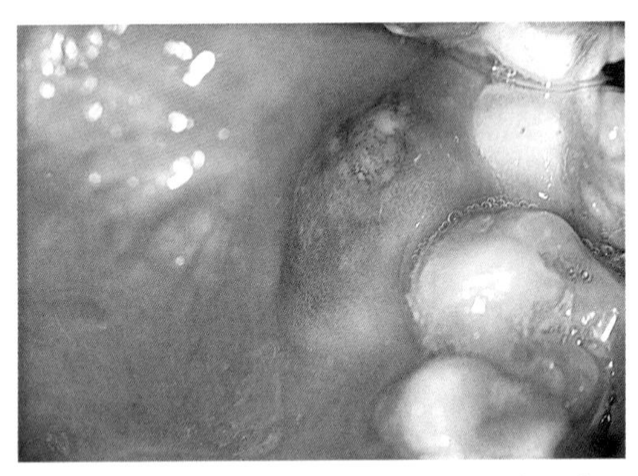

Abb. 5-19 *Erhabener Parodontalabszess palatinal von Zahn 16.*

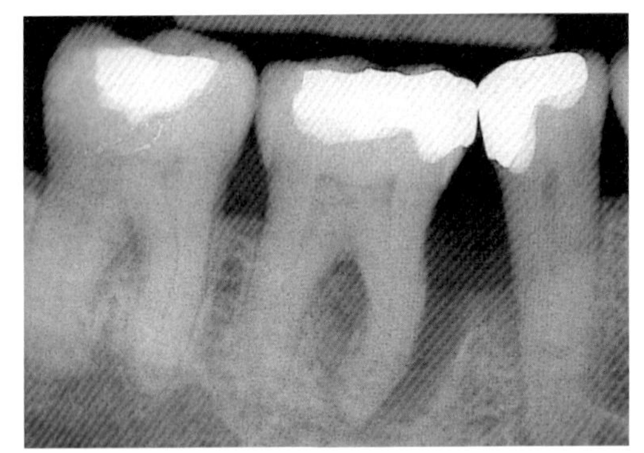

Abb. 5-20a-c *Guttapercha-Stift in einer Fistel bei Zahn 46 zur radiographischen Lokalisierung des Ursprungs der Infektion.*

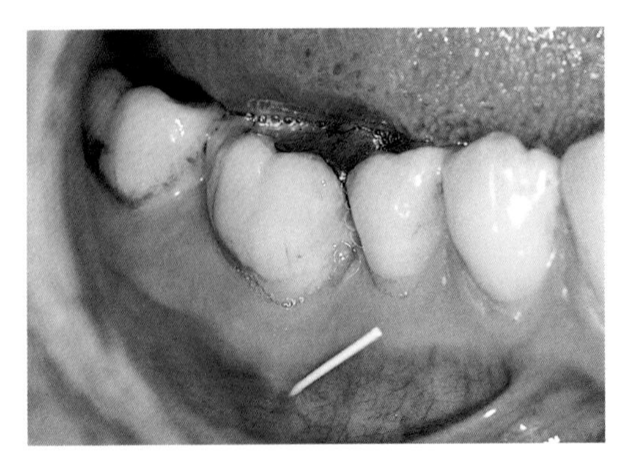

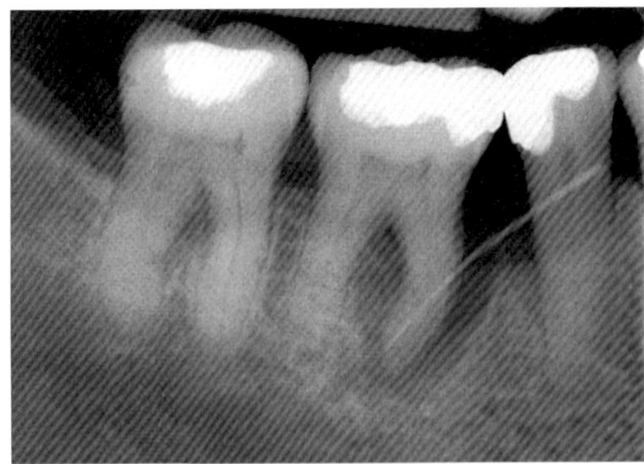

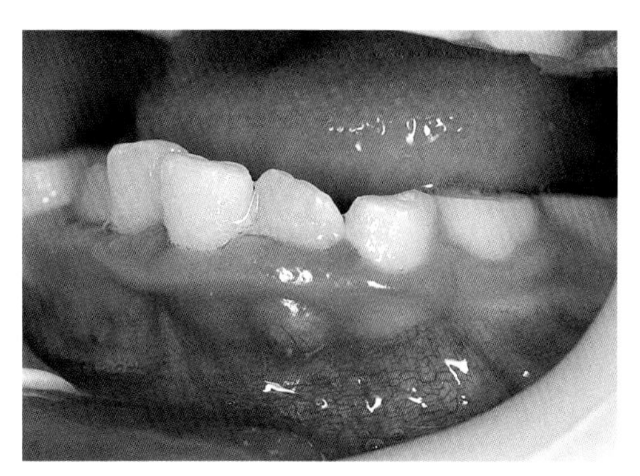

Abb. 5-21 *Gingivaabszess im Zusammenhang mit dem Durchbruch von Zahn 32 bei einem Kind.*

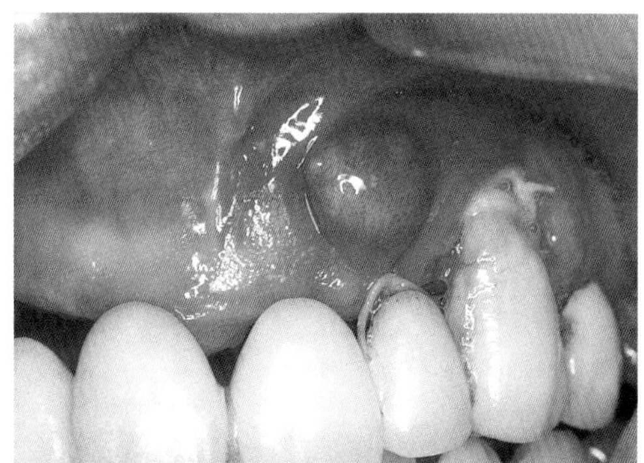

Abb. 5-22 *Nahtabszess bei Zahn 22 fünf Tage nach der Entfernung der Fäden: Wahrscheinlich wurde kontaminiertes Nahtmaterial durch das Gewebe gezogen. (Zustand nach GTR mit nicht resorbierbarer Membran bei 23).*

Differenzialdiagnose

- Riesenzellepulis
- pyogenes Granulom bzw. vaskuläre Epulis
- Lipom (wenn gelb)
- *Kaposi*-Sarkom
- Gingivaabszess

Klinische Untersuchung

- Vitalitätsprüfung zum Ausschluss einer endodontischen Ätiologie, periapikale Röntgendiagnostik
- bei multiplen Abszessen: Bestimmung der Blutzuckerwerte

Behandlungsoption

Drainieren des Abszesses direkt durch die Tasche mittels *Scaling* und *Débridement* der Wurzeloberfläche sowie Kürettage des Taschengewebes. Fluktuierende Abszesse werden nach Oberflächenanästhesie (z. B. Äthylchlorid) mit einem Skalpell (Klinge Nr. 11) inzidiert. Der Einschnitt wird zur *Pus*-Drainage mit der Pinzette gespreizt. Sammelt sich erneut Eiter an, sollten ein Abstrich genommen und kultiviert sowie ein Sensibilitätstest durchgeführt werden.

Hat der Patient Fieber und liegen Anzeichen für eine Ausbreitung der Infektion vor, sind systemische Antibiotika in Betracht zu ziehen.

Gingivaabszess

Bei Gingivaabszessen handelt es sich um seltene, lokalisierte purulente Infektionen. Sie werden gewöhnlich durch superfizielle bakterielle Infektion (z. B. bei einem durchbrechenden Zahn, Abb. 5-21) verursacht.

Nahtabszess

Als Nahtabszesse bezeichnet man Abszesse unter der Schleimhautoberfläche in Gewebe, das nach einem chirurgischen Eingriff von Nahtmaterial durchdrungen wurde (Abb. 5-22). Sie sind selten und meist mit der Benutzung von Multifilament-Fäden (z. B. Seide) assoziiert. Die Naht wird durch kommensale Bakterien

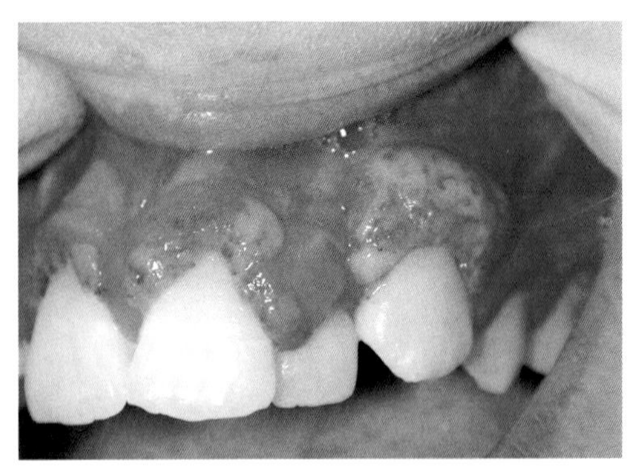

Abb. 5-23 Granuläre exophytische Schwellung bei den Zähnen 11, 21 und 23 bei einer 14-jährigen Patientin, die beständig an den Nägeln kaute und dabei ihre Gingiva reizte. Sie ließ zwei Biopsien über sich ergehen, bevor sie das Habit eingestand.

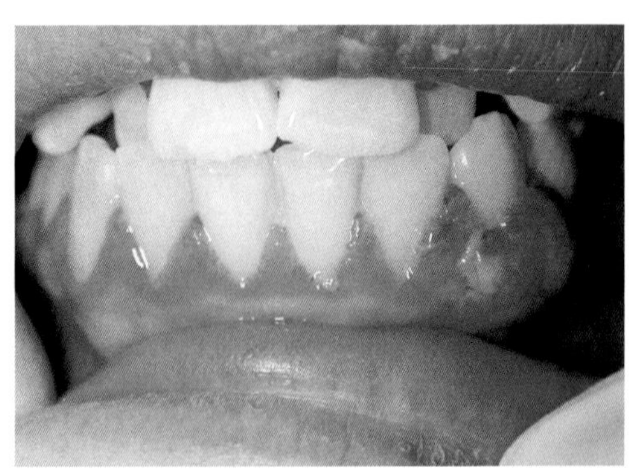

Abb. 5-24 Traumatische Läsionen bei der gleichen Patientin wie in Abbildung 5-23.

besiedelt, die entlang des Fadens unter das Gewebe gelangen. Dort verursachen sie eine Suppuration, die sich nicht spontan drainiert. Gelegentlich kommt es auch bei der Nahtentfernung zur Abszessbildung, wenn infiziertes Material mit dem Faden unter das Gewebe gezogen wird. Der Abszess sollte drainiert und die Naht gegebenenfalls entfernt werden.

Lokalisiertes Trauma

(S. auch Kap. 7.)

Klinisches Bild

Ein lokalisiertes chronisches gingivales Trauma kann im schweren Fall Rezessionen auslösen (s. Kap. 9), wenn es weniger aggressiv ist, granuläre Schwellungen (Abb. 5-23 und 5-24). Die Schwellungen können solitär oder multipel sein und an der Stelle des Traumas als sessile Läsionen erscheinen. Es kann zu einer oberflächlichen Ulzeration, zu Keratinoseflecken und oft zur Bildung von Granulationsgewebe mit fibrinösem oberflächlichem Exsudat kommen.

Klinische Symptome

Die Patienten klagen häufig nicht über Schmerzen, obwohl die Läsionen infolge der Ulzeration Beschwerden verursachen. Die Oberfläche kann leichte Blutungen aufweisen.

Ätiologie

Verlangen nach Aufmerksamkeit oder habituelles Kratzen mit den Fingernägeln oder einem scharfen Instrument sind die häufigste Ursache, besonders bei weiblichen Teenagern.

Befall nicht gingivaler Stellen

- keiner

Differenzialdiagnose

Solitäre Läsionen können auf Malignität verdächtig sein. Differenzialdiagnostisch kommen in Frage:

- Neutropenie,
- Viruswarzen,
- squamöses Zellkarzinom der Gingiva.

Klinische Untersuchung

In einigen Fällen sollte zum Ausschluss eines squamöses Zellkarzinoms eine Biopsie entnommen werden, auch wenn das Alter der Patienten und die Lokalisation der Läsion dies unwahrscheinlich machen. Histologisch findet sich eine nicht spezifische Ulzeration mit chronischer Entzündung.

Behandlungsoptionen

Die Behandlung erfordert Taktgefühl und diplomatisches Geschick, wenn die Kinder oder Jugendlichen psychologische Probleme haben oder Schwierigkeiten in der Beziehung zu den Eltern bestehen. Man sollte die Patienten möglichst in Abwesenheit der Eltern befragen und sich einen solchen Verdacht bestätigen lassen. Gelegentlich gestehen die Patienten die Selbstverletzung ein und schon das bloße Gespräch kann den Anstoß dazu geben, das *Habit* einzustellen.

Zur Vermeidung von Sekundärinfektionen sollte die Anwendung von Chlorhexidin in Betracht gezogen werden.

Histiocytosis-X

Die *Histiocytosis*-X kann sich als lokalisierte oder generalisierte Gingivavergrößerung und sogar als lokale Rezession zeigen. Das Krankheitsbild wird in Kapitel 9 diskutiert.

Hämangiom bzw. arteriovenöse Missbildungen

Hämangiome zeigen sich als rote Läsionen oder Schwellungen der Gingiva. Sie sind in Kapitel 4 besprochen.

Tumoren

Kaposi-Sarkom

Das *Kaposi*-Sarkom ist in Kapitel 3 besprochen.

Squamöses Zellkarzinom

Das squamöse Zellkarzinom wird in Kapitel 7 diskutiert. Es kann in Form einer generalisierten Schwellung der Gingiva auftreten.

Tumormetastasen

Tumormetastasen in Gingiva und Parodont sind selten. Eventuell kann eine Leukämie die Gingiva infiltrieren (s. Kap. 8) und in seltenen Fällen siedeln sich Tumormetastasen aus Brust, Nieren oder Prostata hier an. Eine Biopsie ist für die Diagnosestellung unabdingbar.

Lymphom

Das Lymphom wird in Kapitel 8 besprochen.

Reaktives Osteom

Das reaktive Osteom ist ein langsam wachsender gutartiger Tumor, der sich als Reaktion auf eine chronische Irritation (reaktive Exostose) oder auch *de novo* bildet. Es tritt zumeist solitär auf, doch als Teil eines *Gardner*-Syndroms (seltene autosomal-dominant vererbte genetische

Erkrankung), kann es zu multiplen Läsionen kommen (s. Kap. 11).

Läsionen assoziiert mit PTEN-Hamartom-Tumor-Syndrom

PTEN ist ein Tumorsuppressor-Gen.

Klinisches Bild

PTEN-Hamartom-Tumoren sind benigne Läsionen von überwiegend fibroepithelialer oder fibrovaskulärer Natur, die an Gingiva, Gaumen, bukkaler Mukosa oder Zunge auftreten. Sie manifestieren sich als:

- Epuliden,
- orale Polypen,
- sessile warzenartige Läsionen,
- hämangiomatöse Läsionen.

Klinische Symptome

- Schwellung
- störender Knoten
- zufälliger Fund durch Patienten oder Zahnarzt

Ätiologie

Mutationen des PTEN-Tumorsuppressor-Gens in der Keimbahn (Zerstörung des Gens oder Mutationen der Promotorregion) sind assoziiert mit zwei allelen Syndromen:

- *Cowden*-Syndrom (PTEN-Mutationen in 90% der Fälle),
- *Bannayan-Riley-Ruvalcaba*-Syndrom (PTEN-Mutationen in 65% der Fälle),
- Untergruppe von Fällen von *Proteus*- und *Proteus-like*-Syndrom.

Befall nicht gingivaler Stellen

Das PTEN-Gen reguliert das Zellwachstum. Patienten mit *Cowden*- und *Bannayan-Riley-Ruvalcaba*-Syndrom weisen multiple Hamartome auf an:

- Lungen,
- Brust,
- Haut,
- Drüsengewebe (bes. Schilddrüse),
- oraler Mukosa,
- Kolon (Polypose).

Auch Hämangiome und arteriovenöse Missbildungen sind zu beobachten (s. Kap. 3).

Differenzialdiagnose

- Jedes gingivale oder orale Hamartom. Jedoch zeigen Patienten mit *Cowden*- oder *Bannayan-Riley-Ruvalcaba*-Syndrom zusätzlich:
  - Makrozephalie,
  - Schwierigkeiten beim Lernen, Sprechen oder Organisieren.

Klinische Untersuchung

- medizinische Anamnese (viele Fälle sind nicht erkannt)
- familiäre Anamnese hinsichtlich *Cowden*- und *Bannayan-Riley-Ruvalcaba*-Syndrom
- Biopsie

Behandlungsoptionen

- genetische Konsultation und Test auf PTEN-Mutationen
- regelmäßige Kontrolle genaueste Überwachung von oraler Mukosa, Kopf und Nacken

Bemerkung

Patienten mit *Cowden-* oder *Bannayan-Riley-Ruvalcaba*-Syndrom müssen oft Biopsien oder Exzisionen verschiedenster Läsionen über sich ergehen lassen. Sie sind beständig medizinischen Untersuchungen und kleineren chirurgischen Eingriffen ausgesetzt. Deshalb bedürfen sie intensiver Unterstützung, Ermutigung und Einfühlsamkeit von zahnärztlicher und ärztlicher Seite.

Weiterführende Literatur

Chapple ILC, Hamburger J. The significance of oral health in HIV disease. Sex Transm Infect 2000; 76(4):236–243.

Grattan CEH, Hamburger J. Cowden's disease in two sisters, one showing partial expression. Clin Exp Derm 1987;12(5) :360–363.

Seymour RA, Heasman PH, Macgregor IDM. Drugs, Diseases and the Periodontium. Oxford: OUP, 1992.

Soames JV, Southam JC. Oral Pathology. Oxford: OUP, 1993.

Kapitel 6

Gingivavergrößerungen – generalisiert

Ziel

Dieses Kapitel vermittelt einen Überblick über die Ursachen, die Eigenschaften und die Behandlung generalisierter Gingivavergrößerungen, die die freie und/oder befestigte Gingiva betreffen und sich bis auf die nicht keratinisierte orale Mukosa erstrecken können.

Lernziel

Nach der Lektüre dieses Kapitels sollte der Zahnarzt in der Lage sein, eine adäquate Differenzialdiagnose für generalisierte Gingivavergrößerungen zu formulieren, er sollte Kenntnisse darüber besitzen, welche zusätzlichen klinischen diagnostischen Maßnahmen für eine definitive Diagnose nötig sind und er sollte mit den Schlüsselstrategien ihrer Behandlung – sei es in der eigenen Praxis, sei es durch den Spezialisten – vertraut sein.

Tabelle 6-1 listet die in diesem Kapitel besprochenen generalisierten Gingivavergrößerungen auf und informiert über ihre Häufigkeit und darüber, wann sie in der zahnärztlichen Praxis behandelt werden können und wann ihre Behandlung durch einen Spezialisten zu erfolgen hat.

Terminologie

Zur Bezeichnung generalisierter Gingivavergrößerungen wurde und wird eine ganze Anzahl von Begriffen verwendet, die Anlass zur Verwirrung geben kann:

- *Gingivahyperplasie* – Der Begriff „Hyperplasie" bezeichnet eine Gewebevergrößerung, die bedingt ist durch die Zunahme der Zellzahl einer oder mehrerer das Gewebe konstituierender Zellarten. Eine Hyperplasie kann demnach singulär sein (z. B. Bindegewebshyperplasie) oder zusammengesetzt (fibroepitheliale Hyperplasie). Aus diesem Grund ist der Begriff inzwischen obsolet, denn er beschreibt die wahre Natur der Schwellung nur ungenau.
- *Gingivahypertrophie* – „Hypertrophie" bezeichnet eine Gewebevergrößerung, die bedingt ist durch die Zunahme der Zellgröße einer oder mehrerer das Gewebe konstituierender Zellarten. Auch dies kann singulär oder kombiniert geschehen.

Tabelle 6-1 Übersicht – Lokalisierte Gingivavergrößerungen

Klinisches Bild	Kategorie	Subkategorie	Häufigkeit	behandeln/überweisen
fibröse Vergrößerungen	hereditäre Gingivafibromatose		ungewöhnlich	behandeln/ überweisen
	medikamentös induzierte Gingivawucherung	Dilantin (z. B. Phenytoin)	häufig (13-15% der Patienten mit Medikation)	behandeln/ überweisen
		Kalziumkanalblocker (z. B. Nifedipin, Amlodipin, Felodipin)	häufig (10-15% Patienten mit Medikation)	behandeln/ überweisen
		Cyclosporin	häufig (30% Patienten mit Medikation)	behandeln/ überweisen
	protheseninduzierte Hyperplasie		häufig	behandeln
	verzögerte Gingivaretraktion		häufig	behandeln
	Mukopolysaccharidose		selten	überweisen
	Mannosidose		selten	überweisen
ödematöse Vergrößerung	entzündliche Gingivavergrößerung	plaqueinduziert	häufig	behandeln
		hormonell	häufig	behandeln
		hereditäres Angioödem	ungewöhnlich	überweisen
		erworbenes Angioödem	ungewöhnlich	überweisen

- *Gingivawucherung* – Der Begriff „Wucherung" soll die Limitationen der beiden oben genannten Begriffe überwinden, denn er ist weniger spezifisch. Der Vorteil bei diesem Begriff liegt darin, dass er für einen Teil oder die gesamte Gewebevergrößerung deren Zustandekommen durch eine vermehrte Produktion von Bindegewebematrix oder Kollagenfaserbildung mitbezeichnet. Üblicherweise wird der Begriff „Wucherung" in Verbindung mit histologisch komplexen medikamentös induzierten Schwellungen verwendet.

Tabelle 6-1 Übersicht – Lokalisierte Gingivavergrößerungen (Fortsetzung)

Klinisches Bild	Kategorie	Subkategorie	Häufigkeit	behandeln/überweisen
granulomatöse Vergrößerung	Sarkoidose		ungewöhnlich	überweisen
	Morbus Crohn		ungewöhnlich	überweisen
	orofaziale Granulomatose		ungewöhnlich	überweisen
exophytische Gewebezu-nahmen	akute Leukämie	monozytär	ungewöhnlich	überweisen
		myelomonozytär	ungewöhnlich	überweisen
		myeloisch	ungewöhnlich	überweisen
		lymphozytär	ungewöhnlich	überweisen
	Pyostomatitis vegetans		ungewöhnlich	überweisen
	Wegener-Granulomatose		ungewöhnlich	überweisen
	Plasmozytom		ungewöhnlich	überweisen
	Amyloidose		ungewöhnlich	überweisen
	multiples Myelom		ungewöhnlich	überweisen

- *Gingivavergrößerung* – in diesem Kapitel wird der Begriff „Vergrößerung" verwendet, weil nicht alle generalisierten Gingivavergrößerungen echte Schwellungen sind (z. B. verzögerte Gingivaretraktion), klinisch jedoch als „vergrößertes" Gewebe erscheinen.

Fibröse Vergrößerungen

Hereditäre Gingivafibromatose (HGF)

Klinisches Bild

Die hereditäre Gingivafibromatose stellt sich klinisch als generalisierte, rosafarbene, feste, oft gestippelte Vergrößerung der freien und befestigten Gingiva dar, die bukkal bis zur Mukogingivalgrenze reicht (*Chapple/Gilbert* 2002) und variabel die Gaumenschleimhaut betrifft. Klassischer-

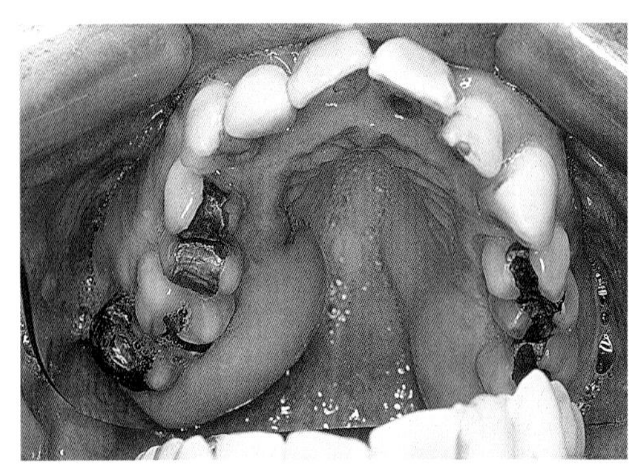

Abb. 6-1 *Klassische hereditäre Gingivafibromatose an den Tubera maxillae: Pseudotaschenbildung mit parodontalem Attachmentverlust.*

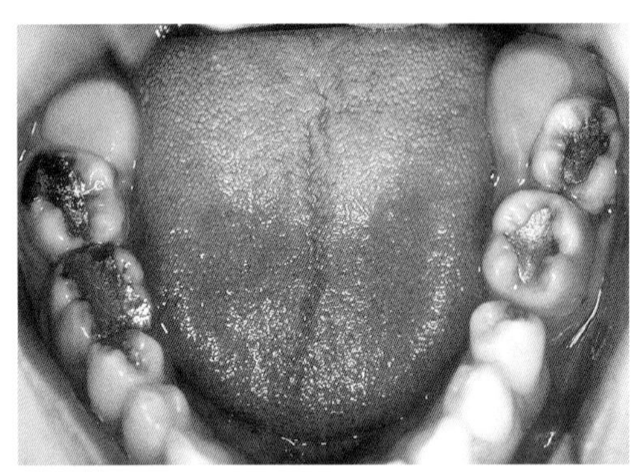

Abb. 6-2 *Klassische hereditäre Gingivafibromatose der retromolaren Region im Unterkiefer.*

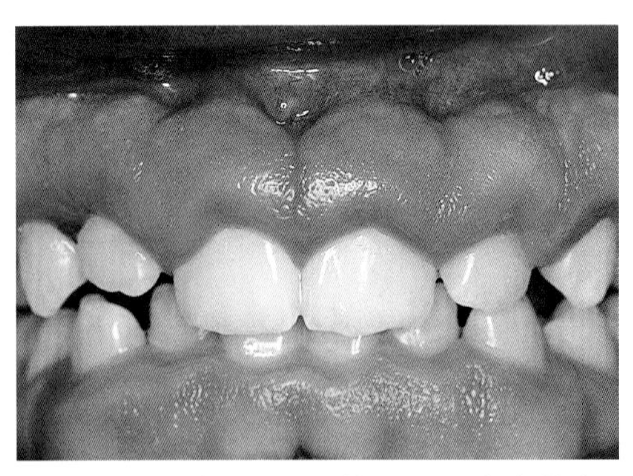

Abb. 6-3 *Hereditäre Gingivafibromatose der bukkalen Gingiva bei einem 12-jährigen Jungen, dessen Mutter, Tante und jüngerer Bruder ebenfalls betroffen waren.*

weise befällt die hereditäre Gingivafibromatose den Tuberbereich des Oberkiefers (Abb. 6-1) und die retromolare Region im Unterkiefer (Abb. 6-2). Auch die labiale Gingiva kann betroffen sein (Abb. 6-3). In diesem Fall ist es wichtig, dass Krankheitsbild von dem der verzögerten Gingivaretraktion zu unterscheiden, wenn eine chirurgische Gingivoplastik geplant ist. Die hereditäre Gingivafibromatose ist langsam progredient und kann zu Zahnbewegung und Lückenbildung führen oder den Zahndurchbruch verzögern bzw. verhindern.

Klinische Symptome

Die Hauptbeschwerden des Patienten betreffen:

- Ästhetik
- Funktion – Bei schweren Formen kann das Gewebe die Zahnkronen überwuchern. Mitunter werden Zähne in mit der normalen Okklusion unvereinbare Stellungen verschoben.
- Wohlbefinden – kann beeinträchtigt sein, wenn Zähne durch die Fibrose aktiv bewegt werden.

Ätiologie

Ungeklärt. Es finden sich zwei Formen beschrieben:

- Familiäre hereditäre Gingivafibromatose – autosomal-dominante Vererbung. Nach neueren Forschungen (*Hart et al.* 1998) lokalisiert auf Chromosom 2p21 (Position 21 des kurzen Armes des Chromosoms 2). Die Penetranz ist bisweilen unvollständig, d.h. die Veränderung ist nicht immer phänotypisch ausgeprägt und kann im Schweregrad variieren.

- Sporadische hereditäre Gingivafibromatose – unsichere Diagnose. Kann autosomal-dominant oder -rezessiv sein. Es kann sich um eine familiäre Form mit variabler klinischer Ausprägung bzw. unvollständiger Penetranz, oder eine spontane Mutation in der Region 2p21 handeln.

Beteiligung nicht gingivaler Stellen

Die Gingivafibromatose ist auch mit einigen seltenen Syndromen vergesellschaftet:

- *Rutherford*-Syndrom (juvenile hyaline Fibrose, Kornealdystrophie, neurosensorischer Hörverlust) – autosomal-dominanter Erbgang
- *Laband*-Syndrom (Nagel-, Ohr-, Nasen- und Knochendefekte, Syndaktylie) – autosomal-rezessiv oder -dominant vererbt oder Spontanmutationen
- *Cross*-Syndrom (Hypopigmentierung, Mikroophthalmie, Athetose) – autosomal-rezessive Vererbung
- *Ramon*-Syndrom (Hypertrichose, Cherubismus, geistige Retardation) – autosomal-rezessive Vererbung
- Hypertrichose, mentale Retardation, Epilepsie und Defekte des Wachstumshormons wurden auch von *Gorlin et al.* (1976) beschrieben. Interessanterweise sind sowohl Hypertrichose als auch Gingivafibrose Komplikationen bei Zyklosporinmedikation (s. u.).

Differenzialdiagnose

- verzögerte Gingivaretraktion
- medikamentös induzierte Gingivavergrößerung
- Plaqueinduzierte chronisch entzündliche Schwellung

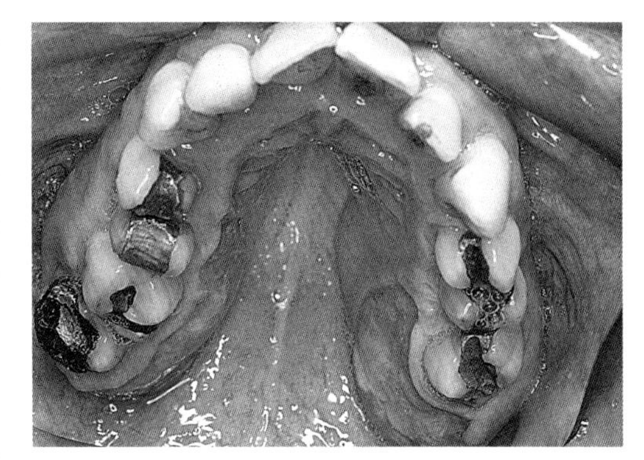

Abb. 6-4a *Patient mit hereditärer Gingivafibromatose aus Abbildung 6-1. Befund unmittelbar nach Gingivektomie.*

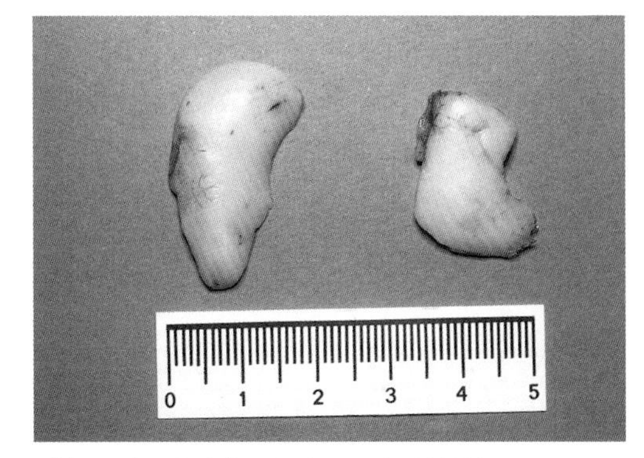

Abb. 6-4b *Bei dem Patienten in Abbildung 6-4a exzidiertes Gewebe.*

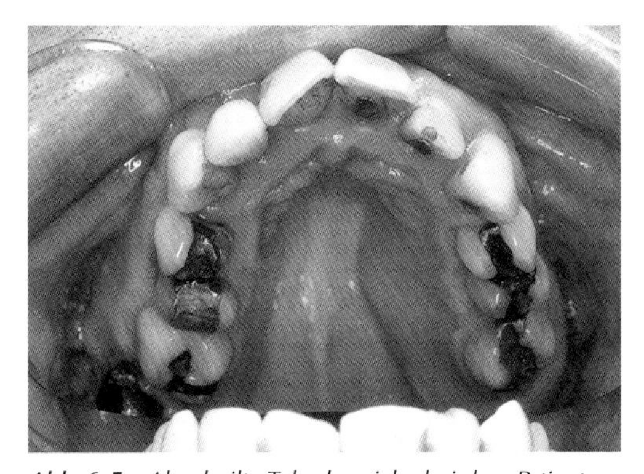

Abb. 6-5 *Abgeheilte Tuberbereiche bei dem Patienten in Abbildung 6-4a zwei Wochen nach der Operation. Die Pseudotaschen wurden beseitigt. Beachte den verbesserten Winkel zwischen Gingivarand und Zahn 26: Erleichterung der Plaquekontrolle.*

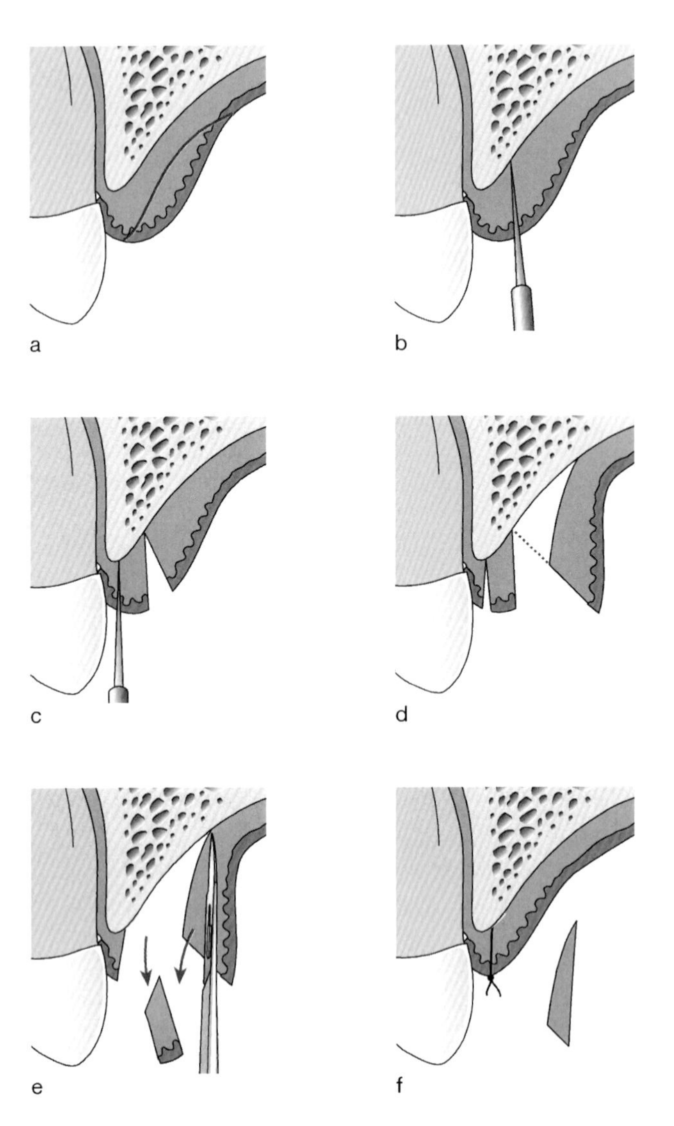

Abb. 6-6 *Schematische Darstellung der invers abgeschrägten Inzision mit anschließender Lappenablösung und „Filetierung" zur Entnahme des submukösen Bindegewebes.*

a. Dickes Gewebe vor Bildung eines partiellen Lappens.

b. Primäre Schnittführung parallel zum Sulkus invers abgeschrägt.

c. Die zweite, parallele Inzision isoliert einen Gewebekamm.

d. Ein partieller Lappen wird scharf gelöst und der chirurgische Zugang zur Unterseite des Lappens eröffnet.

e. Der Kamm wird entfernt und die Unterseite des Lappens mittels scharfer Exzision vorsichtig von überschüssigem Bindegewebe befreit. Der Lappen darf dabei nicht perforiert werden.

f. Nach eventuellem Débridement und Entfernung des überschüssigen Bindegewebes, wird der Lappen reponiert.

Klinische Untersuchung

Hereditäre Gingivafibromatose ist eine vorläufige Diagnose, basierend auf sorgfältiger Anamnese und klinischer Befunderhebung. Die definitive Diagnose ist gegenwärtig erst nach histopathologischer Bestätigung der klinischen Befunde zu stellen. Die Exzisionsbiopsie erfolgt üblicherweise durch eine Gingivektomie mit konventioneller Schnittführung (Abb. 6-4 und 6-5). In schweren Fällen ist eine umgekehrt abgeschrägte Schnittführung erforderlich (Abb. 6-6). Dabei werden das palatinale Gewebe und/oder ein distaler Keil scharf herausgetrennt (Abb. 6-7).

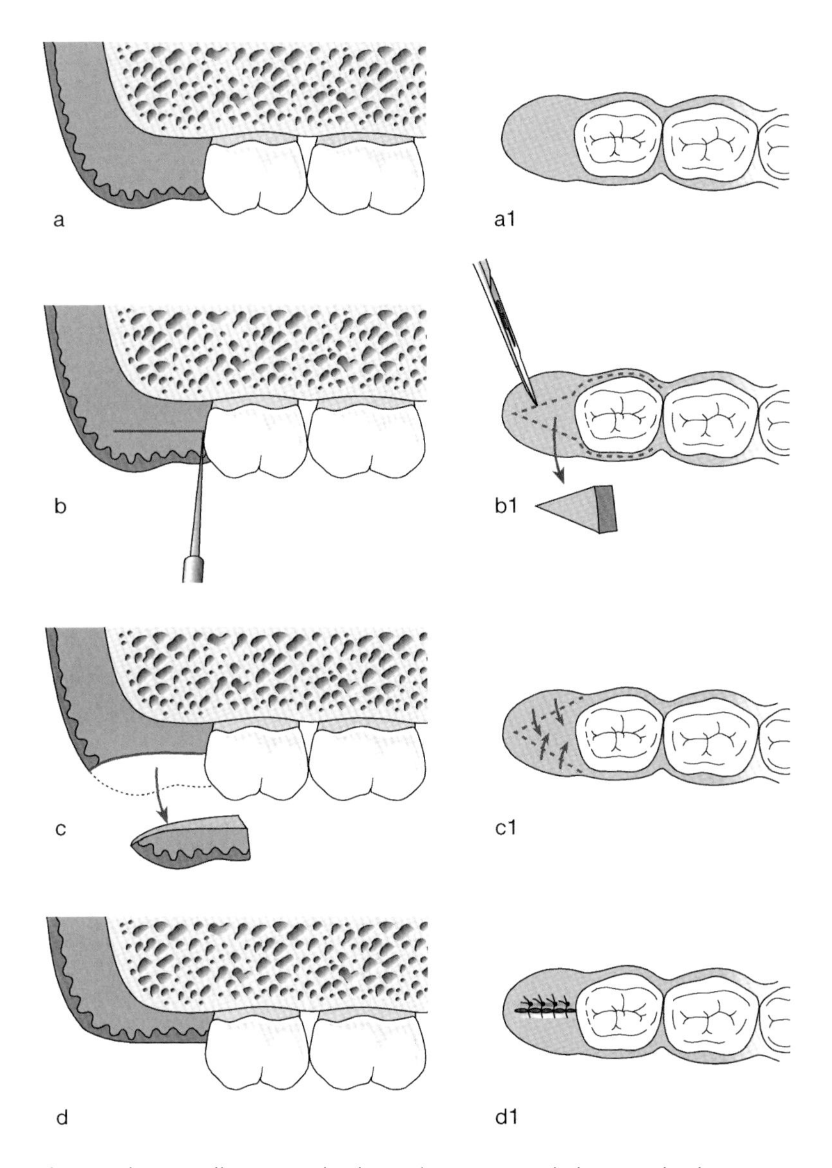

Abb. 6-7 *Schematische Darstellung einer distalen Keilexzision. Es gibt hier verschiedene Varianten, die häufigste ist jedoch die scharfe Präparation und Entfernung eines distalen Gewebekeiles an den Tubera bzw. im retromolaren Bereich.*

a Vergrößerter Tuberbereich mit Pseudotaschenbildung distal des Zahnes 17.
a1 Ansicht von okklusal
b Bukkal und palatinal bzw. lingual erfolgt eine Inzision bis auf den Knochen.
b1 Die keilförmige Schnittführung ist eingezeichnet. Bukkal und palatinal werden Lappen gebildet, der Gewebekeil wird entfernt.
c Das keilförmige Gewebestück ist entfernt.
c1 Bukkaler und palatinaler Lappen werden über der entstandenen Lücke zusammengeführt, die dadurch verschwindet. Das Gewebeniveau senkt sich.
d Defekt geschlossen, Gewebeniveau nach apikal verlagert.
d1 Okklusale Ansicht nach Entfernung des distalen Keiles und Versorgung durch Nähte.

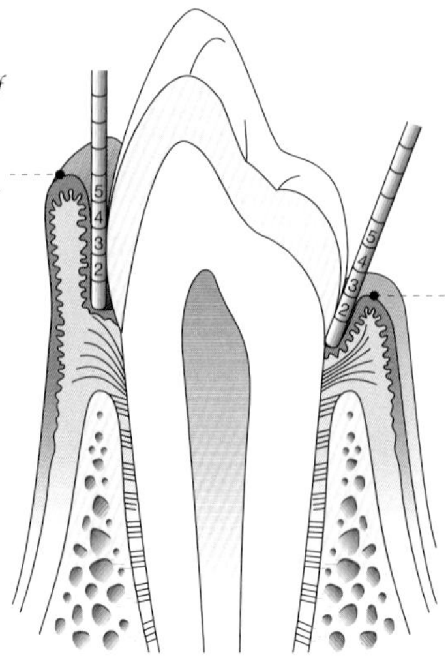

Abb. 6-8 *Schema: Längsschnitt durch einen Prämolaren mit Parodont zur Darstellung eines gesunden Sulkus bei Pseudotaschenbildung.*

Behandlung

Milde und symptomfreie Ausprägungen müssen lediglich beobachtet werden. Auf jeden Fall ist eine Sondierung zur Unterscheidung zwischen echten und Pseudotaschen erforderlich (Abb. 6-8). Das chirurgische Abtragen im retromolaren und Tuberbereich sollte vom erfahrenen Operateur ausgeführt werden, da hier nutritive Arterien verlaufen können und bei Eingriffen im Bereich der unteren Molaren der sublinguale Raum in Mitleidenschaft gezogen werden kann. Langsames Rezidivieren der Läsionen ist wahrscheinlich.

Medikamentös induzierte Gingivawucherung

Klinisches Bild

Das klinische Bild der medikamentös induzierte Gingivawucherung ist variabel. Typischerweise beginnt die Gewebevergrößerung im Bereich der interdentalen Papillen und greift auf die marginale Gingiva über. Meist ist die anteriore Gingiva betroffen, eine Gingivawucherung im Seitenzahnbereich kann in schweren Fällen auch die Okklusalfläche bedecken (Abb. 6-9). Bei Phenytoin- oder Zyklosporinmedikation kommt es bei guter Plaquekontrolle zu einer festen, fibrösen und rosafarbenen Wucherung (Abb. 6-10); bei schlechter Plaquekontrolle ist das Gewebe stärker vaskularisiert (Abb. 6-11). Gingivawucherungen infolge von Medikation mit Kalziumkanalblockern sind ebenfalls stärker vaskularisiert (Abb. 6-12) und zeigen bei gleichzeitiger Zyklosporingabe eine noch stärkere Vergrößerung des Gewebes. Traumatisierung dieses Gewebes durch die Antagonisten kann zu Keratose oder Ulzeration der Oberfläche führen.

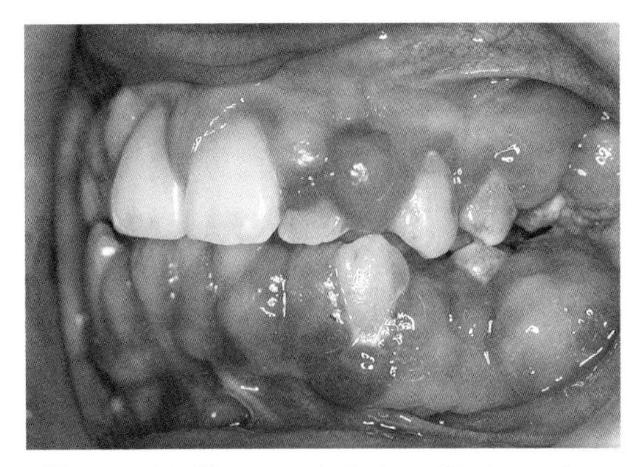

Abb. 6-9 *Medikamentös induzierte Gingivawucherung bei einem Patienten mit einer Nierentransplantation und Zyklosporinmedikation. Die Kauflächen der Molaren sind vom Weichgewebe bedeckt, das Kauen ist erschwert.*

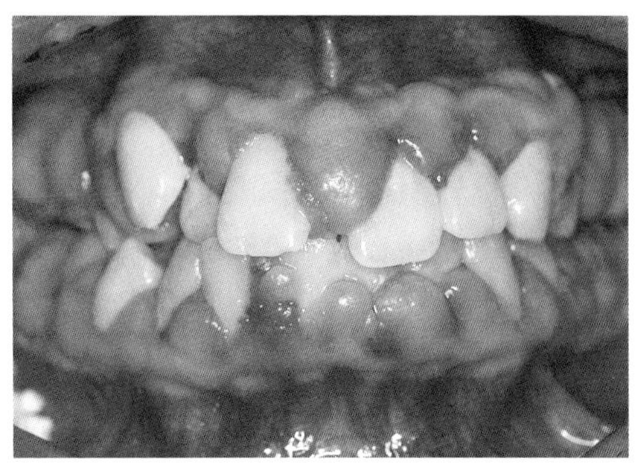

Abb. 6-10 *Fibröse Gingivawucherung bei einem Patienten mit Zyklosporinmedikation.*

Klinische Symptome

- wie bei hereditärer Gingivafibromatose

Ätiologie

Die medikamentös induzierte Gingivawucherung ist klassischerweise assoziiert mit drei Medikamententypen:

- Kalziumkanalblocker – Nifedipin, Amlodipin, Felodipin, Diltiazem Hydrochlorid
- Phenytoin – Dilantin
- Zyklosporin

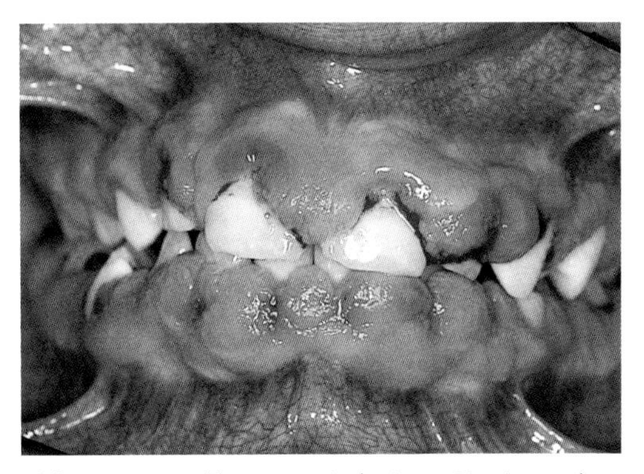

Abb. 6-11 *Medikamentös induzierte Gingivawucherung mit einer starken vaskulären, entzündlichen Komponente, ausgelöst durch schlechte Plaquekontrolle.*

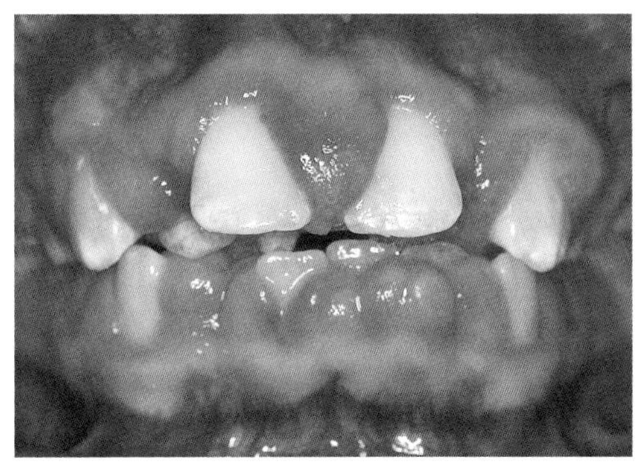

Abb. 6-12 *Fibrovaskulär Gingivawucherung bei Zyklosporin- und Nifedipinmedikation.*

Sie wurde aber auch im Zusammenhang mit oralen Kontrazeptiva, Cannabis (*Rees* 1992), Erythromyzin (*Valsecchi/Cainelli* 1992) und Natrium Valporat (*Syrjanen/Syrjanen* 1979) beobachtet.

Kalziumantagonisten werden eingesetzt, um Bluthochdruck zu kontrollieren, Zyklosporin ist ein Immunsuppressivum, das die Abstoßung von Transplantaten verhindern soll oder bei schweren erosiven Schleimhauterkrankungen eingesetzt wird (s. Kap. 8) und Phenytoin wirkt antikonvulsiv. Obwohl es zwischen ihnen einige Gemeinsamkeiten in der Wirkungsweise auf Ionenebene gibt, ist die Ätiologie der medikamentös induzierten Gingivawucherung komplex und nur ungenügend aufgeklärt. *Seymour et al.* (2000) haben eine Reihe von Risikofaktoren beschrieben:

Tabelle 6-2 Risikofaktoren für medikamentös bedingte Gingivawucherungen (nach *Seymour et al.* 2000)

Faktor		**Risiko**
Alter		+
genetisch	– HLA-DR2 für Zyklosporin	+
	– HLA-B37 für Zyklosporin	-
Geschlecht	– männlich	+
	– weiblich	-
parodontale Faktoren	– Gingivaentzündung	+++
	– Plaque	++
begleitende Medikation	– Zyklosporin und Kalziumantagonisten	+++
	– Phenytoin und Leberenzyminduktoren	+
	– Zyklosporin und Azathioprin	-
	– Zyklosporin und Prednisolon	-
medikamentöse Faktoren	– Vergrößerungen vor der Transplantation	+
	– Konzentration im Plasma	+
	– Konzentration in der Sulkusflüssigkeit	+
	– Konzentration im Speichel	+

Beteiligung nicht gingivaler Stellen

Es finden sich vereinzelte Berichte über medikamentös induzierte Gingivawucherungen an unbezahnten Kieferkämmen. Bei Zyklosporinmedikation tritt eine Hypertrichose assoziiert hinzu.

Differenzialdiagnose

- hereditäre Gingivafibromatose
- verzögerte Gingivaretraktion
- plaqueinduzierte chronisch entzündliche Wucherung
- *Pyostomatitis vegetans*
- Leukämie
- C1-Esterase-Inhibitor-Mangel (hereditäres Angioödem, *Roberts et al.* 2003).

Klinische Untersuchung

Die Diagnose wird nach einer sorgfältigen Medikamentenanamnese und klinischen Untersuchung gestellt (s. Kap. 1). Die Exzisionsbiopsie zeigt eine fibroepitheliale Hyperplasie mit epithelialer Akanthose und einer Vermehrung der Fibroblastenzahl und/oder der Kollagen- und extrazellulären Matrixproduktion. Es gibt immunhistochemische Hinweise auf die Beteiligung von Wachstumsfaktoren, wie dem transformierenden Wachstumsfaktor beta (TGF-β, *Wright et al.* 2001).

Behandlung

Schrittweise vorgehen!

1. Hygienephase (Professionelle Reinigung und Scaling) zur Reduktion der entzündlichen Komponente
2. Konsilium mit dem medizinischen Spezialisten betreffs einer möglichen Änderung der Medikation. Oft erfolgt daraufhin mit der Zeit (Monate) eine spontane Rückbildung der oralen Symptome.
   - Zyklosporin kann unter Umständen durch Tacrolimus (FK-506) ersetzt werden, um die Notwendigkeit wiederholter chirurgischer Eingriffe in schweren, rekurrierenden Fällen zu vermeiden.
   - Kalziumantagonisten können möglicherweise durch β-Blocker, ACE-Inhibitoren, Diuretika oder eine Kombination daraus ersetzt werden.
   - wenn Kalziumantagonisten zusammen mit Zyklosporin verwendet werden, empfiehlt es sich, zunächst die Kalziumblocker zu ersetzen.
3. Bleibt die Schwellung in problematischem Umfang bestehen, ist eine Gingivoplastik durchzuführen.
4. strenge professionelle Erhaltungstherapie (*Heasman et al.* 2004)

Bei Patienten mit einer Nierentransplantation und/oder chronischem Nierenversagen im Endstadium kommt es aufgrund des gestörten Kalziumstoffwechsels und der daraus resultierenden Hyperkalzämie in 50% der Fälle zu einer Verkalkung der Herzklappen (*Ribeiro et al.* 1998). Hier ist eine antibiotische Prophylaxe erforderlich. Auch Nierentransplantationspatienten, die einen arteriovenösen *Shunt* zur Dialyse und Fremdkörper in den Gefäßen zur Aufrechterhaltung des *Shunt* haben, benötigen diese Prophylaxe. Dagegen gibt es bei Herz-, Lungen- und Lebertransplantaten

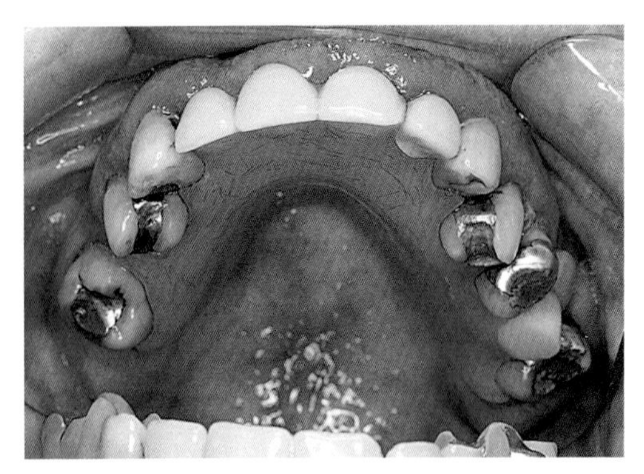

Abb. 6-13a *Schleimhautgestützte Kunststoffprothese.*

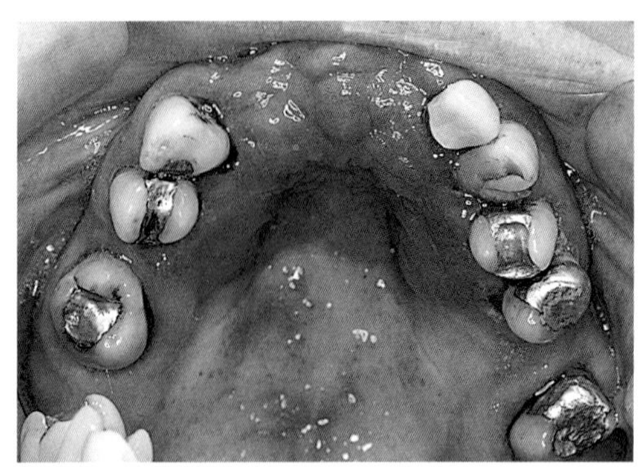

Abb. 6-13b *Prothesenstomatitis und Pseudotaschenbildung an den Zähnen 12, 13 und 14, verursacht durch die schlecht sitzende Prothese in Abbildung 6-13a.*

und bei Gelenkprothesen zurzeit keine Hinweise auf die Notwendigkeit antibiotischer Abschirmung.

Protheseninduzierte Gingivavergrößerung

Klinischer Befund

Protheseninduzierte Gingivavergrößerungen stellen Verdickungen und Vergrößerungen zumeist des palatinalen Gingivagewebes dar, die sich unter schlecht adaptierten schleimhautgetragenen Prothesenbasen bilden (Abb. 6-13). Das überschießende Wachstum der Gingiva verursacht die Entwicklung von Pseudotaschen (Abb. 6-4). Das Gewebe kann sich mit der Zeit entzünden, wobei sich ein roter, beweglicher Saum ausprägt.

Klinische Symptome

- unstabile Prothese
- Beschwerden oder Bluten beim Putzen

Ätiologie

Läsionen, die in direktem Zusammenhang mit einer Reizung durch Prothesen oder Apparaturen stehen, entwickeln sich infolge der chronischen Entzündungsreaktion, die eine fibrovaskuläre Hyperplasie hervorruft.

Beteiligung nicht gingivaler Bereiche

- keine

Differenzialdiagnose

Die Diagnose ist nach Inspektion der Prothese *in situ* meistens evident.

Klinische Untersuchung

Die Exzisionsbiopsie zeigt eine fibroepitheliale Hyperplasie mit chronisch entzündlichem Infiltrat.

Behandlungsoptionen

Anpassung bzw. Modifikation der Apparatur oder Prothese und sorgfältiges *Scaling* der Region. Meist muss man das Gewebe chirurgisch exzidieren, eine spontane Remission ist selten. Anfertigung einer Prothese mit Beseitigung der bisherigen Mängel (*Noble et al.* 2004).

Verzögerte Retraktion der Gingiva

Klinisches Bild

Kurze klinische Kronen vermitteln den Eindruck, dass die freie und befestigte Gingiva nach koronal vorgewuchert sind (Abb. 6-14). Die befestigte Gingiva ist nicht verdickt, der Gingivarand kann jedoch eingerollt und leicht verdickt erscheinen.

Klinische Symptome

Zu den Patienten zählen Kinder, Adoleszenten oder junge Erwachsene (*Clerehugh et al.* 2004), die über *Gummy smile* klagen oder darüber, von ihren Altersgenossen gehänselt zu werden, weil sie „keine Zähne" hätten.

Ätiologie

Biologisch bedingter langsamer Rückzug der Gingiva auf das endgültige Niveau, 2–3 mm koronal der Schmelz-Zement-Grenze.

Beteiligung nicht gingivaler Stellen

- keine

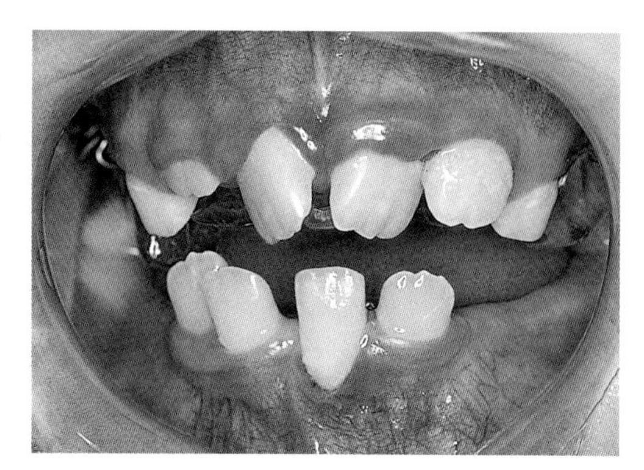

Abb. 6-14 *Verzögerte Gingivaretraktion: Der Gingivarand an den oberen und unteren Schneidezähnen hat noch nicht das für einen Erwachsenen normale Niveau erreicht (Ausnahme: Zahn 31). Der Rand an Zahn 31 ist vorzeitig in der definitiven Position. Hier kann es im weiteren Verlauf zu einer Rezession kommen.*

Differenzialdiagnose

- hereditäre Gingivafibromatose
- medikamentös bedingte Gingivawucherung
- normale anatomische Varianten (*Chapple/Gilbert* 2002)

Klinische Untersuchung

Klinische Anamnese und Befundung genügen.

Behandlungsoptionen

- Prüfen auf parodontale Taschen
- Patienten und Eltern beruhigen, Situation nach 12 Monaten erneut kontrollieren

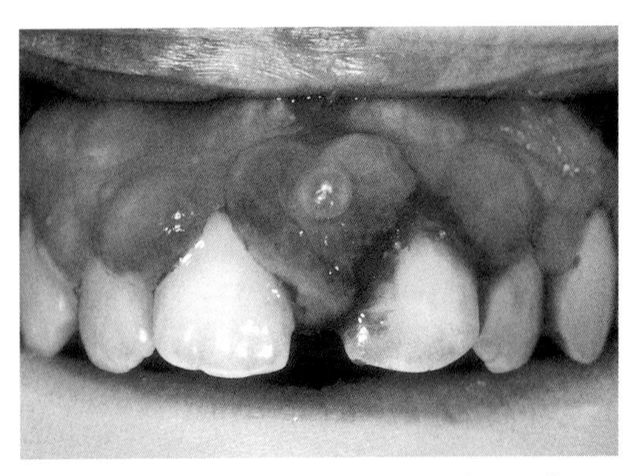

Abb. 6-15 *Entzündliche Gingivavergrößerung bei einer jungen Patientin infolge von Plaqueakkumulation verstärkt durch Gravidität.*

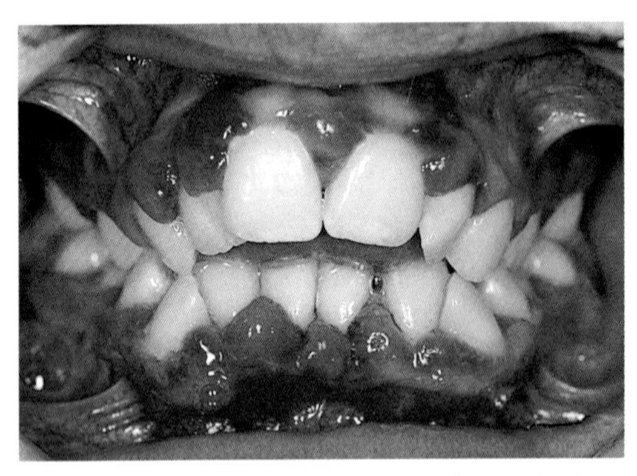

Abb. 6-16 *Entzündliche Gingivavergrößerung, bedingt durch Plaqueakkumulation, verstärkt durch die wegen der Schachtelstellung schlecht zu reinigenden Zähne.*

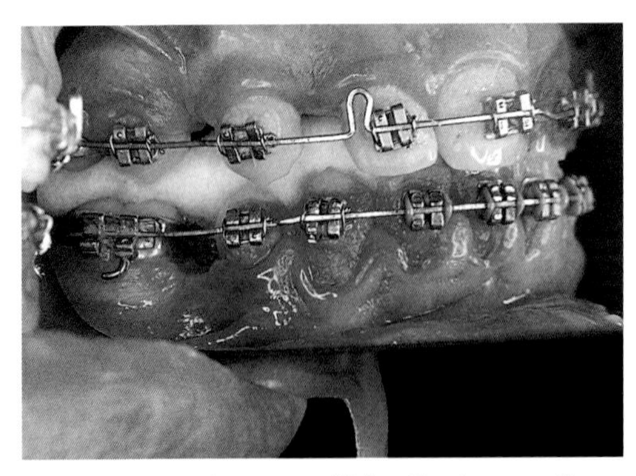

Abb. 6-17 *Leichte entzündliche Gingivavergrößerung durch Plaqueakkumulation, begünstigt durch die festsitzende kieferorthopädische Apparatur.*

Ödematöse Vergrößerungen

Entzündliche Gingivavergrößerungen

Klinisches Bild

Die *Gingiva marginalis* präsentiert sich rot, geschwollen und mit einem gewissen Grad von Fibrose (Abb. 6-15). Aus der koronalen Gewebewucherung resultieren Pseudotaschen, die im weiteren Verlauf auch zur Bildung echter Taschen führen können.

Klinische Symptome

- Bluten beim Bürsten
- Schmerz
- Mundgeruch
- ästhetische Beeinträchtigung

Ätiologie

Schlechte Plaquekontrolle führt initial zu einer plaqueinduzierten Gingivitis. Unbehandelt wird die Entzündung chronisch und das fibröse Reparaturgeschehen tritt in Konkurrenz zur plaquebedingten Entzündung. Generell entsteht die Vergrößerung bzw. „hyperplastische Reaktion" unter dem Einfluss lokaler Risikofaktoren, die die Plaquebeseitigung behindern und das Gewebe direkt reizen. Solche Faktoren sind:

- Schachtelstellung der Zähne (Abb. 6-16),
- kieferorthopädische Apparaturen (Abb. 6-17),
- Mundatmung (Abb. 6-18),
- hormonelle Veränderungen, die in der Pubertät oder während einer Schwanger-

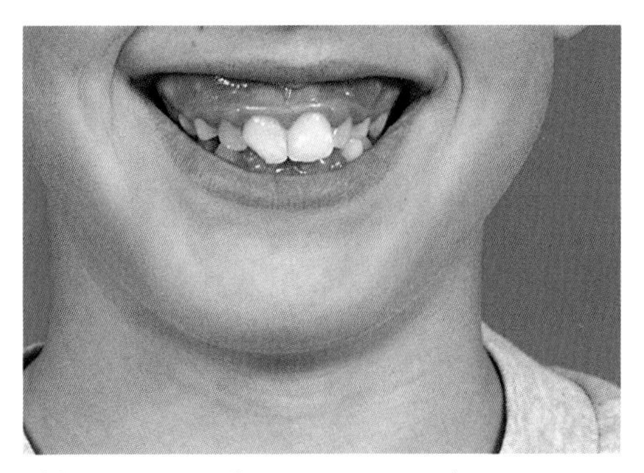

Abb. 6-18a *12-jähriger Patient: Mundatmer mit hoher Lippenlinie und defizitärem Lippenschluss.*

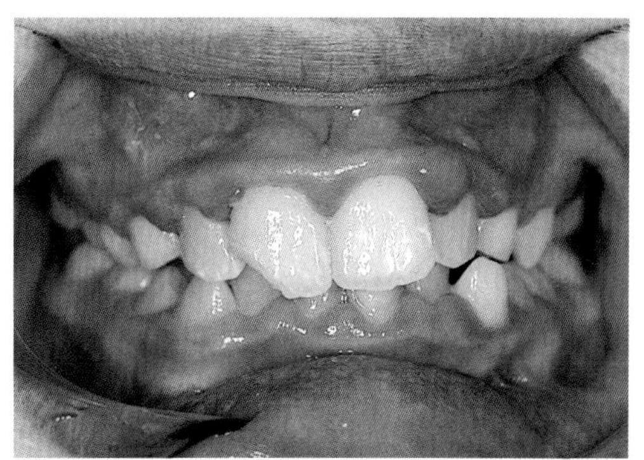

Abb. 6-18b *Leichte entzündliche Gingivavergrößerung bei dem Patienten aus Abbildungen 6-18a. Mangelnder Speichelfluss reduziert die natürliche Reinigung und verschlechtert die Situation.*

schaft auftreten. – Gingiva und Parodont besitzen Estradiol- und Androgenrezeptoren. Letztere scheinen histologische Veränderungen wie Epithelseparation und Erhöhung der Gefäßpermeabilität zu bewirken (*Vittek et al.* 1984, *Jönsson et al.* 2004). Das Gingivagewebe ist in gewissem Grad auch zum Steroid-Metabolismus in der Lage (*El Attar*, 1974). Die entzündlichen Reaktionen auf Plaque scheinen in den genannten Lebensphasen überzuschießen.

Die Histologie zeigt Kollagenfasern, Fibroblasten und Entzündungszellen.

Beteiligung nicht gingivaler Stellen

- keine

Differenzialdiagnose

- Gingivavergrößerung durch Prothesen oder Apparaturen
- medikamentös induzierte Gingivawucherung

Klinische Untersuchung

Zusätzliche Untersuchungen sind nicht nötig, wenn Plaque und sonstige assoziierte Faktoren gegeben sind.

Behandlungsoptionen

Die Behandlung sollte zunächst Mundhygieneinstruktion, *Scaling* und Erhaltungstherapie umfassen. Die entzündliche Komponente der Vergrößerung wird so beseitigt. Verbleibende fibröse Gewebebildungen sind chirurgisch zu korrigieren.

Angioödem (C1-Esterase-Inhibitor-Mangel oder -Dysfunktion)

Angioödeme können durch einen C1-Esterase-Inhibitor-Defekt oder auch allergisch bedingt sein. Die allergische Form wird im folgenden Abschnitt nicht besprochen.

Klinisches Bild

Ein Angioödem zeigt sich typischerweise als Schwellung der Lippen (Abb. 6-19)

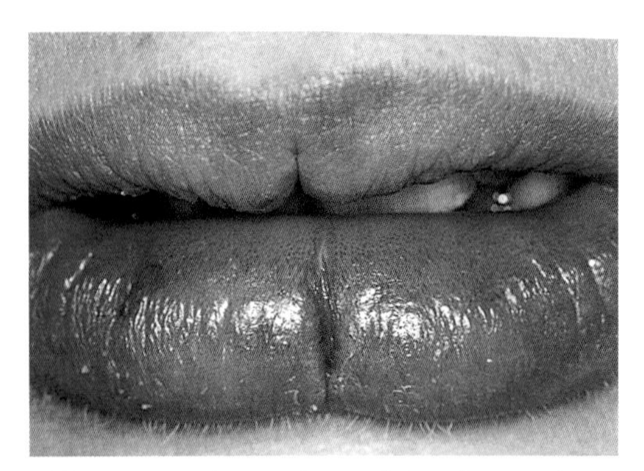

Abb. 6-19 *Morbus Crohn mit Ödem der Unterlippe und Fissur in der Mittellinie. Ein Angioödem sieht ähnlich aus, zeigt aber keine Fissur in der Mittellinie.*

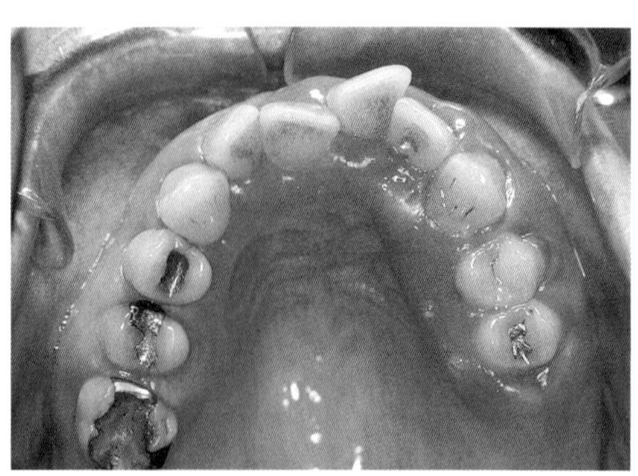

Abb. 6-20 *Schweres Ödem der Gingiva bei einem Patienten mit C1-Esterase-Inhibitor-Defekt (hereditäres Andioödem Typ II).*

oder als Angioödem an Kopf, Nacken oder Extremitäten. Es beginnt akut. Sehr selten kann die Gingiva in Form eines undeutlich lokalisierten Angioödems betroffen sein (Abb. 6-20; *Roberts et al.* 2003).

Klinische Symptome

Die Hauptgründe für den Patienten, die Praxis aufzusuchen sind ästhetische Beeinträchtigung, Unbehagen und Sorge wegen der Schwellung. Zusätzlich können Ödeme der Zunge, der Wangen oder der oberen und unteren Luftwege zu einer Behinderung der Atmung (Dyspnoe) führen, die lebensbedrohliche Züge annehmen kann.

Ätiologie

Ein Angioödem kann hereditär oder erworben (allergisch) sein. Beteiligt ist ein Defekt an einem Enzym, das die Komplementaktivierung drosselt (*Chapple/Gilbert* 2002). Die erworbene Form zeigt sich meist bei Erwachsenen, aber die hereditäre Form, die autosomal-dominant vererbt wird, kann auch bei Jugendlichen auftreten. Hereditäre Angioödeme werden klassifiziert in:

- Typ I (verminderte Enzymproduktion),
- Typ II (normaler Enzymspiegel bei enzymatischer Dysfunktion).

Beteiligung nicht gingivaler Stellen

- Zunge
- Wangen
- obere Atemwege
- Kopf
- Nacken
- Extremitäten

Differenzialdiagnose

- orofaziale Granulomatose
- *Morbus Crohn*
- Sarkoidose
- Hypersensibilitätsreaktion vom Typ I

Klinische Untersuchung

Bestimmung der C1- und C1-Esterase-Inhibitor-Werte und der C1-Esterase-Inhibitor-Funktion im Plasma.

Behandlungsoptionen

Die medizinische Behandlung ist komplex und umfasst die intravenöse Gabe von C1-Esterase-Inhibitor-Konzentrat oder die Anwendung anaboler Steroide wie Stanozolol oder Danazol. Dafür ist die Überweisung zum Immunologen erforderlich.

Granulomatöse Vergrößerungen

Orofaziale Granulomatose (OGF)

Orofaziale Granulomatose ist weniger eine Diagnose als vielmehr eine Beschreibung, die auf die zugrunde liegenden Erkrankungen hinweist, wie

- allergische Reaktionen auf Nahrungsmittel,
- Sarkoidose,
- Angioödem,
- *Melkersson-Rosenthal*-Syndrom,
- *Morbus Crohn*,
- Tuberkulose,
- Lepra.

Klinisches Bild

Das klinische Bild und die Symptome der orofazialen Granulomatose sind essenziell die eines oral manifestierten *Morbus Crohn* (s. u.), es fehlen jedoch die gastrointestinalen Befunde. Die Erkrankung tritt normalerweise in der zweiten oder dritten Lebensdekade auf, das Geschlechterverhältnis ist ausgeglichen.

Ätiologie

Die Ätiologie der orofazialen Granulomatose ist unklar. Oft wird der Ausdruck verwendet, um granulomatöse Symptome ohne bekannte systemische Ursachen zu bezeichnen. Es gibt Hinweise darauf, dass die orofaziale Granulomatose aus allergischen Reaktionen auf Nahrungsmittelallergene, wie beispielsweise Benzoate und Zimtaldehyde, resultiert.

Befall nicht gingivaler Stellen

- Gesichts- und Lippenschwellung
- Ulzerationen der Mukosa
- Mukosafibrome und Pflastersteinrelief der Mukosa
- extraoraler Befall

Klinische Untersuchung

- In der Biopsie, die bis auf den Muskel hinabreichen muss, zeigt sich ein nicht verkäsendes epitheloides Zellgranulom und Lymphödem.
- Blutuntersuchungen zeigen eine Erhöhung des Serum-ACE-Spiegels (Angiotensinkonversionsenzym) durch Freisetzung von ACE aus den Granulomen.
- Thorax-Röntgenaufnahmen

Behandlungsoptionen

- Lässt sich die zugrunde liegende Ursache feststellen, muss sie behandelt werden, auch wenn das die orofaziale Schwellung gegebenenfalls nicht beseitigt. Wenn durch Hauttests Allergene identifiziert werden können, so sollten sie durch gezielte Diäten vermieden werden.
- Kortikoidapplikation in die Läsionen kann kurzzeitig helfen, ebenso chirurgische Beseitigung.

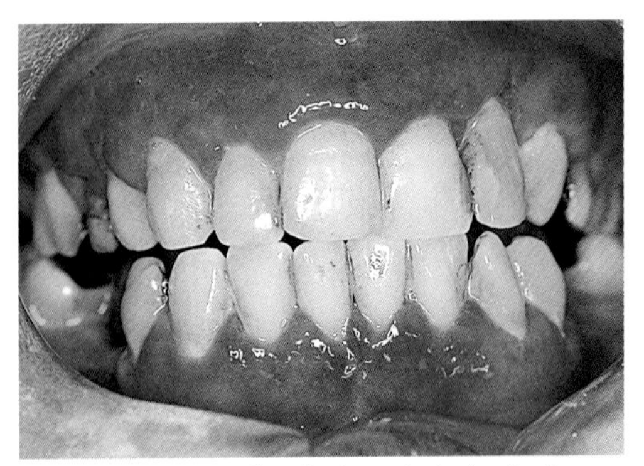

Abb. 6-21 *Breites, bandartiges gingivales Erythem, mit einer weichen, samtartigen Konsistenz. Biopsie und anschließende Untersuchungen ergaben eine Sarkoidose.*

Sarkoidose

Klinisches Bild

- breites, bandförmiges Gingivaerythem (Abb. 6-21)
- samtartige Konsistenz der freien und befestigten Gingiva
- Gingivaschwellung kann bis über die mukogingivale Grenze hinaus reichen.
- evtl. Schwellung der Lippen
- Schwellung der zervikalen Lymphknoten
- Schwellung der Speicheldrüsen, selten assoziiert mit *Heerfordt*-Syndrom, das Gesichtslähmung, Schwellung der Tränendrüsen, Uveitis und Fieber umfasst

Klinische Symptome

- Patienten klagen über Unwohlsein
- ästhetische Beeinträchtigung

Ätiologie

Sarkoidose ist eine seltene (0.02% bei Kaukasiern), multifokale granulomatöse Erkrankung, die häufiger bei farbigen Patienten auftritt.

Befall nicht gingivaler Stellen

- Lunge
- Milz
- Leber
- Augen
- Speicheldrüsen (Parotis, *Heerfordt*-Syndrom)
- Haut
- Lymphknoten des Lungenhilus und zervikale Lymphknoten

Differenzialdiagnose

- *Morbus Crohn*
- *Melkersson-Rosenthal*-Syndrom (Gesichtsödem bzw. -schwellung, *Lingua plicata* und partieller Parese des *Nervus facialis*)

Klinische Untersuchung

- Eine Biopsie kann durch Nachweis eines nicht verkäsenden Riesenzellgranuloms die Diagnose unterstützen.
- Thoraxaufnahmen könne eine Beteiligung der Lungen zeigen.
- Bestimmung des Serum-ACE-Spiegels, der infolge von ACE-Freisetzung aus den Granulomen erhöht sein kann.

Behandlungsoptionen

Überweisung des Patienten an den Arzt. Die Behandlung erfolgt mit systemisch verabreichten Kortikoiden. Die Erfolgsaussicht ist gut.

Morbus Crohn

Morbus Crohn ist eine chronisch entzündliche, granulomatöse Darmerkrankung, die typischerweise Ileum oder Kolon betrifft, aber auch alle anderen Bereiche des Verdauungstraktes befallen kann. Die befallenen Regionen werden rot, schwellen und ulzerieren gelegentlich. Wenn die Ulzera verheilen, bilden sich Narben, die zu intestinalen Konstriktionen oder Obstruktionen führen können.

Klinisches Bild

- breites Band geschwollener Gingiva
- Mukosazapfen
- lineare Ulzeration der oralen Mukosa mit Fissuren
- Pflastersteinrelief der bukkalen Mukosa infolge der Fibrosierung der Ulzera
- Schwellung der Lippe mit linearer Fissur in der Mittellinie (Abb. 6-19)

Klinische Symptome

- Lippen- und Gingivaschwellung
- orale Ulzera
- Einreißen der Mundwinkel (Mundwinkelstomatitis)

Ätiologie

Morbus Crohn ist eine chronisch entzündliche Darmerkrankung unbekannter Ätiologie.

Befall nicht gingivaler Stellen

- Dünndarm
- Blut- und Schleimstuhlgang
- Durchfall

Differenzialdiagnose

- orofaziale Granulomatose
- Sarkoidose
- *Melkersson-Rosenthal*-Syndrom
- Angioödem

Klinische Untersuchung

- Bei Granulomen und Lymphödemen ist eine Biopsie zur Diagnosestellung notwendig.
- Blutuntersuchung zeigt niedrige Serum-Eisen- und -B12-Werte als Folge der gestörten Resorption.
- Kontrastmitteldarstellung des terminalen Ileums

Behandlungsoptionen

Die Therapie erfolgt durch den Gastroenterologen. Die orale Behandlung – lokale oder intraläsionale Kortikoidapplikation (Triamcinolon) – verläuft oft unbefriedigend. Überweisung unbedingt erforderlich.

Exophytische Gewebezunahme

Leukämie

Leukämie kann sich als generalisierte Gingivaschwellung, aber auch als Ulzeration oder Hämorrhagie zeigen (s. Kap. 8).

Pyostomatitis vegetans

Klinisches Bild

- irreguläre, granulös und warzig erscheinende Gingivaschwellung
- gelbe Pusteln durch intra- und subepitheliale Abszesse

- Stellen mit Nekrose und Abschilferung
- exophytisch
- starke Blutung

Klinische Symptome

- Zahnfleischschwellung
- Schmerzhaftigkeit der Gingiva
- Zahnfleischbluten
- schlechter Geruch
- ästhetisches Unbehagen
- evtl. gastrointestinale Befunde

Ätiologie

Pyostomatitis vegetans ist eine extrem seltene Erkrankung, die in Assoziation mit entzündlichen Darmerkrankungen (gelegentlich *Morbus Crohn*, meist aber *Colitis ulcerosa*) auftritt.

Der Patient in Abbildung 1-7 zeigt eine dreifache Pathologie: ANUG, erosiven *Lichen planus* und *Pyostomatitis vegetans*.

Befall nicht gingivaler Stellen

- labiale bzw. bukkale Mukosa
- Alveolarmukosa

Differenzialdiagnose

- akute Leukämie
- medikamentös induzierte Gingivaschwellung mit schwerer Entzündung und traumatischer Ulzeration
- vesikulobullöse Erkrankung
- *Wegener*-Granulomatose

Klinische Untersuchung

- serologische und hämatologische Untersuchungen zur Identifizierung möglicher Resorptionsstörungen (z. B. Eisen und B12) und mögliche erhöhte Akute-Phase-Protein-Werte
- Biopsie zum Nachweis einer Abszedierung im Gewebe
- Endoskopie

Behandlungsoptionen

Die Behandlung erfolgt medizinisch unter Kontrolle der zugrunde liegenden Darmerkrankung. Infektionsquellen in der Mundhöhle sind zu eliminieren (Extraktion hoffnungsloser Zähne) und assoziierte Parodontitiden zu behandeln.

Wegener-Granulomatose

Klinisches Bild

- granuläre, erdbeerartige Gingivahyperplasie (Abb. 6-22)
- Bildung erdbeerartiger Exophyten (Abb. 6-23)
- verzögerte Wundheilung von Extraktionsalveolen

Klinische Symptome

- Zahnfleischschwellung
- Schmerz und Ulzeration an der Gingiva
- chronische Sinusitis und nasale Obstruktionen

Ätiologie

- Systemische Erkrankung unbekannter, vermutlich jedoch immunologischer Ätiologie

Befall nicht gingivaler Stellen

- Klassisch sind nekrotisierende Granulome der Nase, der paranasalen Sinus und der Lungen.

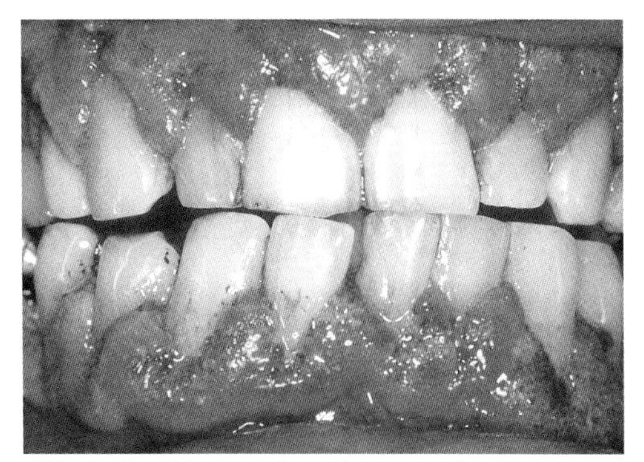

Abb. 6-22 Wegener-Granulomatose der Gingiva.

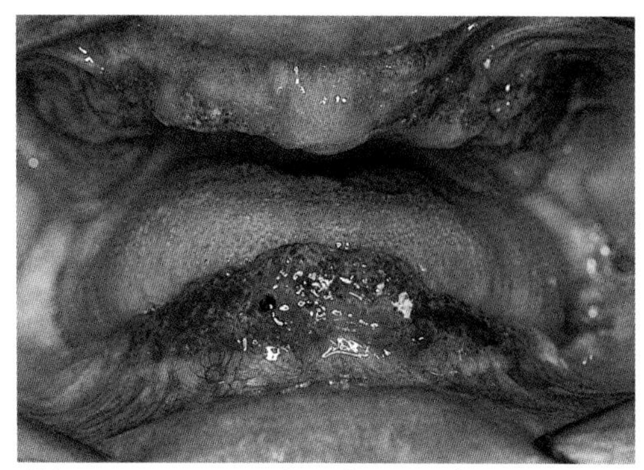

Abb. 6-23 Wegener-Granulomatose bei einem Erwachsenen. Erdbeerartige granuläre Schwellung im Bereich des unteren Alveolarkammes.

- Vaskulitits der Arteriolen der Atemwege und Lungen
- Renale Vaskulitis (Glomerulitis)
- Zunge

Differenzialdiagnose

- medikamentös induzierte Gingivawucherung
- *Pyostomatitis vegetans*

Klinische Untersuchung

- Die Biopsie zeigt in den kleinen Gefäßen nekrotisierende Veränderungen, Granulationsgewebe, Mikroabszessbildung und unspezifische Entzündung mit Leukozyten im Gewebe (Histiozyten). Es kann zu einer Epithelhyperplasie kommen, und meistens sind Riesenzellen vorhanden.
- Blutuntersuchungen zeigen Anti-Neutrophilenzytoplasma-Antikörper (ANCA) im Serum (Zytoplasmafärbung mit Spezifität für Proteinase 3).

Behandlungsoptionen

- Sofortige Überweisung an den Spezialisten (Nephrologie oder Rheumatologie):
  - systemische Verabreichung von Kortikosteroiden (Prednisolon) oder Zytotoxika (Zyklophosphamid).
  - Kontrolle der ANCA-Serumwerte, die mit der Krankheitsaktivität variieren.

Knochenschwellungen

Knochenschwellungen werden in Kapitel 11 behandelt.

Weiterführende Literatur

Chapple ILC, Gilbert AD. Understanding Periodontal Diseases: Assessment and Diagnostic Procedures and Practice. London: Quintessence, 2002;3–16.

Clerehugh V, Tugnait A, Chapple ILC. Periodontal Management of Children, Adolescents and Young Adults. London: Quintessence, 2004;131–149.

El Attar TMA. The in vitro conversion of male sex steroid [1,2-^{3}H]-androstenedione in normal and inflamed human gingivae. Arch Oral Biol 1974;19(12):1185–1190.

Gorlin RJ, Pindborg JJ, Cohen MM Jr. Syndromes of the Head and Neck. New York: McGraw-Hill, 1976;329–336.

Heasman PA, Preshaw PM, Robertson P. Successful Periodontal Therapy. A Non-Surgical Approach. London: Quintessence, 2004;99–133.

Jönsson D, Andersson G, Ekblad E, Liang M, Bratthall G, Nilsson B-O. Imunocytochemical demonstration of oestrogen receptor β, in human periodontal ligament cells. Arch Oral Biol 2004;49(1):85–88.

Noble SN, Kellett M, Chapple ILC. Decision Making for the Periodontal Team. London: Quintessence, 2004;131–149.

Rees TD. Oral effects of drug abuse. Crit Rev Oral Biol Med 1992;3(3):163–184.

Ribeiro S, Ramos A, Brandao, Rebelo J, Guerra A, Resina C et al. Cardiac valve calcification in haemodialysis patients: role of calcium-phosphate metabolism. Nephrol Dial Transplant 1998;13(8): 2037–2040.

Roberts A, Shah M, Chapple ILC. C-1 esterase inhibitor dysfunction localised to the periodontal tissues: clues to the role of stress in the pathogenesis of chronic periodontitis? J Clin Periodontol 2003;30(3):271–277.

Seymour RA, Heasman PH, Macgregor IDM. Drugs, Diseases and the Periodontium. Oxford: OUP, 1992.

Seymour RA, Ellis JS, Thomason JM. Risk factors for drug–induced gingival overgrowth. J Clin Periodontol 2000;27(4):217–223.

Vittek J, Kirsch S, Rappaport SC, Bergman M, Southren AL. Salivary concentrations of steroid hormones in males and in cycling and post–menopausal females with and without periodontitis. J Periodontal Res 1984;19(5):545–555.

Wright HJ, Chapple ILC, Matthews JB. TGF-β isoforms and TGF-β receptors in drug–induced and hereditary gingival overgrowth. J Oral Pathol Med 2001;30(5):281–289.

Ulzerationen der Gingiva – lokalisiert

Ziel

Ziel dieses Kapitels ist die Darstellung klinischer Geschehen, die sich – im Gegensatz zu weiter ausgebreiteten oder disseminierten Ulzerationen – als singuläre oder isolierte umschriebene Ulzerationen der Gingiva präsentieren.

Lernziel

Der Leser soll in die Lage versetzt werden, für die hier vorgestellten Erkrankungen zwischen harmlosen und verdächtigen Läsionen unterscheiden, die relevanten Untersuchungen veranlassen und eine angemessene Behandlung durchführen zu können.

Definition

Der Begriff „Gingivaulzeration" beschreibt eine Mukosaareal, das sein Oberflächenepithel verloren hat und in dem das Bindegewebe freiliegt. Der Ausdruck „Erosion" dagegen wird bisweilen verwendet, um diejenigen Areale mit flacher Ulzeration zu beschreiben, in denen das Bindegewebe nicht offenliegt.

Tabelle 7-1 bietet eine Zusammenfassung des in diesem Kapitel besprochenen Stoffes.

Traumatische Ulzeration

Traumatischen Ulzerationen der Gingiva liegt eine ganze Reihe möglicher Ursachen zugrunde:

- iatrogene Ätiologie (schlecht sitzende oder schlecht ausgeführte Prothesen und inadäquate Mundhygiene),
- Autoaggressivität (*Gingivitis artefacta*; Abb. 7-1, s. Kap. 9),
- direkte chemische Toxizität (Zahnpasten, Aspirin, Aufputschdrogen, Kokain; s. Kap. 3 und Kap. 10).

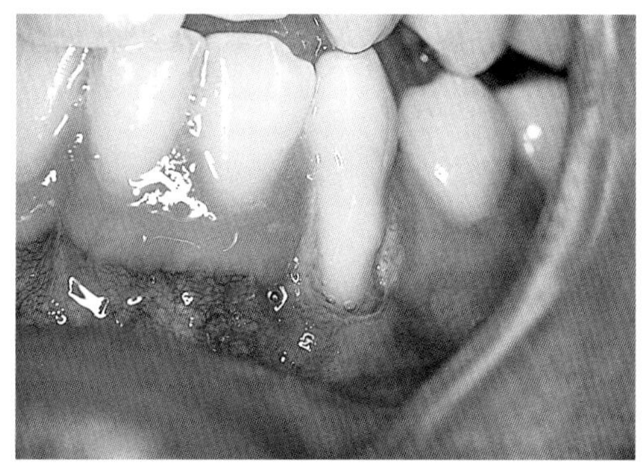

Abb. 7-1 *Gingivitis artefacta.*

Tabelle 7-1 Generalisierte Ulzerationen der Gingiva – Übersicht

Hauptkategorie	Unterkategorie	Häufigkeit	Therapie
traumatische Ulzeration	iatrogen (induziert durch Apparaturen) chemisch/thermisch Gingivitis artefacta	Traumatische Ulzerationen sind eine häufige Erscheinung.	Wird meist nicht vom Spezialisten sondern vom Zahnarzt behandelt. Bei psychischem Hintergrund (*Gingivitis artefacta*) sollte ein Psychiater eingeschaltet werden.
bakterielle Infektionen	nekrotisierende ulzeröse Gingivitis	ungewöhnlich	Behandlung in der zahnärztlichen Praxis; bei suspektem Immunstatus Überweisung an den Spezialisten
	Tuberkulose	sehr selten	überweisen
	Syphilis	sehr selten	überweisen
virale Infektionen	Hand-Fuß-Mund-Krankheit	ungewöhnlich	unterstützende Behandlung in der zahnärztlichen Praxis
	Varicella-Zoster-Virus	an der Gingiva ungewöhnlich	primäre Behandlung oder Überweisung je nach Lokalisation und Schweregrad
	Zytomegalie-Virus	sehr selten	Überweisung (die Erkrankung deutet auf eine Störung des Immunsystems hin)
tiefe Mykosen	Histoplasmose	in Großbritannien sehr selten	Überweisung zum Spezialisten
rezidivierende aphthöse Stomatitis	kleinere aphthöse Ulzera größere aphthöse Ulzera herpetiforme aphthöse Ulzera	Die aphthöse Stomatitis ist eine sehr häufige Erkrankung (20% der Bevölkerung Großbritanniens sind betroffen), eine Beteiligung der Gingiva ist jedoch ungewöhnlich.	Die Initialtherapie erfolgt in der zahnärztlichen Praxis. Ist die Reaktion hierauf negativ oder besteht der Verdacht auf eine systemische Erkrankung, sollte der Patient an einen Spezialisten überwiesen werden.
neoplastische Ulzerationen	meist squamöses Zellkarzinom Lymphome Leukämien Tumormetastasen benigne Tumoren	Neoplasien der oralen Mukosa sind ungewöhnlich und eine Gingivabeteiligung ist selten.	Dringende Überweisung zum Spezialisten zur Abklärung und Behandlung bei Malignität.

Klinisches Bild

- Das Erscheinungsbild einer traumatischen Ulzeration variiert je nach den ursächlichen Faktoren. Die Lokalisation des Ulkus lässt oft Rückschlüsse auf die Ursache zu, z. B. eine Prothesenklammer, die Feder einer kieferorthopädischen Apparatur oder Zahnfehlstellung.
- Die Ulzeration erscheint unspezifisch und kann die Ursache des Traumas sehr genau widerspiegeln.
- Selbstzugefügte Traumata können dramatische klinische Konsequenzen bis hin zur Exfoliation von Zähnen haben.

Klinische Symptome

- Der Verlauf kann asymptomatisch sein, häufiger jedoch klagen die Patienten über Schmerzen im Bereich der Ulzera.
- Bei *Gingivitis artefacta* handelt es sich meist um Jugendliche oder junge Erwachsene.

Befall nicht gingivaler Stellen

- Lokalisierte Ulzerationen der Gingiva sind meist nicht mit Läsionen an Stellen außerhalb der Gingiva assoziiert. Direkte chemische Verätzungen oder mechanische Verletzungen durch Prothesenteile oder kieferorthopädische Apparaturen können aber ähnliche Manifestationen an der oralen Mukosa auslösen.
- Patienten, die sich selbst Verletzungen im Mund zufügen, tun dies oft auch an anderen Stellen des Körpers.

Differenzialdiagnose

- unspezifische Ulzera
- vesikulobullöse Erkrankung
- Tumoren
- *Wegener*-Granulomatose
- *Pyostomatitis vegetans*
- Mittelliniengranulom nach *Stewart*

Klinische Untersuchung

- Klinische Anamnese und Untersuchung sind essentiell und machen offenkundige lokale Ursachen des Traumas deutlich.
- Bei Verdacht auf Selbstmutilation ist dringend die psychische Konstitution des Patienten zu beurteilen. Direkte Befragung der Patienten erbringt oftmals keine ehrlichen Antworten, denn die Patienten streiten ihre Aktivität heftig ab.
- Durch eine Biopsie können andere Ursachen ausgeschlossen werden.

Behandlungsoptionen

- Eliminierung offensichtlich ursächlicher Faktoren
- Bei Selbstverletzungen dringende Überweisung an den Psychiater zur weiteren Abklärung.
- Bei Verdacht auf Selbstverletzung in schweren Fällen sollte der Patient stationär aufgenommen und überwacht werden, wobei auch die definitive Diagnose gestellt werden kann.

Bakterielle Infektionen

Lokalisierte Ulzera in der Gingiva mit bakterieller Ätiologie sind selten.

Akute nekrotisierende ulzeröse Gingivitis (ANUG)

(S. auch Kap. 9.)

Klinisches Bild

- ausgefranste Ulzeration und Nekrose der Interdentalpapillen (Abb. 7-2)
- Läsion bedeckt mit einer fibrinösen, purulenten, grauen Schicht
- Blutung und Entzündung der Gingiva

Klinische Symptome

- Läsion ist schmerzhaft
- charakteristischer *Foetor ex ore*
- schlechter Geschmack im Mund

Ätiologie

Ätiologisch ist eine anaerobe Infektion mit einer Reihe von Spezies wie *Treponema vincentii* und *Fusobacterium nucleatum*, dem so genannten „fusospirochaetalen Komplex". Auch für *Prevotella intermedia* wird von einer Assoziation mit ANUG berichtet. Prädisponierende Risikofaktoren für ANUG sind:

- schlechte Mundhygiene,
- Rauchen,
- Immunschwäche,
- Unterernährung,
- konkurrierende Infektionen.

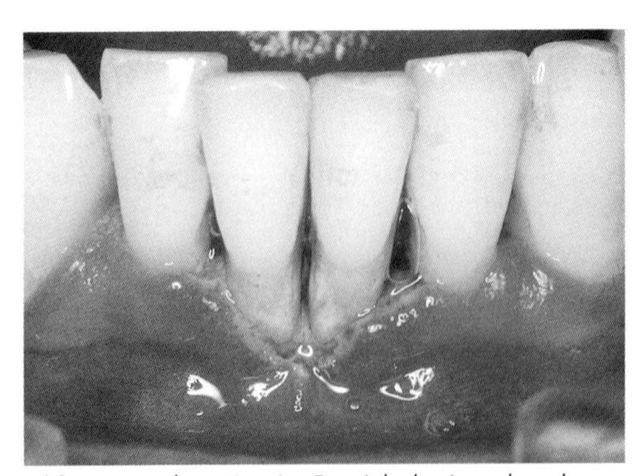

Abb. 7-2 *Ulzeration im Bereich der Interdentalpapillen bei akuter nekrotisierender ulzeröser Gingivitis (ANUG).*

Befall nicht gingivaler Stellen

- Die Infektion kann sich auf benachbarte Gewebe (andere parodontale Gewebe und orale Mukosa) ausbreiten.
- In schweren Fällen, bei immungeschwächten Patienten oder solchen mit schlechtem Allgemeinzustand, kann die Erkrankung auch die Haut betreffen und extreme Zerstörungen auslösen (*Cancrum oris*).

Differenzialdiagnose

- myeloproliferative Krankheit
- Immunsuppression nach Transplantation

Klinische Untersuchung

- Die Diagnose wird gewöhnlich anhand des klinischen Befundes gestellt.
- Nachweis des fusospirochaetalen Komplexes im Labor

Behandlungsoptionen

- Mundhygieneinstruktionen
- Einstellung des Rauchens
- *Scaling* und *Débridement* der Wurzeloberfläche
- Beseitigung der zugrunde liegenden prädisponierenden Faktoren (Mangelernährung)

- orale Gabe von Metronidazol (dreimal täglich 200–400 mg über drei Tage)

Tuberkulose

Obwohl Tuberkulosefälle zunehmen, sind orale, speziell gingivale Manifestationen eher selten. Die Infektion kann sich an der Gingiva als solitäres Ulkus mit unregelmäßigem und oft unterminiertem Rand manifestieren. Die Läsion kann auch schmerzlos sein. Gewöhnlich bildet sie sich als Sekundärinfektion durch ausgehustetes Sputum.

Syphilis

Im letzten Dezennium hat die Prävalenz sexuell übertragener Infektionen dramatisch zugenommen. Die Zahl der in Großbritannien registrierten Fälle von Syphilis ist auf dem höchsten Stand seit 1984, die der infizierten Männer hat sich seit 1998 versechsfacht.

Die Stelle der Primärinfektion mit *Treponema pallidum* produziert einen so genannten „Schanker", der mit einem variablen Zeitabstand nach der Inokulation, meist jedoch etwa drei Wochen später auftritt. Diese initiale Läsion ist papelartig und ulzerös. Der sich einstellende Schanker ist hart, oft schmerzlos, verbunden mit einer Schwellung und Entzündung der regionalen Lymphknoten und heilt innerhalb von zwei bis drei Wochen spontan ab (*Alam* 2000). Eine gingivale Beteiligung ist selten. Intraorale Läsionen finden sich häufiger an Lippen, Zunge und Gaumenschleimhaut.

Die oberflächlichen Läsionen oder mukösen Plaques („Schlangenspur-Ulzerationen") der sekundären Syphilis sind an der Gingiva selten. Gleichwohl finden sich in bis zu 40% der Fälle orale Läsionen, typischerweise vier bis zehn Wochen nach dem Schanker. Das derb-elastische Granulom der Tertiärsyphilis (*Gumma syphiliticum*) wurde an der Gingiva noch nicht beobachtet.

Die diagnostische Bestätigung hängt von den serologischen Tests ab. Aus differenzialdiagnostischen Gründen kann auch eine histologische Untersuchung der Läsion vorgenommen werden.

Virale Infektionen

Virale Infektionen (z. B. primärer *Herpes simplex*) manifestieren sich in der Gingiva und oralen Mukosa oft generalisiert (s. Kap. 4). Dagegen zeigen die nachfolgend genannten Krankheiten eher begrenzte gingivale Ausprägungen.

Hand-Fuß-Mund-Krankheit

Klinisches Bild

- Schmale Bläschen, die aufreißen und so zu oberflächlichen Ulzerationen führen. Diese konfluieren und bilden serpiginöse Formationen, die an eine *Herpes-simplex*-Infektion erinnern (Abb. 7-3 und 7-4).
- Im Gegensatz zu primären *Herpes-simplex*-Infektionen findet sich hier aber keine entzündliche Gingivitis, wenngleich die Ulzera von einem entzündlichen Hof umgeben sind.

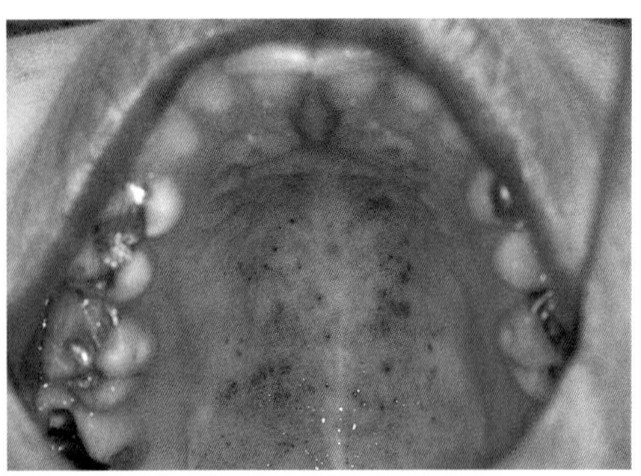

Abb. 7-3 *Hand-Fuß-Mund-Krankheit: Manifestationen an der Gaumenschleimhaut.*

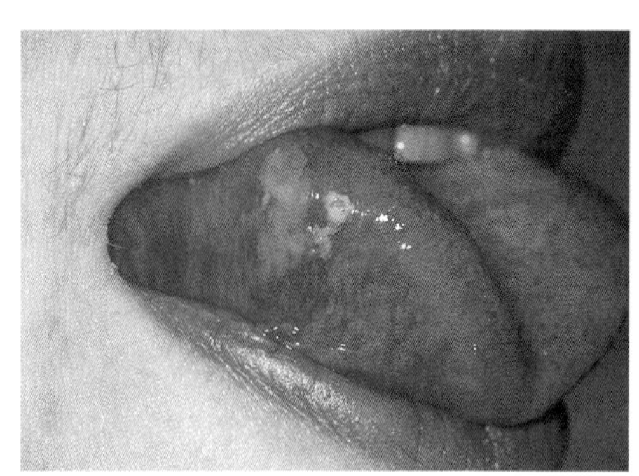

Abb. 7-4 *Konfluierende geplatzte Bläschen am Zungenrand bei Hand-Fuß-Mund-Krankheit.*

Klinische Symptome

- Die Infektion nimmt meistens einen milden Verlauf, begleitet von nur geringen systemischen Störungen, und verschwindet nach etwa 10–14 Tagen von selbst.
- Schmerzhaftigkeit der ulzerierten Stelle

Ätiologie

- Infektion mit *Coxsackie*-Virus A16

Befall nicht gingivaler Stellen

- Jede intraorale Stelle kann involviert sein.
- Handflächen und Fußsohlen. Andere Körperregionen können geringfügig betroffen sein.

Differenzialdiagnose

- *Herpes-simplex*-Infektion
- *Erythema multiforme*

Klinische Untersuchung

- Die Diagnose stützt sich meist auf die klinischen Befunde.
- Die Anzüchtung der *Coxsackie*-Viren ist nicht einfach. Das infizierte Material muss in junge Mäuse inokuliert werden.

Behandlungsoptionen

- Mundspülungen, antiinflammatorische Substanzen, Ruhe
- Die Erkrankung klingt nach sieben bis zehn Tagen von selbst ab und tritt nicht wieder auf.

Varicella-Zoster-Virus

Klinisches Bild

- Eine *Varicella-Zoster*-Virus-Infektion kann, sobald sie etabliert ist, an ihrer klassischen Ausprägung als unilaterales Erythem und als Vesikelklustern entlang der Dermatome erkannt werden (Abb. 7-5).
- Die Bläschen platzen nach ein paar Tagen, verkrusten und konfluieren. Während der Abheilung zeigen sich über einen Zeitraum von drei Wochen weitere Bläschen.

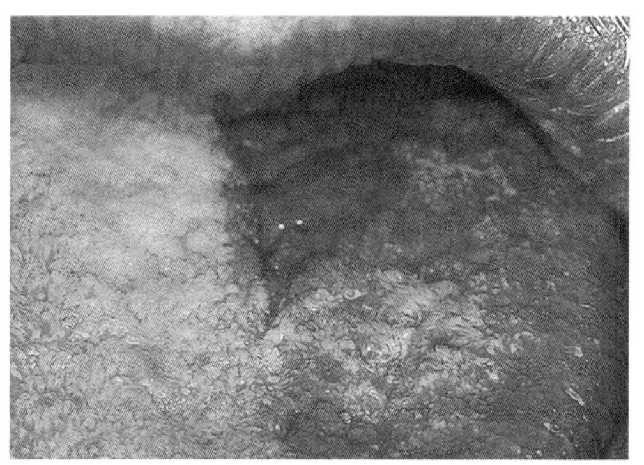

Abb. 7-5 *Herpes Zoster der Zunge: typische unilaterale Verteilung.*

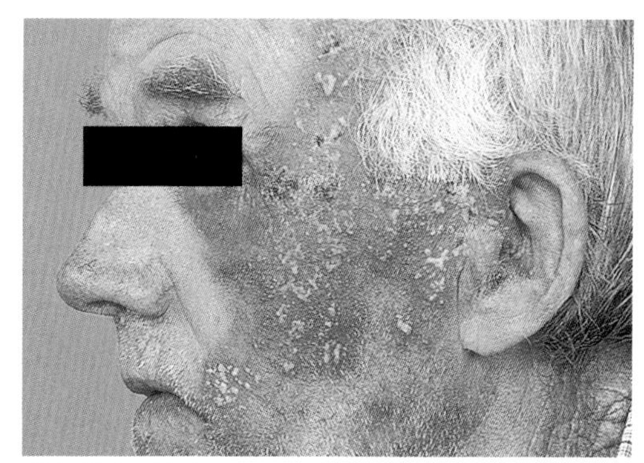

Abb. 7-6 *Verkrustete vesikuläre Läsionen im Gesicht im Gebiet aller drei Trigeminusäste.*

Klinische Symptome

- Die initialen Symptome können unspezifisch sein und Zahnschmerzen imitieren. Patienten klagen auch über Schmerzen „wie bei einem elektrischen Schock".
- Wenn sich die Krankheit etabliert hat, kommt es zu Erythem und Klustern von ulzerösen Bläschen, immer begleitet von (oftmals schweren) Schmerzen.
- beeinträchtigtes Allgemeinbefinden

Ätiologie

Reaktivierung des *Varicella-Zoster*-Virus, das inaktiv in den dorsalen Wurzel- oder kranialen Nervenganglien verborgen war. Das geschieht bei älteren Menschen bei Abnehmen der Immunität gegen das Virus. Die Infektion erfolgte in der Kindheit (Windpocken). Bei jüngeren Menschen kann die Gürtelrose Immundefizienz anzeigen.

Befall nicht gingivaler Stellen

- Die klassische Verteilung der Läsionen ist die gürtelartige Ausbreitung am Körperstamm (Gürtelrose).
- In der Kopf- und Nackenregion betrifft die Infektion überwiegend die Distributionen des fünften und siebten Hirnnervs. Der *Nervus trigeminus* ist in 15% der Fälle beteiligt, am häufigsten hierbei der *Nervus ophthalmicus*.
- Der Befall des maxillären und mandibulären Trigeminusastes ergibt Läsionen der Gesichtshaut und der Mundschleimhaut (Abb. 7-6).
- Ist der *Nervus ophthalmicus* betroffen, kann es zu einer Ulzeration der Kornea mit nachfolgender Narbenbildung kommen.
- Befall des *Ganglion geniculi* des *Nervus facialis* kann zur Ausprägung des *Ramsay-Hunt*-Syndroms (Gesichtlähmung, Bläschenbildung im äußeren Gehörgang und manchmal Beteiligung der palatinalen Schleimhaut) führen.

Differenzialdiagnose

- *Herpes-simplex*-Infektion
- myeloproliferative Krankheit
- myelosuppressive Krankheit

Klinische Untersuchung

- Die Diagnose wird gewöhnlich anhand der klinischen Befunde gestellt.
- Serologische Untersuchung, die einen Anstieg des Antikörper-Titers gegen das Virus ausweist.
- Zytologie

Behandlungsoptionen

- frühzeitige Behandlung mit hoch dosierter Gabe von Aciclovir, Valaciclovir oder Famciclovir
- bei Beteiligung des Auges Abklärung durch den Ophthalmologen
- Als Komplikation kann eine postherpetische Neuralgie hinzutreten, die eine geeignete Schmerzbehandlung erfordert.

Zytomegalie-Virus

Gelegentlich sieht man bei HIV/AIDS-Patienten lokalisierte Ulzerationen, die durch eine generalisierte Zytomegalie-Virus-Infektion bedingt sind. Eine solche Infektion markiert gewöhnlich schwere Immunsuppression (Abb. 7-7).

Eine Zytomegalie-Virus-assoziierte Läsion der Gingiva erscheint als unspezifische Ulzeration, mit nicht genauer unterscheidbaren klinisch-diagnostischen Eigenschaften. Die Anamnese einer HIV/AIDS-Erkrankung sollte Verdacht erregen. Die Diagnose wird durch Isolierung des Virus oder mittels *in-situ*-Hybridisierung bestätigt.

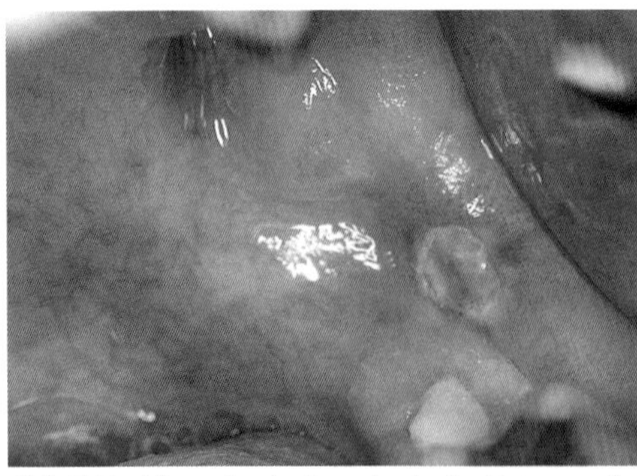

Abb. 7-7 Ulzeration bedingt durch eine Zytomegalie-Virus-Infektion bei einem AIDS-Patienten.

Tiefe Mykosen

Die tiefen Mykosen stellen eine ungewöhnliche Gruppe von Infektionen dar, die selten die Gingiva oder die Mundschleimhaut befallen. Derartige Infektionen betreffen vor allem Patienten mit Immunsuppression, z. B. bei HIV/AIDS.

Histoplasmose entsteht durch opportunistische Infektion mit *Histoplasma capsulatum*. Dieser Pilz ist in Teilen Amerikas, Indiens und Australiens endemisch. Orale Läsionen entstehen meist, wenn sich die Infektion im Körper weit ausgestreut hat. Diese Läsionen befallen nicht selten die Gingiva. Dort erscheinen sie als persistierendes, schmerzhaftes Ulkus, das einer malignen Ulzeration ähnelt. Gelegentlich kann die orale Manifestation die primäre Läsion dieser Infektion darstellen. Die Diagnose kann wegen der Variabilität des klinischen Bildes und des Fehlens spezifischer Befunde schwierig sein. Histologische und immunzytologische Untersuchungen sind hilfreich.

Paracoccidioides ist ein Pilz, der in Brasilien und anderen Teilen Südamerikas vorkommt und schmerzhafte gingivale Ulzerationen verursachen kann. Das Ulkus ist häufig eher granulär und er-

Tabelle 7-2 Klinische Befunde der rezidivierenden aphthösen Stomatitis

	Größe	Anzahl	Lokalosation	Dauer	Rezidivrate
kleinere Aphthen	5–10 mm	< 10	nicht keratinisierte Mukosa und Zungenrücken	7–14 Tage	Variable Rezidivrate. eine Episode im Monat ist nicht ungewöhnlich.
größere Aphthen	> 10 mm	1–3	keine Beschränkung der Lokalisation; oft im Oropharynx	bis 3 Monate persistierend	
herpetiforme Aphthen	1–3 mm	10–100	keine Beschränkung der Lokalisation	10–14 Tage	

scheint klinisch ähnlich wie die *Pyostomatitis vegetans.*

Weitere opportunistische tiefe Mykosen, die gingivale Ulzerationen hervorrufen können, sind Kryptokokkosen, *Coccidioides*-Mykosen und *Mucor*-Mykosen.

All diese seltenen Erkrankungen erfordern eine detaillierte Anamnese, die auch mögliche Reisen des Patienten in diejenigen Gebiete erfasst, in denen die jeweiligen Mykosen endemisch sind. Die *Essential Mikrobiology for Dentistry* von *Samaranayake* (2002) stellt ein nützliches Handbuch bei der Abklärung auf die oben genannten Erreger dar.

Rezidivierende aphthöse Stomatitis

Diese Form der Stomatitis ist im Unterkiefer häufig und betrifft 20% der Bevölkerung. Sie tritt typischerweise bei Kindern, Jugendlichen und junge Erwachsene auf (*Porter* 1998). Die Ulzera bilden sich dabei eher an der oralen Mukosa als an der Gingiva, in einigen Fällen ist jedoch die Gingiva involviert.

Klinisches Bild

Aphthöse Ulzera sind rund oder oval und haben typischerweise eine erythematöse Peripherie und eine homogene, weiß, grau oder gelb gefärbte Basis. Nach den klinischen Befunden unterscheidet man 3 Arten (Tab. 7-2):

- kleine aphthöse Ulzera (80% der Fälle; Abb. 7-8),
- größere aphthöse Ulzera (15% der Fälle; Abb. 7-9),
- herpetiforme aphthöse Ulzera (5% der Fälle; Abb. 7-10).

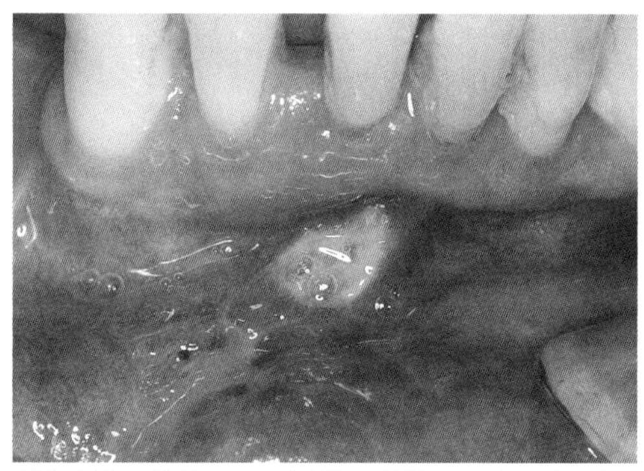

Abb. 7-8 Kleineres aphthöses Ulkus an der alveolären Mukosa und Gingiva.

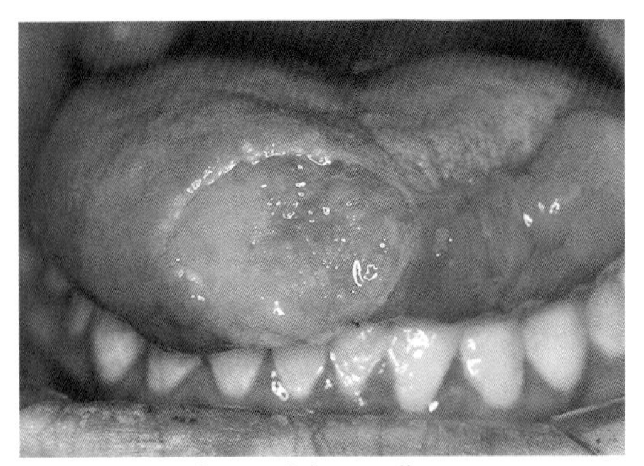

Abb. 7-9 *Größeres aphthöses Ulkus am Zungenrand.*

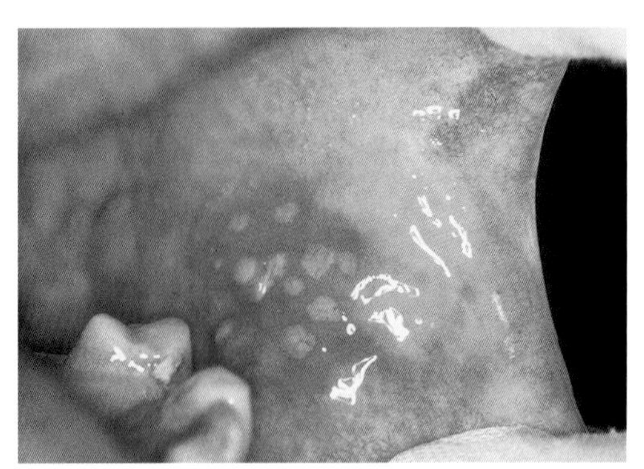

Abb. 7-10 *Herpetiforme Ulzera, die bereits konfluieren.*

Klinische Symptome

- Aphthen sind schmerzhaft, das gilt besonders für große Aphthen.
- Herpetiforme Aphthen beeinträchtigen mitunter auch das Allgemeinbefinden, was bei der Diagnosestellung verwirrend sein kann.

Ätiologie

Die Ätiologie rezidivierender aphthöser Stomatitiden ist multifaktoriell und bei den meisten Patienten nicht genau zu ermitteln. Man muss an folgende Möglichkeiten denken:

- Bluterkrankungen,
- adulte Zöliakie,
- Entzündliche Darmerkrankung (*Morbus Crohn, Colitis ulcerosa*),
- Laktoseintoleranz (besonders bei afrokaribischen Patienten),
- sonstige Nahrungsmittelallergien oder -intoleranzen,
- *Morbus Behçet,*
- systemischer *Lupus erythematodes,*
- *Reiter*-Syndrom,
- Knochenmarksdysfunktion,
- hormonell (Beziehung zur prälutealen Phase der Menstruation).

Befall nicht gingivaler Stellen

- Aphthöse Ulzera können an jeder Stelle der Mundschleimhaut auftreten.
- Patienten mit *Morbus Behçet* können aphthöse Ulzerationen auch im Genitalbereich aufweisen.

Differenzialdiagnose

- traumatische Ulzeration
- systemische Grunderkrankung
- *Morbus Behçet*

Klinische Untersuchung

- großes Blutbild
- Serum-Ferritin, -Folsäure und -B12
- biochemisches Profil, Akute-Phase-Marker und geeignete immunologische Untersuchungen, je nach dem klinischen Bild und den übrigen Laborbefunden (z. B. Anti-intrinsischer-Fak-

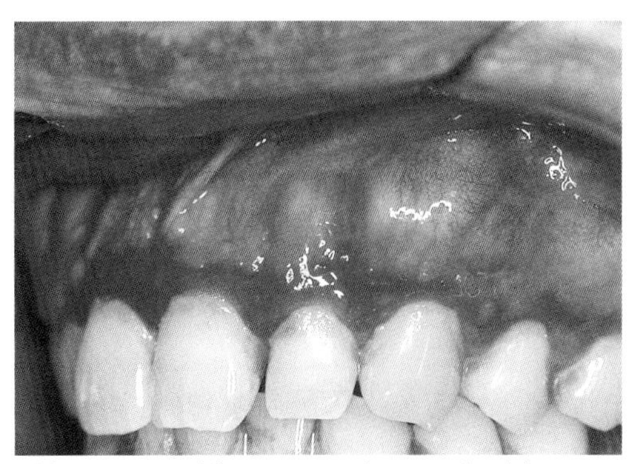

Abb. 7-11 *Proliferative, verruköse Leukoplakie in einem Bereich mit desquamativer Gingivitis an der bukkalen Gingiva.*

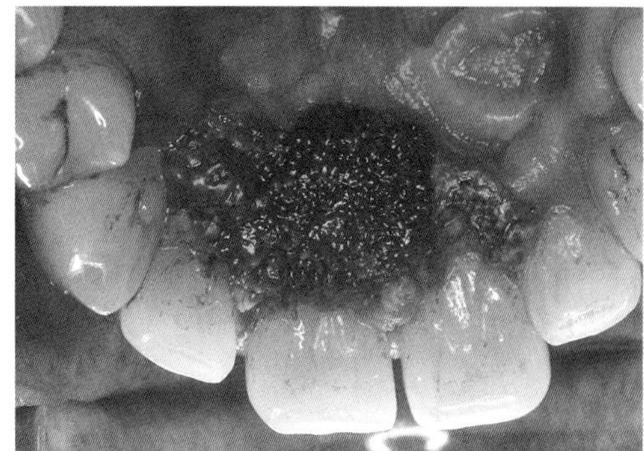

Abb. 7-12 *Proliferative, verruköse Leukoplakie beim gleichen Patienten am Gaumen. Durch eine Exzisionsbiopsie wurde nachfolgend ein squamöses Zellkarzinom diagnostiziert.*

tor- und Anti-Magenparietalzellen-Antikörper bei B12-Mangel)

Behandlungsoptionen

- Identifizierung und Behandlung der Grunderkrankung bzw. der nicht diagnostizierten Erkrankung
- Mundspülung mit Chlorhexidin (0,2%)
- lokale Anwendung von entzündungshemmenden Medikamenten (Benzydamin Hydrochlorid)
- lokale Anwendung von Kortikosteroiden (Prednisolon- oder Betnesol-Mundspülungen)
- isolierende Abdeckung (Orabase)
- lokale Applikation von Anästhetika (Lidocain Gel)
- in schweren Fällen systemische Kortikoid- und/oder Azathioprin-Gabe mit adäquater Überwachung
- Andere Medikamente, wie Kolchizin, Thalidomid und immunmodulierende Substanzen, sollten vom Spezialisten verabreicht werden.

Neoplastische Ulzerationen

Neoplasien sind in der Mundhöhle generell und besonders an der Gingiva eine seltene Ursache für Ulzeration. Tatsächlich liegen verschiedene Fallberichte über benigne (*Tosios* 1993) und metastatische Tumoren im Bereich der Gingiva, solche Bildungen sind aber auf jeden Fall selten. In Großbritannien machen orale Malignome etwa 1-2% aller malignen Tumoren beim Menschen aus und nur 5% der oralen Malignome betreffen die Gingiva.

Das orale squamöse Zellkarzinom bildet sich *de novo* oder aus oralen Präkanzerosen (*Neville* 2002). Selten entstehen maligne Bildungen im Bereich einer desquamativen Gingivitis (Abb. 7-11 und Abb. 7-12).

Neoplasien, die sich als Ulzeration präsentieren, sind normalerweise eher als maligne denn als benigne anzusehen. Die meisten Malignome der Gingiva sind squamöse Zellkarzinome. Ferner manifestieren sich Lymphome entweder

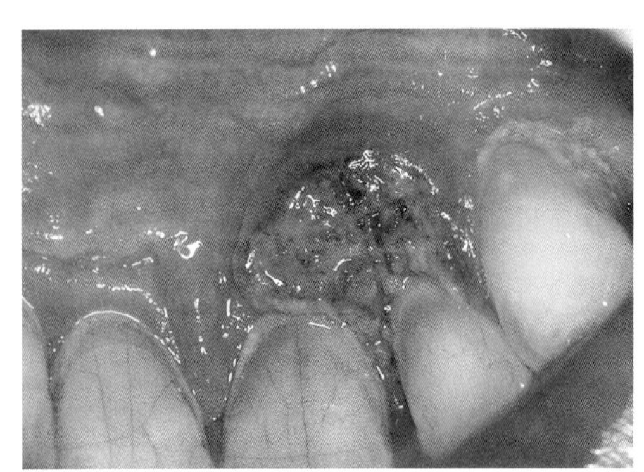

Abb. 7-13 *Squamöses Zellkarzinom der Palatinalschleimhaut.*

als Schwellung oder als Ulzeration der Gingiva. Eine kurze Darstellung zum Lymphom findet sich in Kapitel 8.

Orales squamöses Zellkarzinom

Das orale squamöse Zellkarzinom findet sich gewöhnlich nicht an der Gingiva. Bei Japanern wird jedoch für diese Lokalisation eine Häufung registriert (*Laskaris/Scully* 2003).

Klinisches Bild

- Ein persistierendes, hartes Ulkus mit granulierter Basis und eingerollten Rändern sollte Verdacht erregen. Generell deutet eine granulierte Oberfläche auf Malignität hin und erfordert dringend eine Biopsie (Abb. 7-13).

Klinische Symptome

- Das squamöses Zellkarzinom kann asymptomatisch sein, doch verursacht es Beschwerden, wenn es ulzeriert. Durch Sekundärinfektionen wird dies noch verstärkt.
- In einigen Fällen kommt es traumatisch bedingt oder spontan zu Blutungen.

Ätiologie

Die Ätiologie des oralen squamösen Zellkarzinoms ist noch nicht völlig verstanden, doch gelten Tabak und Alkohol als die Hauptrisikofaktoren. Generell kommen infrage:

- Tabak (Kauen und Rauchen),
- Alkohol,
- Betelnusskauen,
- Entartung von Präkanzerosen,
- schlechte Ernährung (zu wenige Antioxidanzien),
- onkogene Viren (z. B. humanes *Papilloma*-Virus Type 16),
- ultraviolette Strahlung (maligne Entartung aktinischer Keratosen).

Befall nicht gingivaler Stellen

- Das orale squamöse Zellkarzinom kann an jeder Stelle entstehen. In der westlichen Welt findet es sich jedoch meistens im Bereich der Zunge und des Mundbodens.
- Gleichzeitig oder verzögert können weitere Tumoren an anderen Stellen der Mundschleimhaut entstehen. Etwa 20–39% der Patienten mit oralem squamösem Zellkarzinom haben multiple Primärtumoren, oder werden solche entwickeln. (Konzept der Feldkanzerisierung).
- Mit der Zeit kommt es zu einer lokalen Invasion in die Nachbargewebe und zur Entwicklung von Fernmetastasen. Daraus ergeben sich weitere Symptome, wie Lymphadenopathie, Gewebefixierung und veränderte Sensibilität bei Beteiligung des Nervgewebes.

Differenzialdiagnose
- traumatisches Ulkus
- Leukoplakie
- Erythroplakie
- chronische Sepsis
- Lymphome
- *Histiocytosis*-X
- granulomatöse Erkrankungen
- *Wegener*-Granulomatose
- *Pyostomatitis vegetans*

Klinische Untersuchung
- Unabdingbar ist eine Biopsie zur Diagnostik und zur exakten Feststellung der Art des Tumors, von der die definitive Therapie abhängt.
- Computer- oder Magnetresonanz-Tomographie der Primärläsionen und der regionären Lymphknoten, Röntgendiagnostik der Lungen.

Behandlungsoptionen

Frühzeitige Diagnose und Therapie sind für eine günstige Prognose äußerst wichtig. Die erste Therapiewahl ist der chirurgische Eingriff. Zusätzlich hierzu oder anstelle der Chirurgie kann, je nach klinischer Situation, eine Radiotherapie erfolgen.
Die Therapie von Patienten mit einem oralen squamösen Zellkarzinom erfordert einen multidisziplinären Ansatz unter Beteiligung von Chirurgen, Onkologen, restaurativen Zahnärzten und geeigneten medizinischen Diensten.

Metastasen

Metastasen in der Mundhöhle, insbesondere in der Gingiva sind ungewöhnlich. Kommt es doch dazu, so handelt es sich meist um Metastasen von Tumoren der Brust (*Epstein* 1987), der Bronchien (*Watanabe* 2001) oder der Nieren. In der Literatur findet sich eine Reihe von Fallberichten über das Auftreten von Metastasen anderer Tumoren in der Gingiva, darunter Lymphome, das Magenkarzinom (*Shimoyama* 2004), das Prostataadenokarzinom und Blasenkarzinome (*Irle* 2001). Gingivametastasen solcher Tumoren deuten auf eine ausgedehnte Metastasierung im Körper hin.

Weiterführende Literatur

Alam F, Argiridou AS, Hodgson TA, Kumar N, Porter SR. Primary syphilis remains a cause of oral ulceration. Br Dental J 2000;189(7):352–354.

De Courten A, Irle C, Lombardi T, Samson J. Metastatic transitional cell carcinoma of the urinary bladder presenting as a mandibular gingival swelling. Journal of Periodontology 2001;72(5):688–690.

Epstein JB, Knowling MA, Le Riche JC. Multiple gingival metastases from angiosarcoma of the breast. Oral Surg Oral Med Oral Pathol 1987;64(5):554–557.

Laskaris G, Scully C. Periodontal Manifestations of Local and Systemic Diseases. New York: Springer, 2003.

Neville Bw, Day TA. Oral Cancer and Precancerous Lesions. CA Cancer J Clin 2002;52(4):195–215.

Porter SR, Scully CM, Pedersen A. Recurrent aphthous stomatitis. Crit Rev Oral Biol Med 1998;9(3):306–321.

Samaranayake, LP. Essential Microbiology for Dentistry. Edinburgh: Churchill Livingstone, 2002.

Shimoyama S, Seto Y, Aoki F, Ogawa T, Toma T, Endo H et al. Gastric cancer with metastasis to the gingiva. J Gastroenterol Hepatol 2004;19(7):831–835.

Tosios K, Laskaris G, Eveson J, Scully C. Benign cartilaginous tumour of the gingiva. a case report. Int J Oral Maxillofac Surg 1993;22(4):231–233.

Watanabe M, Yasuda K, Tomita K, Kato K, Sako T, Sano H et al. Lung cancer metastasis to the gingiva. Nihon Kokyuki Gakkai Zasshi 2001;39:1,50–54.

Kapitel 8

Ulzerationen der Gingiva – generalisiert

Ziel

Ziel dieses Kapitels ist es, diejenigen Krankheitsbilder vorzustellen, die sich als großflächige oder disseminierte Areale gingivaler Ulzeration präsentieren.

Lernziel

Nach der Lektüre dieses Kapitels sollte der Leser in der Lage sein, eine Differenzialdiagnose in Fällen generalisierter Ulzerationen der Gingiva zu formulieren. Er sollte die extraoralen Manifestationen assoziierter Erkrankungen kennen und geeignete Untersuchungen, die eine definitive Diagnose und somit effektive Therapie ermöglichen, anordnen und interpretieren können. Tabelle 8-1 listet die in diesem Kapitel besprochenen Krankheitsbilder auf.

Vesiculae und *Bullae*

Ein eigenes Kapitel für vesikuläre Läsionen ist nicht gerechtfertigt. Deshalb sollen an dieser Stelle einige kurze Hinweise zu ihrer Diagnostik gegeben werden. Die wahrscheinlichste Ursache für Blasenbildung an Gingiva oder Mukosa sind:

- Virusinfektionen,
- chemisches, thermisches oder mechanisches Trauma,
- vesikulobullöse Erkrankungen, wie z.B. das mukokutane Pemphigoid (zikatriziell).

In Fällen von viral bedingten Läsionen sollte bei der Anamnese nach Prodromen geforscht werden. Ferner ist auf Lymphadenopathie (Abb. 1-6) und Fieber hin zu untersuchen. Eine traumatische Ursache erhellt zumeist aus der Anamnese. Die Vesikelflüssigkeit ist dann entzündlicher Natur und Anzeichen für eine systemische Infektion fehlen. Die vesikulobullösen Erkrankungen werden in den Kapiteln 7 und 8 acht besprochen.

Mukokutane Erkrankungen

Pemphigoid

Das Pemphigoid ist eine vesikulobullöse Autoimmunerkrankung, die sich als subepitheliale Blasenbildung manifestiert. Diese ist das Ergebnis der Produktion von gegen die Basalmembran des Epithels gerichteten Antikörpern. Die Krankheit findet sich gewöhnlich bei Pa-

Tabelle 8.1 Generalisierte Ulzerationen der Gingiva – Übersicht

Hauptkategorie	Unterkategorie	Häufigkeit	Therapie
mukokutane Erkrankungen	mukokutanes Pemphigoid	ungewöhnlich bis selten	Überweisung an den Spezialisten zur Diagnostik, Therapie und Überwachung möglicher extraoraler Manifestationen
	Pemphigus	selten	Überweisung an den Spezialisten. Es handelt sich um eine ernsthafte Erkrankung, die in einigen Fällen lebensbedrohlich sein kann.
	Lichen planus	häufige Erkrankung; generalisierte Gingivabeteiligung sehr selten	Schwere, rezidivierende Fälle sollten an den Spezialisten überwiesen werden.
hämatologisch	Leukämien	ungewöhnlich	Leukämien werden selbstverständlich vom Hämatologen behandelt. Mundhygienemaßnahmen können in der zahnärztlichen Praxis durchgeführt werden. Die Behandlung der Läsionen der oralen Mukosa mit Chemo- bzw. Radiotherapie sollte in einer Spezialklinik erfolgen.
	Lymphome	ungewöhnlich	wie bei den Leukämien
	andere hämatologische Erkrankungen (z. B. Myelosuppressionen)	selten	wie bei den Leukämien
Infektionen	primäre herpetische Gingivostomatitis (s. Kap. 4)	ungewöhnlich; erscheinen eher als Erythem denn als generalisierte Ulzeration der Gingiva	Unterstützende Maßnahmen und antivirale Agenzien wie Aciclovir, die aber nur in sehr frühen Stadien der Krankheit von Wert sind.

tienten über 50 Jahren und doppelt so häufig bei Frauen wie bei Männern (*Chan* 2002). Es gibt zwei Hauptvarianten der Erkrankung:

- das mukokutane Pemphigoid mit überwiegender Beteiligung der Schleimhäute,
- das bullöse Pemphigoid mit hauptsächlich kutaner Beteiligung.

Klinisches Bild

- Die Manifestation des mukokutanen Pemphigoids beginnt oft im Mund und bleibt gelegentlich auf die orale Mukosa beschränkt (Abb. 8-1).
- Obwohl orale Läsionen beim bullösen Pemphigoid den Hautläsionen selten vorausgehen, kann eine Beteiligung der Mundschleimhaut das Krankheitsbild begleiten.

- Die Hauptmanifestation des mukokutanen Pemphigoids am Parodont ist die desquamative Gingivitis (Abb. 8-2). Sie kann die einzige orale Manifestation darstellen (s. Kap. 4). Die desquamative Gingivitis ist bei Assoziation mit einer vesikulobullösen Erkrankung durch flache Erosionen gekennzeichnet (Abb. 8-3); (*Richards* 2005).
- Anti-Basalmembran-Antikörper sind beim bullösen Pemphigoid in 80%, beim mukokutanen in 60% der Fälle im Serum nachzuweisen.
- Desquamative Gingivitis tritt auch bei Pemphigus, *Lichen planus* und diskoidem *Lupus erythematodes* auf.
- Extraorale Manifestationen des mukokutanen Pemphigoids sind wegen der Narbenbildung und anschließenden Narbenkontraktion problematisch. Häufige Orte solcher Läsionen sind die Augen, die Genitalien und der Ösophagus.
- In seltenen Fällen besteht eine Beziehung zu internen Malignomen.

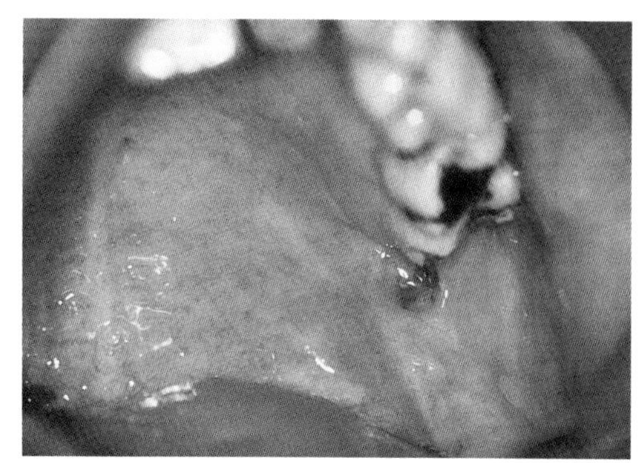

Abb. 8-1 *Kleine blutgefüllte Bläschen, die leicht mit traumatisch bedingten Blasen verwechselt werden können.*

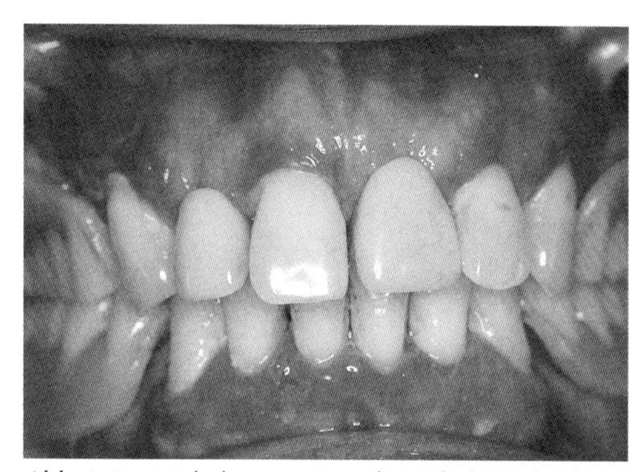

Abb. 8-2 *Mukokutanes Pemphigoid, das sich als desquamative Gingivitis präsentiert.*

Klinische Symptome

- Das Hauptsymptom ist Schmerz, begleitet von Blutungen beim Zähneputzen.
- Die Beeinträchtigung kann soweit gehen, dass der Patient die Geschmacksöle in Zahnpasten nicht tolerieren kann.
- Die Patienten sind beunruhigt über das Aussehen der Gingiva, die hochrot erscheinen kann.
- Die Patienten beklagen mitunter die intraorale Blasenbildung, doch bleiben die Blasen oft auch unbemerkt. Meist

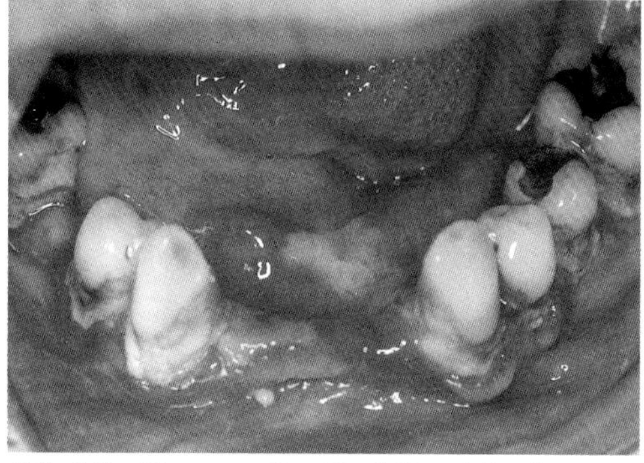

Abb. 8-3 *Desquamative Gingivitis mit Erosionen.*

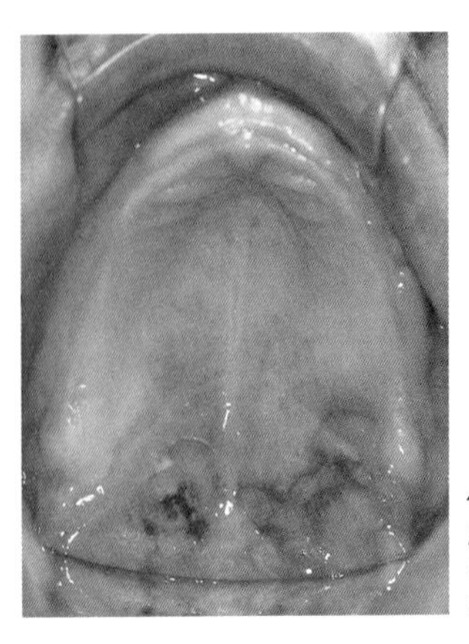

Abb. 8-4 Typische palatinale Erosionen beim mukokutanen Pemphigoid.

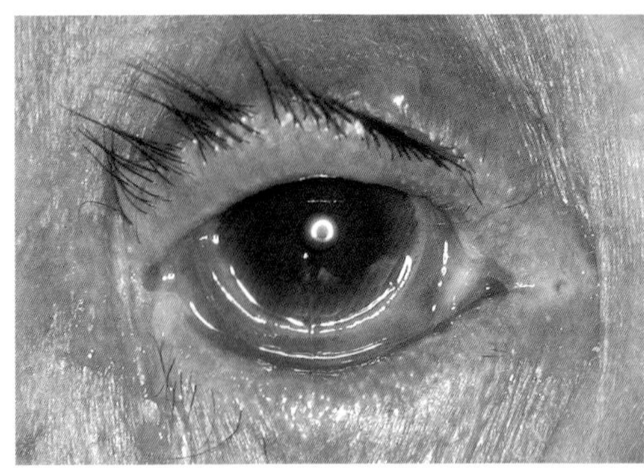

Abb. 8-5 Augenmanifestation mit Entropion (E) und Symblepharon (S).

werden die Patienten erst aufmerksam, wenn die Blasen platzen und schmerzhafte Ulzerationen entstehen. Die Blasen können einige Tage bestehen bleiben, oft kommt es jedoch schon nach wenigen Stunden zur Ruptur.
- Blasenbildung und nachfolgende Ulzeration können durch abrasive Kost provoziert werden.

Ätiologie

Das Pemphigoid ist eine Autoimmunerkrankung, die gekennzeichnet ist durch die Produktion von Antikörpern gegen die Basalmembran des Epithels.

Befall nicht gingivaler Stellen

- Das mukokutane Pemphigoid kann, wie der Name sagt, jede Schleimhaut befallen. Intraoral sind gewöhnlich der harte und weiche Gaumen betroffen, da der Speisebolus vor dem Verschlucken hier angedrückt wird. Klinisch zeigt sich eine flache, irreguläre Ulzeration mit einem erythematösen und manchmal hämorrhagischen Rand (Abb. 8-4). Um die Ulzeration herum kann sich als Ausdruck der Abheilung unter Bildung von Narbengewebe eine Keratose präsentieren.
- Extraorale Ausprägungen betreffen mitunter den Ösophagus, der stenosieren kann (Dysphagie).
- Äußerst störend sind Läsionen an den Genitalien.
- Augenläsionen sind oft initial heimtückisch. Sie betreffen bis zu 60% der Patienten und beeinträchtigen häufig das Sehen. Die Augenlider schmerzen infolge der Ulzeration der Bläschen. Nachfolgend wölbt sich das Augenlid aufgrund der Narbenbildung nach innen ein (*Entropion*). Bei Narbenbildungen an der Konjunktiva resultiert ein *Symblepharon* (Vernarbung und Verklebung der tarsalen und bulbären Konjunktiva; Abb. 8-5).
- Läsionen im Bereich der Nase führen zum Bluten und Verkrusten der nasalen Mukosa.
- Auch die Haut kann beim mukokutanen Pemphigoid beteiligt sein.

Differenzialdiagnose

Wenn sie ulzeriert, deutet eine desquamative Gingivitis eher auf eine vesikulobullöse Erkrankung hin als auf einen *Lichen planus*, der die häufigste Ursache für desquamative Gingivitiden darstellt. Für die Diagnose ist die Verteilung sowohl der intra- als auch der extraoralen Läsionen von Bedeutung. Als Differenzialdiagnose kommen infrage:

- Pemphigus,
- lineare IgA-Dermatose,
- *Erythema multiforme,*
- traumatische Bläschenbildung,
- *Epidermolysis bullosa acquisita,*
- *Dermatitis herpetiformis.*

Klinische Untersuchung

- Goldstandard für die Diagnose ist die direkte Immunfluoreszenz einer unfixierten Mukosabiopsie. Diese sollte einer möglichst jungen Läsion entnommen werden. Wichtig ist es, einen Saum periläsionalen Gewebes mit zu exzidieren. Beim mukokutanen Pemphigoid sind lineare Ausfällungen von IgA und C3 in der Basalmembran charakteristisch.
- routinemäßige histopathologische Untersuchung
- Zirkulierende Anti-Basalmembran-Antikörper können mit der indirekten Immunfluoreszenz dargestellt werden. Dieser Test weist jedoch eine wesentlich geringere Sensibilität auf: Er ist (in Abhängigkeit von der jeweiligen Methode) bei etwa 60% der Patienten positiv.
- Klinisch ist das *Nikolski*-Zeichen zu beobachten (Abwischbarkeit der obersten Epidermislagen durch seitlichen Druck infolge der Akantholyse).

Behandlungsoptionen

- In allen Fällen von mukokutanem Pemphigoid ist eine ophthalmologische Abklärung erforderlich. Unbehandelte Manifestationen im Auge können erhebliche negative Folgen haben.
- Ist die Krankheit auf den Mund beschränkt, können Kortikosteroide lokal appliziert werden.
- Schwerere oder weiter ausgebreitete Erkrankungen machen eine systemische Kortikoidanwendung unter Umständen in Kombination mit einem steroidsparenden Medikament (Azathioprin) nötig. Therapeutische Bedeutung besitzen auch Dapson, Mycophenolat Mofetil oder Tacrolimus. Solche Medikamente sollten nur vom Spezialisten eingesetzt werden.
- Je nach Lokalisation der Krankheit ist eine Überweisung an andere Fachrichtungen notwendig.

Pemphigus

Der Pemphigus ist eine intraepitheliale bullöse Autoimmunerkrankung, die weniger häufig, aber gefährlicher ist als das Pemphigoid. Sie tritt in verschiedenen Formen auf:

- *Pemphigus vulgaris* (befällt gewöhnlich die Mundschleimhaut und wird unten genauer besprochen),
- *Pemphigus vegetans,*
- *Pemphigus erythematosus,*
- *Pemphigus foliaceus* (befällt die Mundschleimhaut nicht).

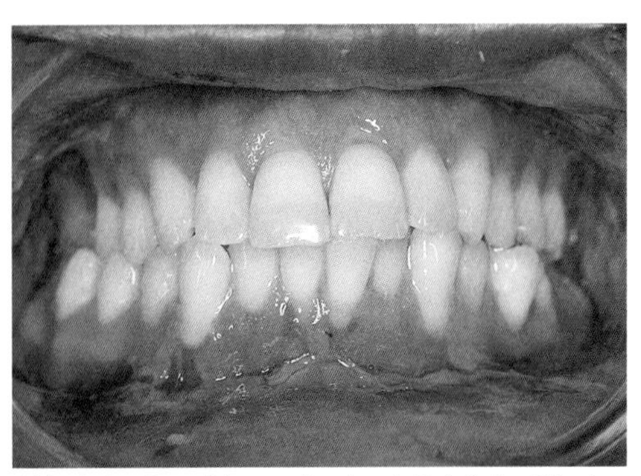

Abb. 8-6 *Pemphigus vulgaris mit Befall der Gingiva verursacht desquamative Gingivitis mit Bereichen von Erosion und Hämorrhagie.*

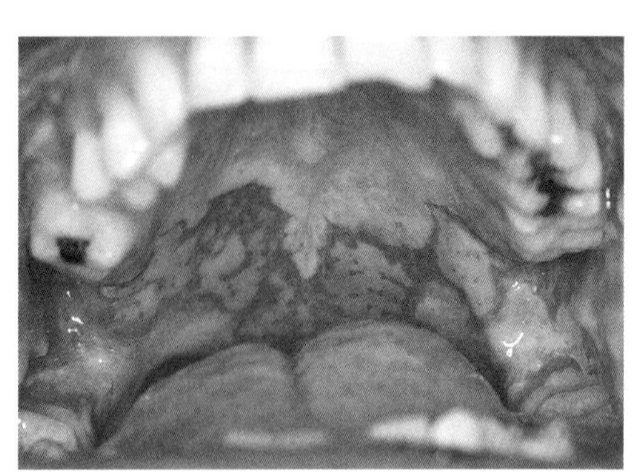

Abb. 8-7 *Pemphigus vulgaris am Gaumen.*

Klinisches Bild

- Manifestationen an der Mukosa sind häufig und gehen denen an der Haut gewöhnlich voraus. Oft präsentieren sich die ersten Zeichen der Erkrankung an der oralen Mukosa, vor allem in Form einer desquamativen Gingivitis, und dies mitunter einige Monate vor dem Auftreten an anderen Stellen (Abb. 8-6 und 8-7).
- Die Blasen sind schlaffer als die eher festen Blasen beim Pemphigoid und fragil, da sie als intraepitheliale Blasen dünne Wände haben (Abb. 8-8).
- Platzen die Blasen auf, so hinterlassen sie große, flache Erosionen mit zerrissenen Rändern oder diskrete, schlitzförmige Ulzera mit gezackten Rändern, die häufig von weißer Mukosa umgeben sind (Abb. 8-9).
- Bläschen entstehen an traumatisierten Stellen, sind also oft am Gaumen zu finden.
- Eine desquamative Gingivitis ist häufig und kann den einzigen klinischen Befund darstellen. Wie beim Pemphigoid kann sie mit Erosionen der Gingiva assoziiert sein.

Klinische Symptome

- Die Patienten klagen über schmerzhafte Ulzerationen, Gingivitis und gelegentlich über Blasenbildung an Haut und Schleimhäuten. Im frühen Stadium kann die Bläschenbildung aber unbemerkt bleiben.
- Die Symptome sind den für das Pemphigoid beschriebenen sehr ähnlich.

Ätiologie

Der Pemphigus stellt eine Autoimmunerkrankung dar, die mit der Produktion von Antikörpern gegen die Interzellulärsubstanz der Haut- und Schleimhautoberflächen einhergeht. Bei *Pemphigus vulgaris* sind dies gewöhnlich Antikörper gegen Desmoglein 3, ein transmembranöses, desmosomales Glykoprotein.

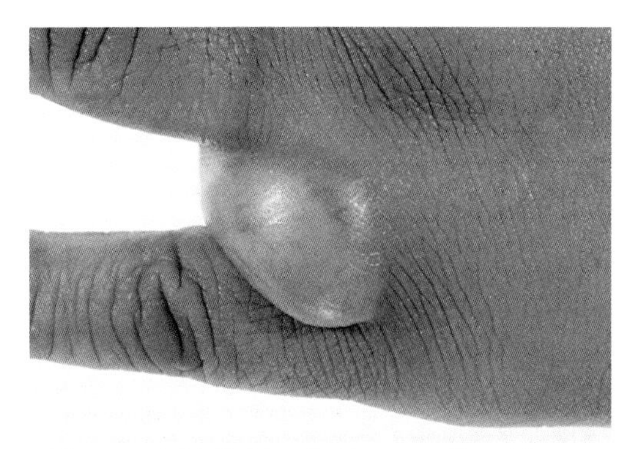

Abb. 8-8 Schlaffe Blase bei kutanem Pemphigus.

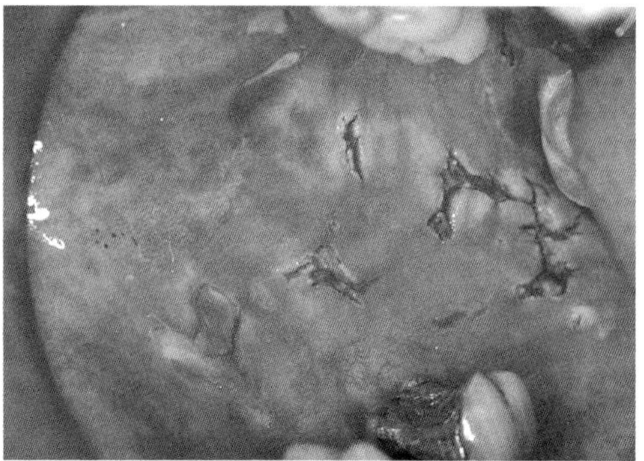

Abb. 8-9 Schlitzartige Ulzera bei Pemphigus der Mundschleimhaut.

Befall nicht gingivaler Stellen

- Viele Fälle, die sich an der Mundschleimhaut manifestieren, bleiben auf den Mund beschränkt. In einigen Fällen kommt es jedoch mit der Zeit zum Befall der Haut und anderer Schleimhäute, z. B. an den Genitalien.
- Bei einigen Patienten kommt es schon kurze Zeit nach den oralen Läsionen zu extraoralen Manifestationen. Es ist wichtig, den Patienten zu raten, bei Auftreten extraoraler Läsionen unverzüglich den Facharzt aufzusuchen. Wegen des Verlustes von Flüssigkeit durch die aufgeplatzten Blasen und der nachfolgenden Infektion besteht das Risiko von Flüssigkeits- oder Elektrolytstörungen.

Differenzialdiagnose

- Pemphigoid (Beim bullösen Pemphigoid betreffen die kutanen Läsionen oft die oberen Extremitäten, beim Pemphigus eher den Körperstamm.)
- Ansonsten entspricht die Differenzialdiagnose der für das Pemphigoid.

Klinische Untersuchung

- Ein positives *Nikolski*-Zeichen als Resultat der ausgedehnten Akantholyse (Ablösung der Keratinozyten) kann sich klinisch bei leichtem Trauma an einer ansonsten nicht befallenen Mukosa- oder Hautregion in Form von Blasenbildung zeigen.
- IgG und C3 sind interzellulär durch direkte Immunfluoreszenz nachweisbar.
- Die Serumwerte der Anti-Interzellulärzement-Antikörper korrelieren mit der Krankheitsaktivität; die Antikörper können mittels indirekter Immunfluoreszenz nachgewiesen werden.
- Wenn klinisch der Verdacht auf okkulte Malignität besteht (i. d. R. Lymphom, Leukämie, Thymus- oder gastrointestinale Malignome) sollten geeignete diagnostische Maßnahmen eingeleitet werden (paraneoplastischer Pemphigus, *Sklavounou/Laskaris* 1998).

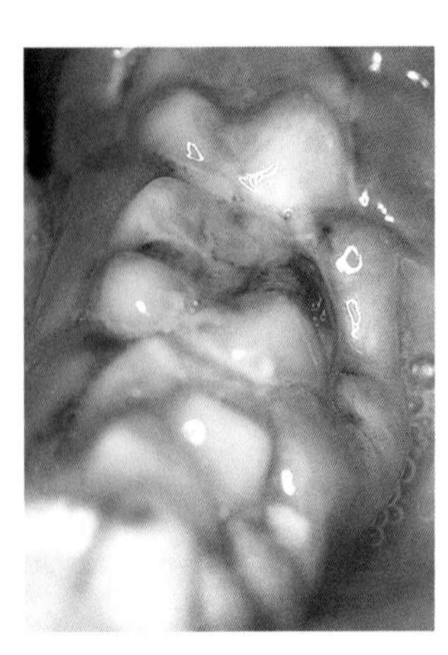

Abb. 8-10
Hyperplastische Gingiva bei akuter myeloischer Leukämie

Behandlungsoptionen

- Sind die Läsionen auf die orale Mukosa beschränkt, so ist die lokale Applikation von Steroiden die Behandlung der Wahl.
- Reagieren die Läsionen nicht auf die lokale Therapie oder sind extraorale Stellen beteiligt, so ist eine systemische Kortikoidtherapie indiziert. Diese kann kombiniert werden mit Azathioprin als steroidsparender Substanz. Die Medikation muss meist über längere Zeit verabreicht werden.
- Eine multidisziplinäre Behandlung ist die Norm.
- Pemphigus kann lebensbedrohliche Züge annehmen. Sofortige und effektive Therapie ist deshalb äußerst wichtig.

Lichen planus

Obwohl sich *Lichen planus* oft als Erosion an der Mundschleimhaut manifestiert, sind erosive Läsionen an der Gingiva eher ungewöhnlich. Ulzerationen der Gingiva deuten eher auf eine vesikulobullöse Erkrankung hin. Vollständig beschrieben ist der *Lichen planus* in Kapitel 4.

Hämatologische Erkrankungen

Leukämien

Leukämien sind ernsthafte hämatologische Erkrankungen, die durch unnormale Reifung und Proliferation der verschiedenen Leukozyten entstehen. Es gibt akute und chronische Formen. Jede Zellart der Leukozyten kann betroffen sein, am häufigsten jedoch die lymphozytäre und die myeloische Linie.

Die akute Leukämie manifestiert sich häufiger oral als die chronische Form und mitunter stellen die oralen Manifestationen die ersten sichtbaren Zeichen der Erkrankung dar.

Klinisches Bild

- Gingivahyperplasie und -schwellung aufgrund der leukozytären Infiltration (Abb. 8-10). Dieser Befund zeigt sich bei 20–30% der Patienten mit akuter myeloischer Leukämie. Bei akuter lymphatischer Leukämie liegt der Wert niedriger (2% der Patienten). Sie betrifft meist Kinder.
- Die Gingiva erscheint erythematös und blutet leicht auf geringe Traumatisierung oder auch spontan aufgrund der Thrombozytopenie.
- Es kann zu spezifischen Infektionen kommen, wie ANUG, *Herpes simplex* oder *Candidiasis*.

- In seltenen Fällen kommt es durch eine maligne Zellinfiltration in das parodontale Ligament zu einem raschen Verlust des parodontalen Haltes.
- Eine chronische Leukämie zeigt viel eher parodontale Manifestationen.

Ätiologie

- maligne, klonale Zellproliferation von Leukozyten
- In den leukämischen Zellen findet sich eine Reihe zytogener Anomalitäten (z. B. das *Philadelphia*-Chromosom).
- Die malignen Zellen verdrängen die gesunden Progenitorzellen, was zu Anämie und Thrombozytenreduktion führt.
- Als Folge der Funktionsschädigung oder Reduktion immunkompetenter Zellen kommt es zu Infektionen.

Befall nicht gingivaler Zellen

- Der Patient ist oft akut erkrankt und zeigt Anzeichen einer schweren Anämie, z. B. Atemnot.
- *Purpura* der Mundschleimhaut
- orale Ulzera
- Blässe der Schleimhäute infolge der Anämie
- *Candidiasis*
- Lymphadenopathie
- Hautbeteiligung
- Blutergüsse
- Hepatosplenomegalie

Differenzialdiagnose

- andere myeloproliferative oder myelosuppressive Krankheiten
- Immunschwäche
- *Histiocytosis*-X
- Plasmazellgingivitis
- entzündliche Gingivavergrößerungen
- *Pyostomatitis vegetans*

Klinische Untersuchung

- Inzisionsbiopsie der betroffenen Gewebe
- adäquate hämatologische Untersuchung (großes Blutbild, Leukozytenzahlen), Knochenmarkaspirat und Biopsie
- Immunphänotypisierung

Behandlungsoptionen

- Die Leukämie wird vom Hämatologen behandelt, meist mit einer kombinierten Chemotherapie.
- Lokale Maßnahmen umfassen sorgfältige Mundhygiene und unterstützende lokale Applikation von Antiseptika
- Schmerzhafte Ulzerationen können mit lokalen antiinflammatorischen Präparaten, Anästhetika und abdeckenden Substanzen behandelt werden.
- Behandlung lokaler Nebenwirkungen bei Chemo- und Radiotherapie.

Lymphome

Die meisten Lymphome sind B-Zell-Tumoren und befallen selten die Gingiva. *Hodgkin*-Lymphome sind in der orofazialen Region weniger häufig als *Non-Hodgkin*-Lymphome, die in etwa 10% der Fälle die oropharyngeale Region betreffen. Die Lymphome in der Mundhöhle sind entweder Metastasen oder Primärtumoren, die sogenannte MALTome (Lymphome des mukosaassoziierten Lymphgewebes) darstellen können.

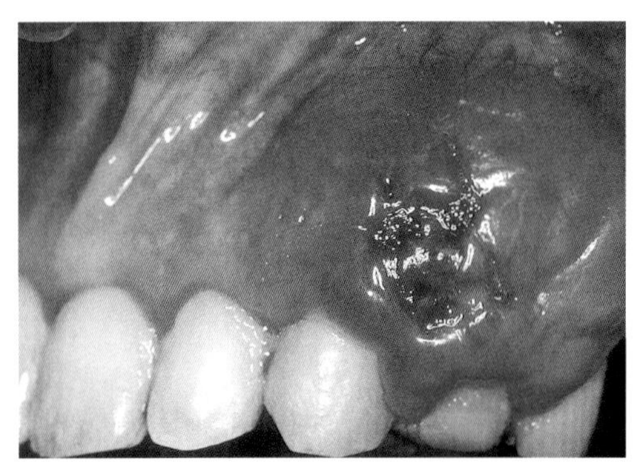

Abb. 8-11 Non-Hodgkin-Lymphom.

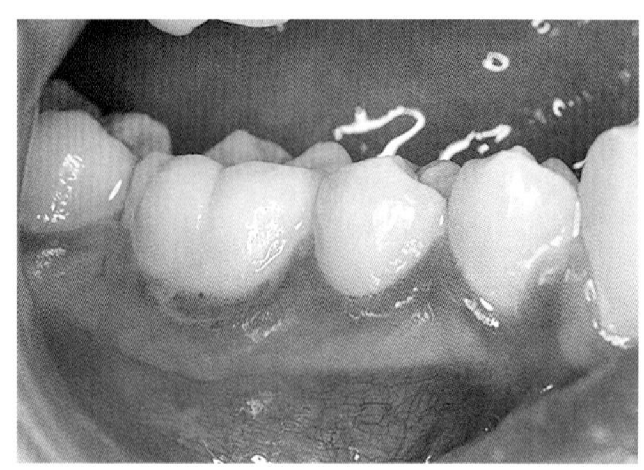

Abb. 8-12 Ulzeration der Gingiva im Bereich eines unteren Molars bei einem Patienten mit Neutropenie.

Die Klassifikation der Lymphome ist überaus komplex und übersteigt den Rahmen dieses Buches.

Klinisches Bild

- *Non-Hodgkin*-Lymphome zeigen sich als schmerzlose Schwellung der Gingiva mit einer oftmals weichen Oberflächenzeichnung (Abb. 8-11). Das klinische Bild deutet häufig nicht auf einen malignen Tumor hin, besonders im Frühstadium.
- Lymphome können eine dentale oder parodontale Sepsis vortäuschen.
- Die Schleimhautoberfläche des Lymphoms variiert in der Farbe von klinisch normal bis erythematös. Sie kann ulzerieren und schmerzhaft werden.
- Es kann zu Zahnlockerung kommen.

Ätiologie

- Ungeklärt. Einige Lymphome sind mit viralen Infektionen assoziiert.
- Eine zunehmende Zahl von Lymphomen steht in Zusammenhang mit Autoimmunerkrankungen, wie dem *Sjögren*-Syndrom (MALTome).
- einige Immundefizienz-Syndrome prädisponieren für die Ausbildung von Lymphomen (*Ataxia teleangiectatica*; *Wiskott-Aldrich*-Syndrom).
- nicht maligne Erkrankungen des lymphoretikulären Systems scheinen auch auf lange Sicht mit der Entwicklung von Lymphomen assoziiert zu sein.

Befall nicht gingivaler Stellen

- Intraoral kann der *Waldeyer*-Rachenring betroffen sein, vor allem bei Befall des Gastrointestinaltrakts.
- In seltenen Fällen kommt es zu einer Ulzeration der Mundschleimhaut.
- Lymphadenopathie

Differenzialdiagnose

- dentale oder parodontale Sepsis
- entzündliche Schwellung
- fibroepitheliale Hyperplasie
- nicht lymphoretikuläre Tumoren
- anderweitige Metastasen

Klinische Untersuchung

- Eine Biopsie ist unerlässlich.
- Zur Bestimmung der Marker, die eine genaue Klassifikation des Lymphoms gestatten, sind immunzytochemische Untersuchungen nötig.

Behandlungsoptionen

- Überweisung an den Hämatologen zur Untersuchung und weiteren Therapie
- Chemo- und Radiotherapie

Sonstige hämatologische Erkrankungen

Zahlreiche weitere Erkrankungen, die aus von der Norm abweichenden Knochenmarksfunktionen resultieren, können ulzerierende Gingiva- und Schleimhautläsionen verursachen. Dazu gehören Agranulozytose, Neutropenie (Abb. 8-12) und Myelodysplasie (*Chapple et al.* 1999).

Weiterführende Literatur

Chan LS, Ahmad AR, Anhalt GJ Bernauer W, Cooper KD, Elder MJ et al. The first international consensus on mucous membrane pemphigoid: Definition, diagnostic criteria, pathogenic factors, medical treatment and prognostic indicators. Arch Dermatol 2002;138(3):370–379.

Chapple ILC, Saxby MS, Murray J. Gingival haemorrhage, myelodysplastic syndromes and acute myeloid leukaemia. A Case Report. J Periodontol 1999;70(10):1247–1253.

Richards A. Desquamative Gingivitis: Investigation, Diagnosis and Therapeutic Management in Practice. Perio 2005;2(3):183–190.

Sklavounou A, Laskaris G. Paraneoplastic pemphigus: a review. Oral Oncol 1998;34(6):437–440.

Gingivarezession – lokalisiert

Ziel

Dieses Kapitel behandelt die Hauptursachen lokalisierter Rezession der Gingiva einschließlich solcher, die mit systemischen Erkrankungen assoziiert sind.

Lernziel

Am Ende dieses Kapitels soll der Leser die geringe Zahl der Erkrankungen kennen, die eine lokalisierte Gingivarezession verursachen können, und in der Lage sein zu ermessen, wann eine Überweisung an den Spezialisten angebracht ist.

Tabelle 9-1 bietet einen Überblick über die Ursachen für lokalisierte Gingivarezession. Einige von ihnen sind gewöhnlich und können in der zahnärztlichen Praxis behandelt werden. Andere sind spezieller und bedürfen der Untersuchung und Therapie durch den Spezialisten.

Klassifikation der lokalisierten Rezessionsdefekte

Zur klinischen Dokumentation lokaler Rezessionsdefekte der Gingiva ist eine Reihe von Klassifikationen vorgeschlagen worden. Das am häufigsten verwendete System ist das von Miller (*Abb. 9-1*), obwohl es nicht das für diagnostische Zwecke am besten geeignete ist. Es wurde ursprünglich entwickelt, um die Wahrscheinlichkeit einer erfolgreichen Rezessionsdeckung mittels plastischer Parodontalchirurgie zu bestimmen. Ein neues, praktischeres auf klinischen Messungen basierendes Dokumentationssystem wird nachfolgend vorgestellt:

1. Messung der Länge (L) der Rezession von der Schmelz-Zement-Grenze (SZG) bis zur Basis des Defektes in Millimetern (L1 = 1 mm, L2 = 2 mm usw.; Abb. 9-2a).
2. Messung der Breite (B) des Defektes an der breitesten Stelle (B1 = 1 mm, B2 = 2 mm usw.; Abb. 9-2b).
3. Spezifikation der Zahl der involvierten Zähne (Z1, Z2 usw.; Abb. 9-2c).
4. Bestimmung, ob der Defekt oberhalb (O) oder unterhalb (U) der Mukogingivalgrenze (MGG) endet (Abb. 9-2d).

Der in Abb. 9-3 gezeigte Defekt an Zahn 41 ist demnach zu dokumentieren als L4/B2/Z1/U und der an Zahn 31 als L3/B2/ Z1/O.

Tabelle 9-1 *Übersicht – Lokalisierte Rezession der Gingiva*

Befund	**Unterkategorie/Art**	**Häufigkeit**	**behandeln/überweisen**
entwicklungsbedingte Defekte	Dehiszenz	häufig	behandeln/überweisen
	Fenestration	häufig	behandeln/überweisen
	anatomische Zahnposition	häufig	behandeln/überweisen
traumatische Defekte	Klasse-II/2-Beziehung der Inzisiven und gingivales *Stripping*	häufig	überweisen
	bewusste Selbstverletzung (*Gingivitis artefacta*)	selten	überweisen
	unbewusste Selbstverletzung	selten	behandeln
entzündliche Defekte	lokalisierte aggressive Parodontitis	häufig	behandeln/überweisen
	parodontal-endodontische Läsionen	häufig	behandeln
	lokalisierte chronische Parodontitis	häufig	behandeln
Defekte infolge von zugrunde liegenden Erkrankungen	lineare *Morphaea*	ungewöhnlich	überweisen
	Histiocytosis-X	ungewöhnlich	überweisen
	nekrotisierende Parodontitis (HIV/AIDS)	ungewöhnlich	überweisen
	nekrotisierende Stomatitis (HIV/AIDS)	ungewöhnlich	überweisen
medikamentös induzierte Läsionen	Kokain	ungewöhnlich	überweisen
	Aspirin	ungewöhnlich	behandeln

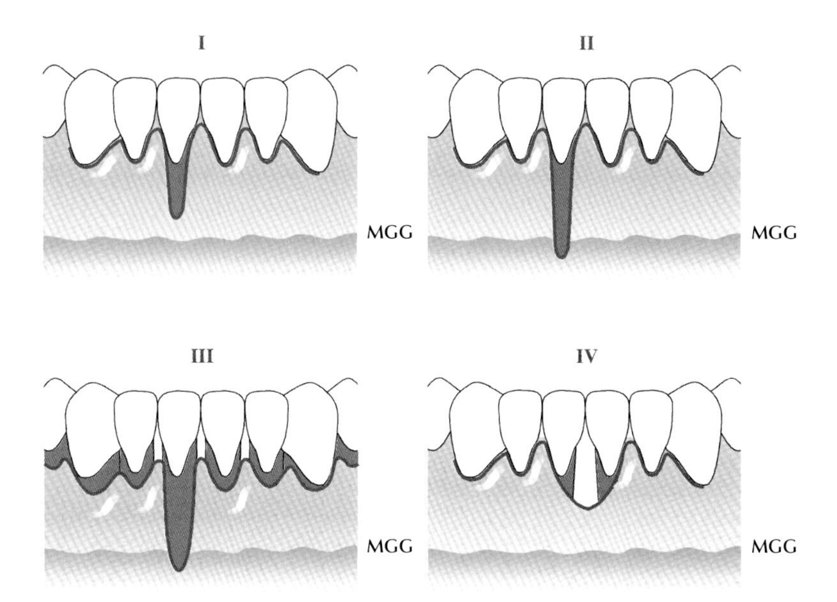

Abb. 9-1 *Klassifikation der gingivalen Rezessionsdefekte nach Miller. I – Marginale Geweberezession nicht bis zur Mukogingivalgrenze (MGG) ausgedehnt. Kein Verlust von interdentalem Knochen oder Weichgewebe. II – Marginale Geweberezession bis zur MGG oder darüber hinaus. Kein Verlust von interdentalem Knochen oder Weichgewebe. III – Marginale Geweberezession bis zur MGG oder darüber hinaus. Verlust von interdentalem Knochen oder Weichgewebe apikal der SZG, aber koronal der apikalen Ausdehnung der Rezession des marginalen Gewebes. IV – Wie III, aber der Verlust des interdentalen Knochens oder Weichgewebes reicht bis apikal der SZG und dehnt sich bis über die apikalste Stelle der Weichgeweberezession hinaus aus.*

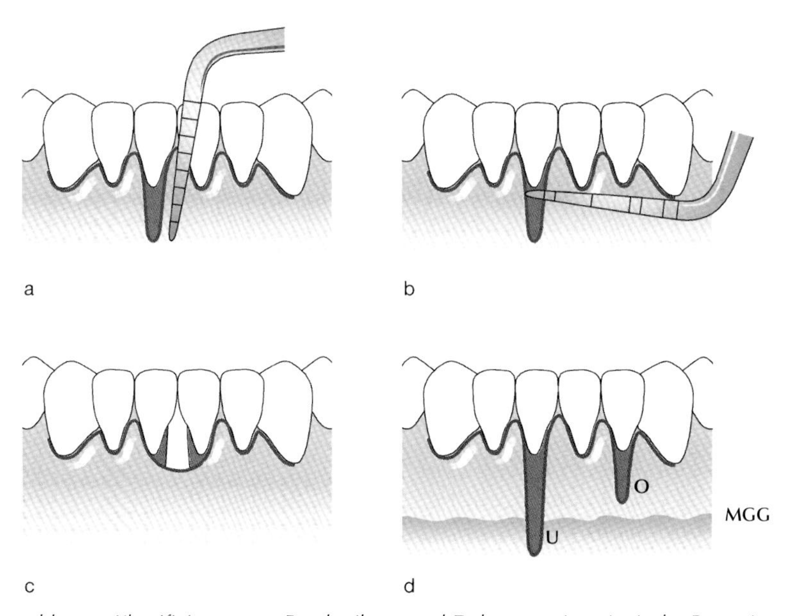

Abb. 9-2 *Vorgeschlagene Klassifizierung zur Beschreibung und Dokumentation gingivaler Rezessionsdefekte.*

Entstehung der Rezessionen

Dehiszenz und Fenestration

Zwei entwicklungsbedingte Anomalien prädisponieren klassischerweise zu lokalisierten Rezessionsdefekten, die gelegentlich auch als *Stillman*-Spalten bezeichnet werden (Abb. 9-3). Sie sind in Abbildung 9-4 schematisch dargestellt.

- Fenestration – Aufklaffen eines Knochen-"Fensters" über der fazialen oder oralen Oberfläche der Wurzel (normalerweise bukkal bzw. labial), d.h. der Rand der Alveole bleibt intakt.
- Dehiszenz – V-förmiger Knochendefekt, der auch den Rand der Alveole betrifft und sich apikal ausdehnt.

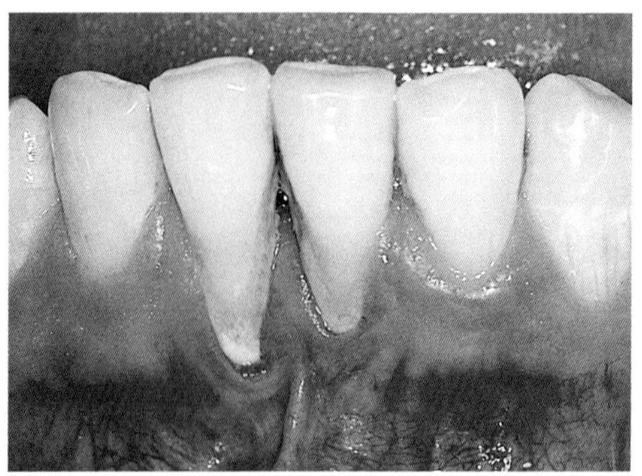

Abb. 9-3 Rezessionsdefekte (Stillman-Spalten) an den Zähnen 41 (L4/B2/Z1/U) und 31 (L3/B2/Z1/O). Würde die Papille zwischen 31 und 41 fehlen, wäre die Defektklasse L4/B6/T2/U.

Ein erheblicher Anteil der Blutversorgung der Gingiva erfolgt über das Periost. Das Fehlen dieser periostalen Blutversorgung vermindert die Resistenz des Weichgewebes gegen Traumata und rezidivierende, plaqueinduzierte Entzündungen. Dies führt zu einem Verlust des marginalen Epithels mit nachfolgender Rezession. Die am häufigsten betroffenen Zähne sind die unteren Inzisiven und die oberen Canini. Entgegen der verbreiteten Meinung gibt es keine Hinweise auf einen unmittelbaren Einfluss „frenulärer Zugkräfte", da das *Frenulum* selten Muskelfasern enthält (*Watts* 2000). Allerdings kann es die Plaquekontrolle um die unteren Inzisiven stören, bei denen die labiale Knochenplatte dünn ist oder anlagemäßige Knochendefekte präformiert sind. Als Ursache für eine eingeschränkte Plaquekontrolle in dieser Region können prominente *Frenula* deshalb zur Entwicklung von Rezessionen nach wiederholten Phasen der Gingivitis beitragen.

Anatomische Zahnposition

Gelegentlich entwickeln sich die unteren Inzisiven in einer vom Ideal abweichenden labialen Position, sind also protrudiert und reduzieren dadurch die Dicke des labialen Knochens oder auch dessen koronale Ausdehnung (Abb. 9-5). Die darüber liegende Gingiva erscheint extrem dünn und schwach (Abb. 9-6) und ist für eine Rezession prädisponiert, wenn die Plaquekontrolle eingeschränkt ist.

Traumatische Defekte

Klasse-II/1- oder -II/2-Schneidezahnrelationen mit Einbeißen in die Gingiva.

Klinisches Bild

Bei Klasse-II/1- oder -II/2-Schneidezahnbeziehung kann es zu einem Einbeißen in die Gingiva kommen. *Akerly* klassifizierte sol-

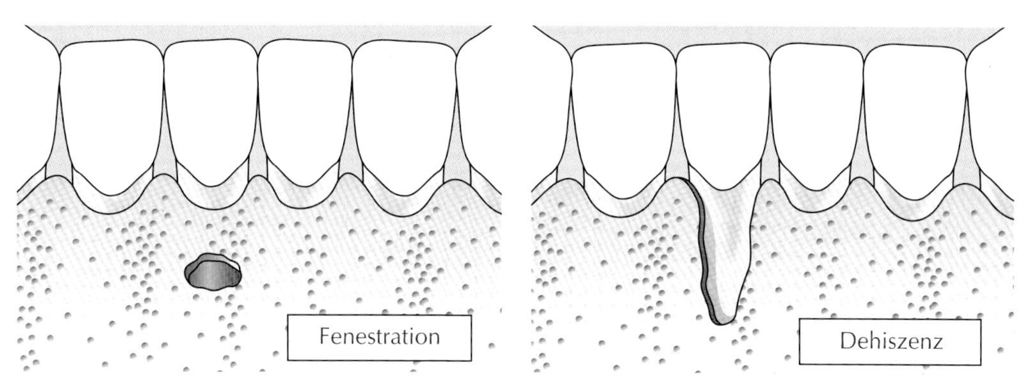

Abb. 9-4 *Schematische Darstellung einer Fenestration und einer Dehiszenz an Zahn 41.*

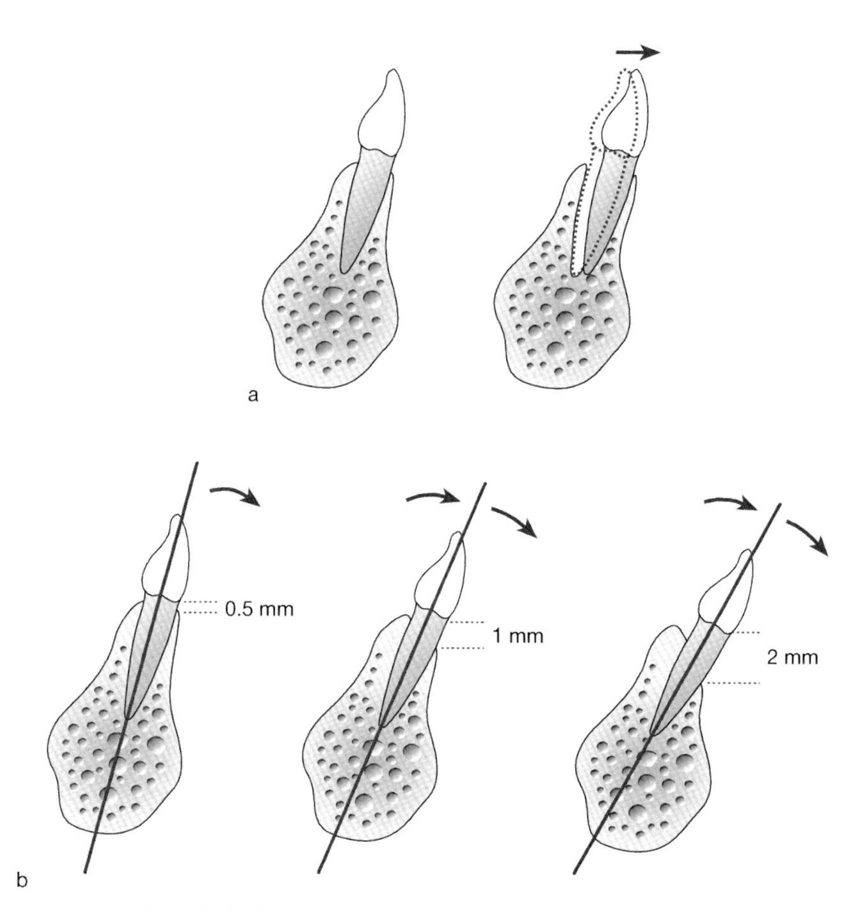

Abb. 9-5 *a) Verschiebung der Inzisiven nach labial, parallel zur Ideallage und unter Belassung einer dünnen labialen Knochenplatte b) Kompensatorisch protrudierte Inzisiven bei einem Patienten mit einer skelettalen Klasse II. Dadurch wird der Overbite reduziert, die Integrität des labialen Alveolarknochens aber beeinträchtigt.*

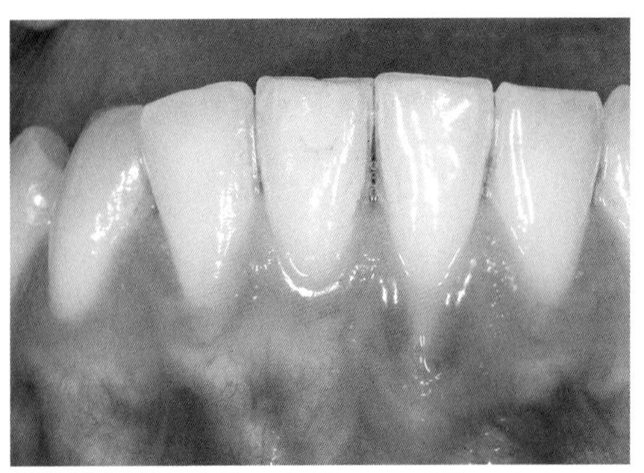

Abb. 9-6 Zarter Gewebebiotyp, prädisponiert zur Rezession bei plaqueinduzierter Entzündung und mechanischem Trauma (Putzen).

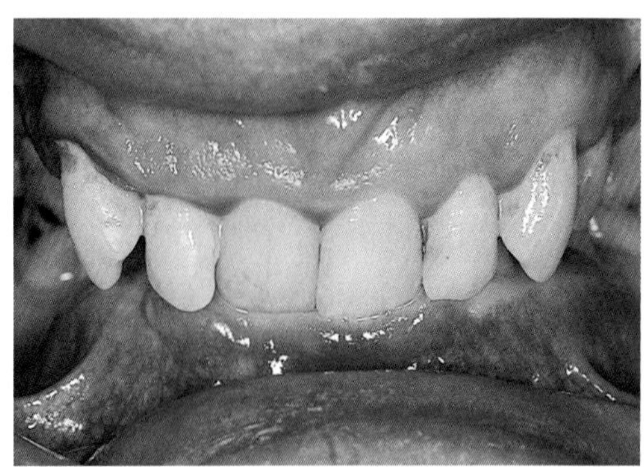

Abb. 9-7 Klasse-II/2-Schneidezahnrelation mit Traumatisierung der unteren labialen Gingiva; Ausbleichen der Gingiva durch den Druck (Akerly-Klasse III).

che Schneidezahnbeziehungen aus kieferorthopädischer Sicht (Box 9-1) aber mit parodontalen Begriffen. *Akerly*-Klasse-II- und -III-Relationen kommen häufig vor und sind sehr schwer zu beheben (*Heasman et al.* 2004). Lokalisierte Rezessionen an einem oder allen Inzisiven können auftreten:

- palatinal der oberen Schneidezähne, verursacht durch einen traumatischen Überbiss und Einbeißen der unteren Inzisiven in den palatinalen Gingivarand (Abb. 9-7). Dies kann bei einer Klasse-II/1-Schneidezahnrelation gegeben sein, bei der ein vollständiger *Overbite* und ein vergrößerter *Overjet* vorhanden sind oder bei einer Klasse-II/2-Schneidezahnrelation mit einem vollständigen *Overbite*.
- labial der unteren Inzisiven verursacht durch den Einbiss der oberen Schneidekanten in die labiale Gingiva (Abb. 9-8). Dies kommt bei Klasse II/2 vor.

Klinische Symptome

- Schmerz beim Essen und Zubeißen
- Schmerz und Ulzeration des Gingivarands
- Rezession

Box 9-1 Akerly-Klassifikation traumatischer inzisaler Relationen. (Heasman/Preshaw/Robertson 2004)

Klasse I	Untere Inzisive beißen posterior zum palatinalen Gingivarand hinter den oberen Inzisiven in die palatinale Mukosa ein.
Klasse II	Untere Inzisive beißen auf den palatinalen Gingivarand der oberen Inzisiven.
Klasse III	Tiefer traumatischer Überbiss (Klasse II/2 Schneidezahnrelation) mit Einbeißen in die untere labiale Gingiva.
Klasse IV	Untere Inzisive okkludieren mit der Palatinalfläche der oberen, was zu Abrasionen führt.

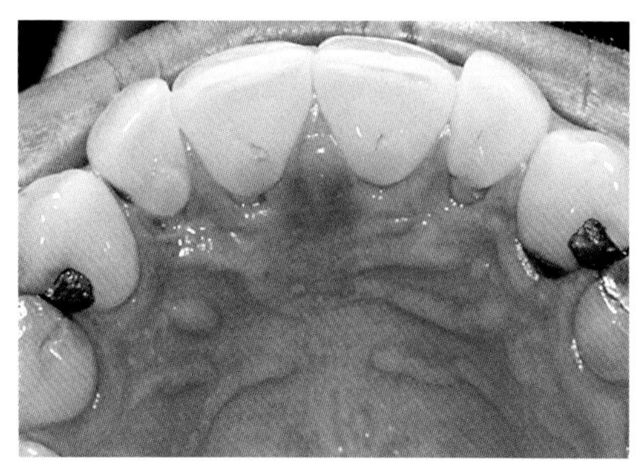

Abb. 9-8 *Klasse II/2 mit Traumatisierung der palatinalen Gingiva durch die unteren Inzisiven (Akerly-Klasse II).*

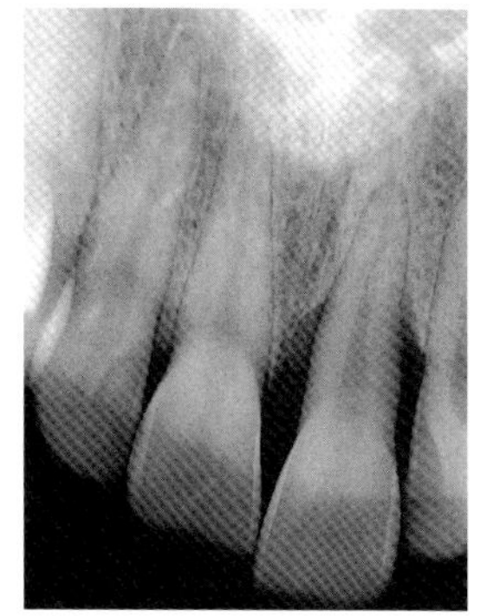

Abb. 9-9 *Röntgenbefund: Hypereruption des Zahnes 21; Zustand nach durch Parodontitis bedingtem Knochenverlust und okklusalem Trauma (periradikuläre Knochenverdickung).*

- ästhetische Beeinträchtigung bedingt durch die Position des Zahnes oder – allgemeiner – die Fehlstellung (besonders bei einer ausgeprägten skelettalen Komponente)

Ätiologie

- unstabile Relation der Inzisiven durch skelettale Relation des Unterkiefers zum Oberkiefer oder habituell (Daumensaugen) und dadurch Retrusion der unteren und Protrusion der oberen Inzisiven
- unstabile Relation der Inzisiven durch Verlust des parodontalen Haltes (Parodontitis) und Wanderung der Inzisiven oder Hypereruption (Abb. 9-9)

Befall nicht gingivaler Stellen

- keiner

Differenzialdiagnose

- Keine. Von entscheidender Bedeutung für die Diagnose ist festzustellen, ob eine abgelaufene oder aktive Parodontitis vorliegt.

Klinische Untersuchung

- Studienmodelle zur Analyse der Frontzahnbeziehungen (Abb. 9-10)
- Röntgenbefund
- kieferorthopädische Beratung
- Modellaufstellung der Inzisiven zur kieferorthopädischen Einordnung (als diagnostisches Verfahren).
- Modellaufstellung der Inzisiven (*Kiesling*-Set-up) für eine restaurative Lösung (z. B. *Dahl*-Apparatur; *Nobel/Kellet/Chapple* 2004)

Behandlungsoptionen

- Die ideale Lösung besteht in der Herstellung einer stabilen Schneidezahnbeziehung mit kieferorthopädischen Mitteln. Meistens erfordert dies jedoch viel Zeit und permanente Retention, entweder festsitzend (Abb. 9-11) oder abnehmbar (Abb. 9-12).
- *Dahl*-Apparatur zur Intrusion bzw. Retroklination der unteren Inzisiven und Hypereruption der Seitenzähne. Dadurch werden die oberen Schneide-

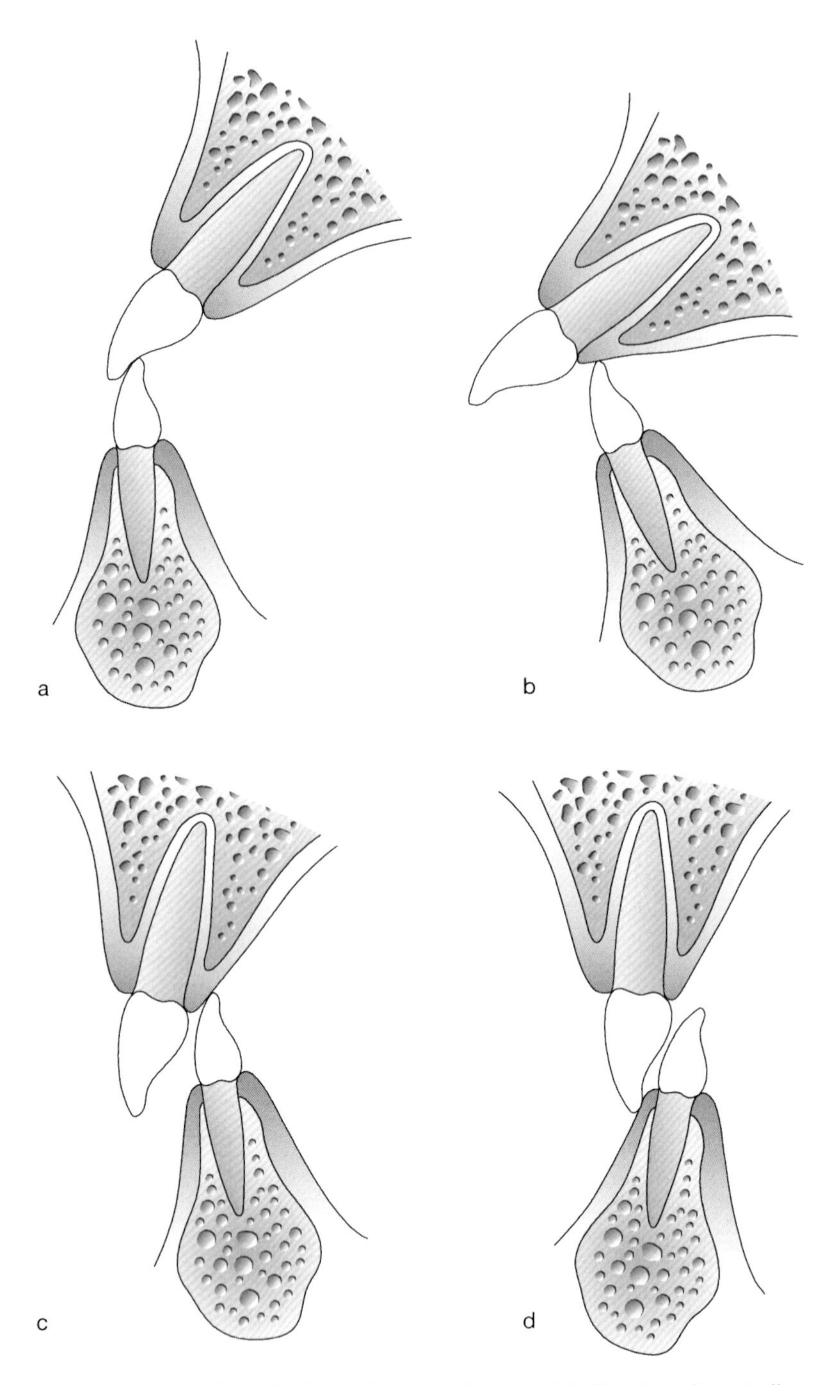

Abb. 9-10 *Schematische Darstellung der Schneidezahnrelation. a) stabile Situation, die Inzisalkante der unteren beißt in das Cingulum der oberen Inzisiven. b) unstabile Klasse-II/1-Relation. Traumatisierung des palatinalen Gingivalsaums. c) unstabile Klasse-II/2-Relation. Traumatisierung des palatinalen Gingivalsaums d) unstabile Klasse-II/2-Relation mit Traumatisierung des labialen Gingivalsaums im Unterkiefer.*

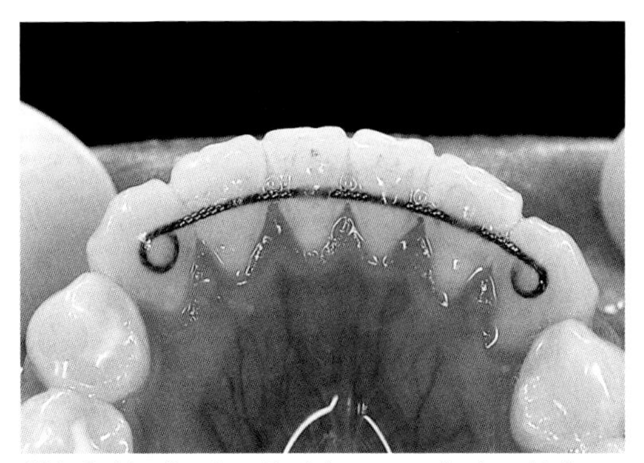

Abb. 9-11 Retainer-Drahtbogen nach einer kieferorthopädischen Behandlung an den unteren Inzisiven.

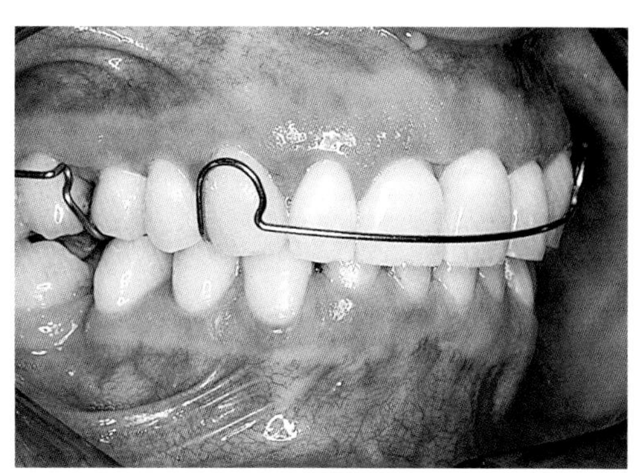

Abb. 9-12 Abnehmbarer Retainer im Oberkiefer für die Nacht zur Stabilisierung der Schneidezahnrelation.

zähne von der unteren labialen Gingiva separiert.
- Aufbissplatte zur Verhinderung weiterer Traumatisierung (Abb. 9-13a und 9-13b)
- Ist die Rezession lokalisiert, kann vor der kieferorthopädischen Behandlung ein Bindegewebetransplantat Ästhetik und Hygienemöglichkeiten verbessern. Die Stabilisierung der anterioren Zahnrelation erfolgt daran anschließend (Abb. 9-14a und 9-14b).

Bewusste Selbstverletzung

(S. auch Kap. 7.)

Klinisches Bild

- lokalisierte Rezessionsdefekte, die plaquefrei sind
- Marginale Keratose deutet auf chronisches Trauma hin (Abb. 9-15).
- eingekerbte Rezessionsdefekte (Abb. 9-16)
- Fehlen einer traumatischen Schneidezahnbeziehung

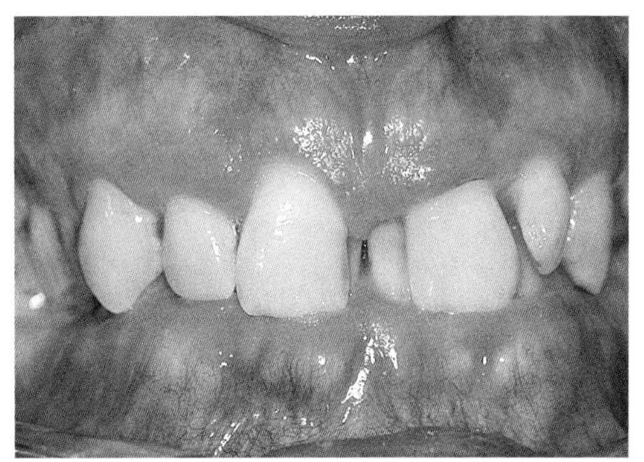

Abb. 9-13a Klasse-II-Schneidezahnrelation mit traumatischem Überbiss und Verletzung der palatinalen Gingiva.

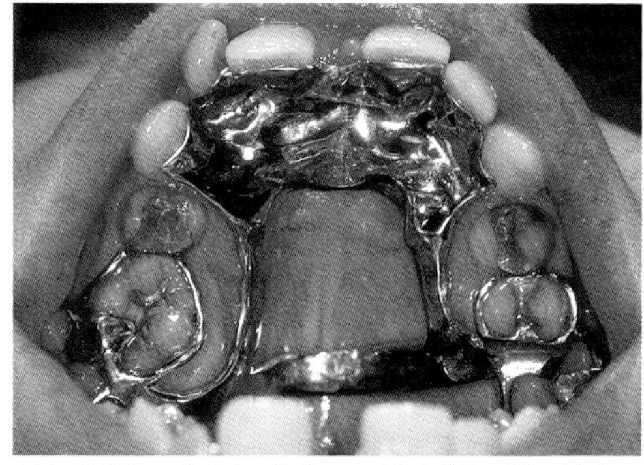

Abb. 9-13b Aufbissplatte aus Metall im Oberkiefer. Nach dem Einsetzen werden die unteren Inzisiven entsprechend der Metalldicke gekürzt.

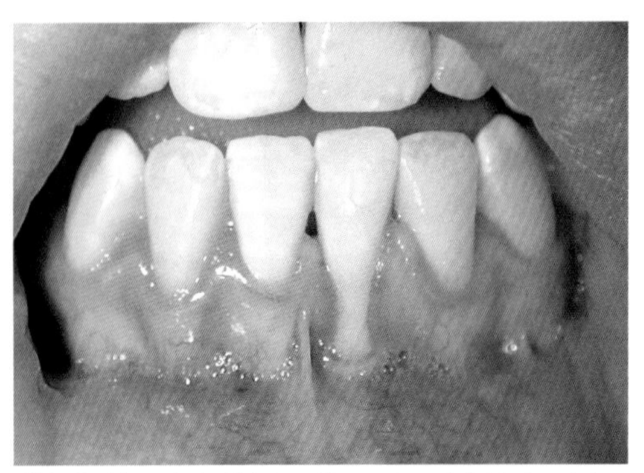

Abb. 9-14a *Lokalisierter Rezessionsdefekt der sich durch die kieferorthopädische Einordnung der unteren Schneidezähne (Protrusion) verschlechtern würde. Ausgezeichnete Mundhygiene vor der Operation.*

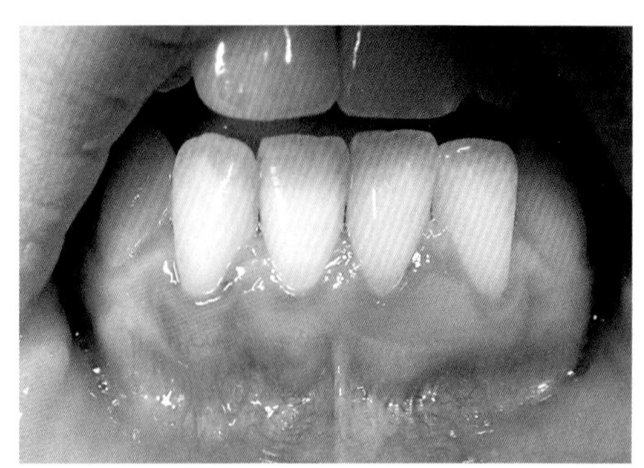

Abb. 9-14b *Derselbe Patient wie in Abb. 9-14a. Befund nach chirurgischer Deckung der Rezession mit einem Bindegewebetransplantat und kieferchirurgischer Behandlung.*

Klinische Symptome

- Bemerkenswerterweise klagen die Patienten gewöhnlich nicht über Schmerzen.
- „Jucken" der Gingiva kann auf eine psychische Erkrankung hindeuten.
- Ästhetische Bedenken, die in krassem Missverhältnis zur tatsächlichen Größe und Art des Problems stehen, zeigen obsessiv-kompulsive Störungen an.
- Der Patient ist oft symptomfrei und wird von den Eltern oder einer Bezugsperson vorgestellt oder vom Zahnarzt überwiesen.

Ätiologie

- Habituell (Abb. 9-16). Dies kann vorkommen bei Patienten mit einer Lernbehinderung oder – wie im abgebildeten Fall – bei Kindern. Bei letzteren ist hauptsächlich der Oberkiefer betroffen.
- Aufmerksamkeitssucht bzw. psychische Störungen (Abb. 9-17). Schwere Formen sind als *Münchhausen*-Syndrom bekannt, bei dem sich Patienten selbst verletzen, um medizinische oder chirurgische Hilfe zu erhalten. Der Patient aus Abbildung 9-17 litt an einer obsessiv-kompulsiven Störung und traumatisierte den Gingivarand bei Zahn 41 mit einer Schere.

Befall nicht gingivaler Stellen

- Die habituelle Selbstmutilation in ihrer mildesten Form kann häufig die bukkale Mukosa oder die Lippen betreffen (infolge habituellen Gewebekauens oder -beißens) oder auch jede andere Stellen des Körpers.
- Aufmerksamkeitssuchende können von ulzerativen Läsionen wie den in Abbildung 9-18 gezeigten – allerdings an jeder Stelle der Mundschleimhaut – betroffen sein. Die Zunge ist der häufigste Ort.
- Auch bei psychischen Erkrankungen kann es zu Selbstverletzungen an jeder Stelle des Körpers kommen. Der 17-jährige Patient in Abbildung 9-17 ver-

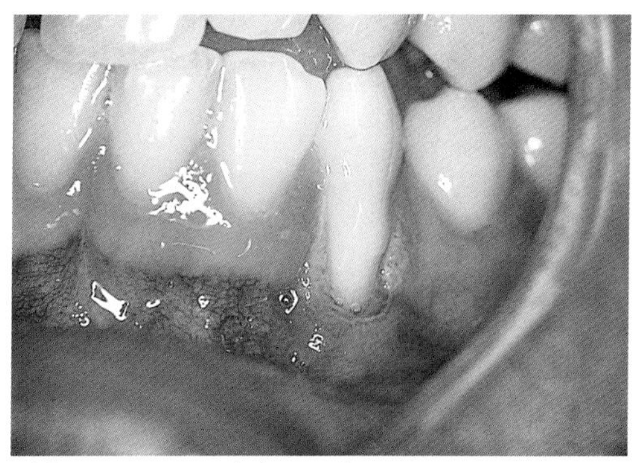

Abb. 9-15 Künstliche Verletzung (Gingivitis artefacta), verursacht durch Eindrücken der Fingernägel in den Rand der Gingiva des Zahnes 33. Die marginale Keratose und das Fehlen von Plaque deuten auf wiederholte Traumatisierung hin. Die Patientin hatte zuvor bereits Zahn 43 exfoliiert.

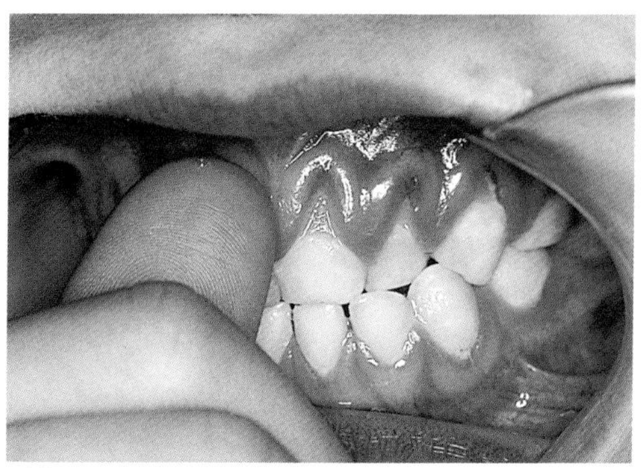

Abb. 9-16 Gingivitis artefacta bei einem Kind, das demonstriert, wie es sich die Läsionen zugefügt hat.

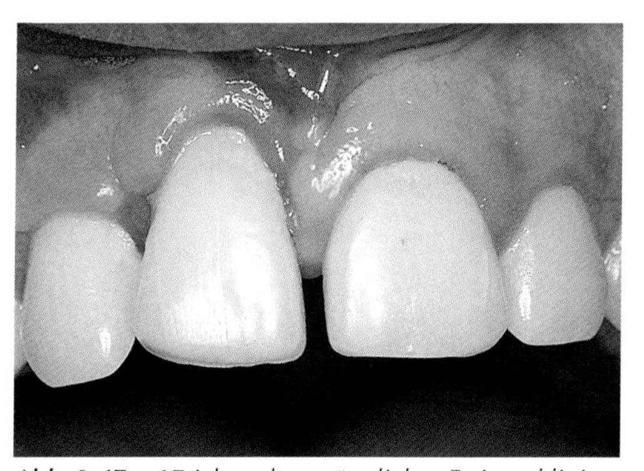

Abb. 9-17 17 Jahre alter männlicher Patient; klinische Diagnose: obsessiv-kompulsive Störung.

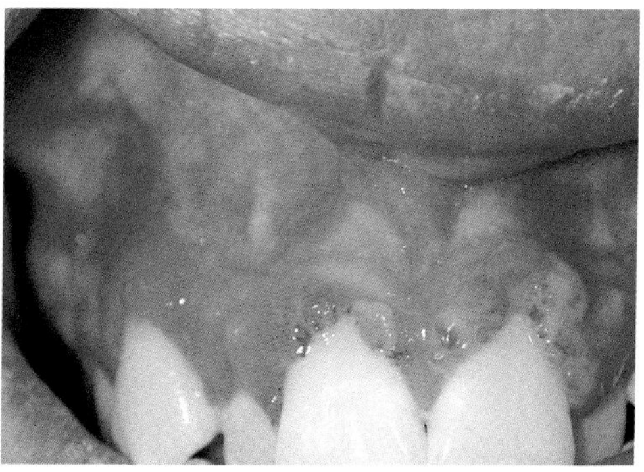

Abb. 9-18 14-jährige Patientin mit extensiven ringförmigen und exophytischen Gingivaläsionen, atypisch für Gingivitis artefacta. (Die Patientin unterzog sich mehreren Blutuntersuchungen und wiederholten Biopsien, bevor eine artifizielle Ursache vermutet wurde. Zum Zeitpunkt der Drucklegung dieses Textes war die wahrscheinlichste Diagnose die eines Münchhausen-Syndroms.)

letzte sich auch den Zahnschmelz an Zahn 41 mit einer Metallfeile.

Differenzialdiagnose

- Zahnputztrauma
- *Stillman*-Spalte
- lokale Parodontitis und/oder okklusales Trauma

Klinische Untersuchung

Ein wichtiger Test für die Diagnose ist das Anfärben der Zähne, um eine plaqueinduzierte Läsion auszuschließen. Bei Selbstverletzung entfernt die konstante Aktivität die Plaque. Die Zahnoberfläche ist deshalb plaquefrei.

Behandlungsoptionen

- Habituelle Selbstverletzung – Um die *Habits* zu stoppen, genügt es oft, sie dem Patienten bewusst zu machen. Abhilfe schafft gelegentlich auch eine weiche Schiene für die Nacht.
- Gespräch mit dem Patienten und eventuell auch den Eltern. Die Patientin in Abbildung 9-18 hatte ein sehr geringes Selbstwertgefühl. Innerhalb von zwei Jahren unterzog sie sich zwei Biopsien und einigen Blutuntersuchungen zum Ausschluss gastrointestinaler Pathologie (Zöliakie), bevor die Ausschlussdiagnose gestellt werden konnte. Erst ein Gespräch in Abwesenheit der Eltern brachte die wahre Ursache zutage, welche die Patientin sich dann ihren Eltern mitzuteilen entschloss. *Münchhausen*-Syndrom war in diesem Fall eine Differenzialdiagnose.
- Aufmerksamkeitssucht – Der Arzt sollte den Patienten wissen lassen, dass er die Ursache kennt. Ein offenes Gespräch mit dem Patienten über sein *Habit*, kann bereits ausreichen, um das *Habit* zu stoppen. Dabei ist es gegebenenfalls nötig, die Befragung aus Gründen der Vertraulichkeit in Abwesenheit der Eltern oder sonstiger Begleitpersonen, die einen Teil des Problems darstellen können, durchzuführen. Auf jeden Fall sollte ein Mitglied des Praxisteams als Zeuge zugegen sein. Gegebenenfalls ist eine Psychotherapie und bei Verdacht auf *Münchhausen*-Syndrom psychiatrisches Eingreifen angezeigt.

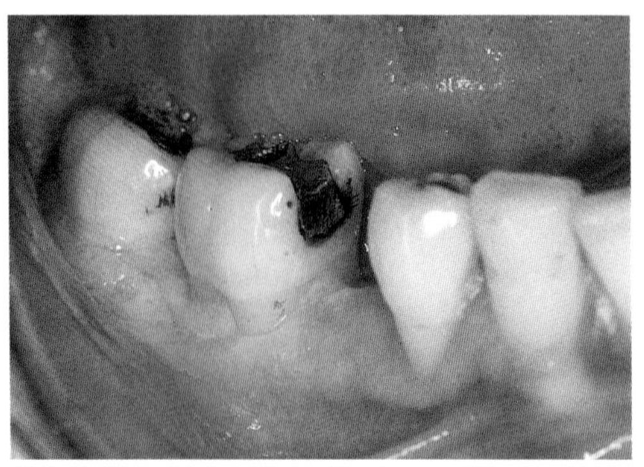

Abb. 9-19a *Nekrotisierende ulzeröse Parodontitis, verursacht durch einen silbernen Zahnstocher. Das approximale und marginale Epithel sowie das lokale Periost wurden entblößt, was eine Knochensequestrierung unmittelbar zur Folge hatte.*

- Psychische Erkrankungen erfordern eine Überweisung an den Psychiater, die normalerweise durch den Hausarzt erfolgt.

Unbewusste Selbstverletzung

Artifizielle Verletzungen können durch Verhaltensweisen herbeigeführt werden, die dem Patienten nicht bewusst sind. Im Allgemeinen kommt es dazu, wenn der Patient einen bestimmten Interdentalraum obsessiv reinigt und dabei unbewusst und ungewollt ein lokales Trauma setzt. Der häufigste Fall ist der einer akuten, lokalisierten, entzündlichen Schwellung durch übermäßigen Einsatz von Zahnseide. Doch können sich auch deutlichere ulzerative bzw. rezessive Läsionen ausbilden. Der Patient der Abbildungen 9-19a und 9-19b brachte sich eine nekrotisierende ulzeröse Läsion im Bereich der Zähne 46 und 47 durch Benutzung eines silbernen Zahnstocher zur interdentalen Plaquekontrolle bei. Der

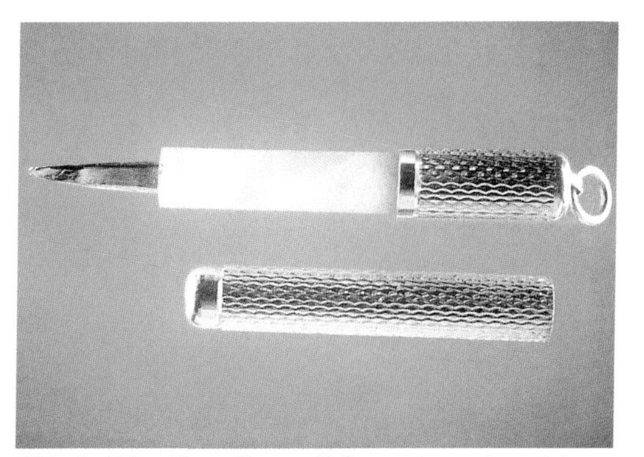

Abb. 9-19b Der silberne Zahnstocher, mit welchem die Rezessions- bzw. Ulzerationsdefekt in Abbildung 1-19a erzeugt wurde.

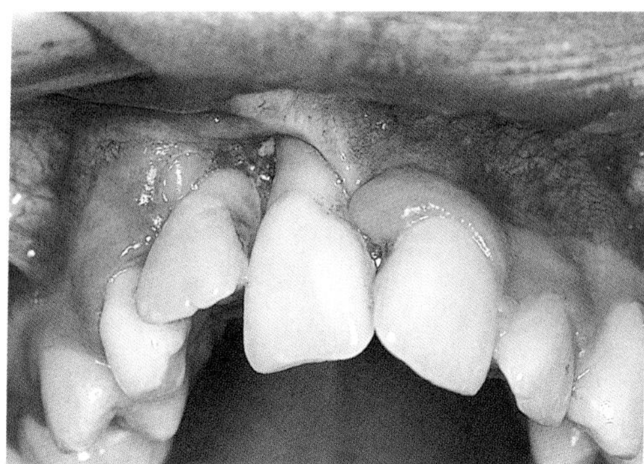

Abb. 9-20 Lokalisierte Rezession und Narbenbildung im Bereich der Zähne 11 und 12 infolge von linearer Morphaea (lokalisierte Sklerodermie) bei einem 14-jährigen Mädchen.

marginale Alveolarknochen sequestrierte und die Sekundärheilung verlief sehr langsam.

Entzündliche bzw. infektionsbedingte Rezessionen

Die folgenden Läsionen übersteigen den Rahmen dieses Buches und werden in anderen Bänden dieser Reihe im Detail besprochen.

- entzündliche Defekte
- lokalisierte aggressive Parodontitis (*Clerehugh/Tugnait/Chapple* 2004 und *Preshaw/Robertson* 2004).
- parodontal-endodontische Läsionen (*Noble/Kellet/Chapple* 2004)
- lokalisierte chronische Parodontitis (*Heasman/Preshaw/Robertson* 2004)

Mit systemischen Erkrankungen assoziierte Defekte

Lineare *Morphaea* (lokalisierte Sklerodermie)

Klinisches Bild

- lokalisierte Retraktion der Gingiva in der Mittellinie (Abb. 9-20)
- gingivale Narbenbildung (weiße Gingivaareale)

Klinische Symptome

- Gingivaretraktion
- Zahnhalsüberempfindlichkeit
- ästhetische Probleme
- Angst vor Zahnverlust

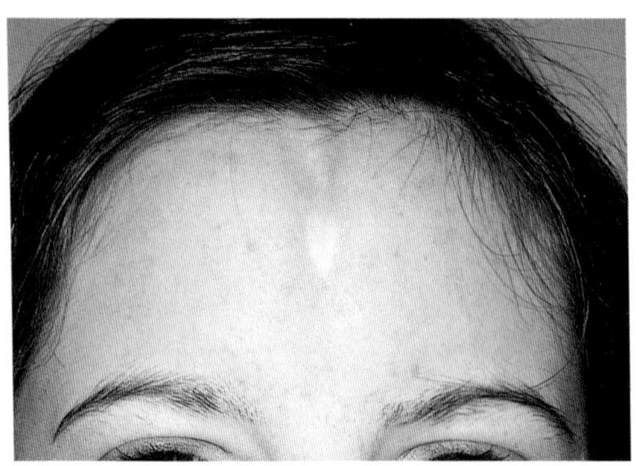

Abb. 9-21 Mediane Narbenbildung (sog. Coup de Sabre) an der Stirn bei der gleichen Patientin wie in Abbildung 9-20. Die Narbe war durch den Pony verdeckt.

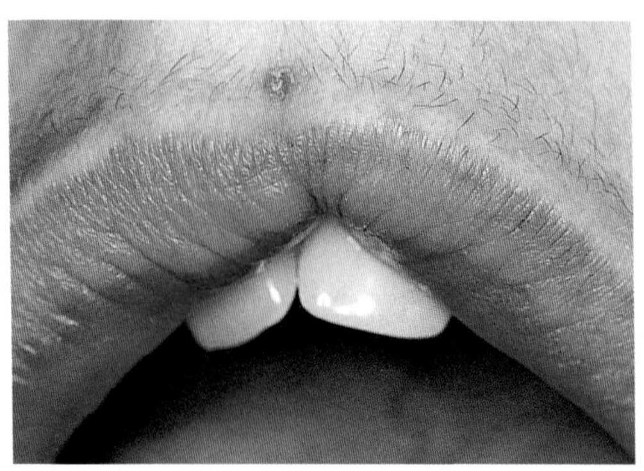

Abb. 9-22 Einkerbung bzw. Retraktion der Lippe in der Mittellinie bei derselben Patientin wie in Abbildung 9-20.

Ätiologie

Die lokalisierte Sklerodermie oder *Morphaea* ist eine seltene Erkrankung mit vornehmlich kutaner Ausprägung. Man geht von einer genetischen oder traumatischen Ätiologie aus. Die 14-jährige Patientin der Abbildungen 9-20 bis 9-22 war zur Bindegewerbetransplantation in *Region* 11 und 12 überwiesen worden, da sich hier eine lokalisierte Rezession entwickelt hatte. Bei einer eingehenden Untersuchung zeigte sich eine Narbe in der Mittellinie an der Stirn, die durch den Pony verdeckt war. In Anbetracht des medianen Verlaufes und der kutanen Natur der Narbe schied eine chirurgische Korrektur aus, da die Chance auf Revaskularisierung eines Transplantates oder eines Rotationslappens minimal war. Zudem hätte eine aggressive Behandlung die Situation wohl noch verschlechtert. In der Tat hatte sich die Lippenretraktion nach einem vor der Diagnosestellung vorgenommenen laserchirurgischen Eingriff noch verstärkt (*Baxter et al.* 2001).

Befall nicht gingivaler Stellen

- *Coup de sabre* („Säbelhieb") – mediane Narbenbildung an der Stirn (Abb. 9-21)
- Einkerbung bzw. Retraktion der Lippe in der Mittellinie (Abb. 9-22)
- Narbenbildung an anderen Stellen der Haut

Differenzialdiagnose

- Knochendehiszenz
- Gewebezustand nach Trauma
- lokalisierte Parodontitis
- Selbstverletzung (*Gingivitis artefacta*)

Klinische Untersuchung

- sorgfältige Anamnese, um eine traumatische Ursache auszuschließen
- familiäre Anamnese
- medizinische Anamnese
- klinische Untersuchung, um echte Taschenbildung bzw. Parodontitis auszuschließen
- extraorale Untersuchung, um Narbenbildung an anderen Stellen des Körpers festzustellen

Behandlungsoptionen

Die parodontalen Befunde können konservativ ohne chirurgische Eingriffe behandelt werden. In dem beschriebenen Fall wurde die Patientin auf diese Weise für vier Jahre betreut. Im Alter von 16 Jahren wurden dann jedoch ästhetische Ansprüche ein wichtiger Faktor. Die Patientin wünschte eine Extraktion der Zähne 11 und 12 mit anschließender prothetischer Versorgung. Die Lippe wurde chirurgisch behandelt und mittels Injektion von autogenem Fett rekonturiert. Für die Zukunft ist ein festsitzender Ersatz (incl. Implantat-*Retainer*) geplant.

Histiocytosis-X

Drei Formen der *Histiocytosis*-X sind beschrieben:

- unifokales eosinophiles Granulom (solitär)
- multifokales eosinophiles Granulom (*Morbus Hand-Schüller-Christian*)
- progressive disseminierte Histiocytosis (*Abt-Letterer-Siwe*-Syndrom)

Eosinophiles Granulom

Klinisches Bild

Der Unterkiefer ist häufiger betroffen als der Oberkiefer, und zwar vor allem im Seitenzahnbereich. Es kann zu bukkalen Schwellungen, die exophytisch erscheinen, sowie zu tiefer Taschenbildung und zu Gingivablutungen kommen. Das eosinophile Granulom kann sich aber auch als lokalisierter gingivaler Rezessionsdefekt mit schwerer Knochendestruktion präsentieren.

Klinische Symptome

- lokalisierte Zahnbeweglichkeit und/oder schwere Rezession meist bei männlichen Patienten unter 20 Jahren
- gegebenenfalls Ausprägung als lokalisierte exophytische Schwellung (s. Kap. 5)

Ätiologie

- unbekannt

Befall nicht gingivaler Stellen

- Beim unifokalen eosinophilen Granulom kein Befall nicht gingivaler Stellen. Die Erkrankung kann jedoch unter Einbeziehung der langen Extremitätenknochen, des Kraniums und der Rippen in die multifokale Form überwechseln.

Differenzialdiagnose

- lokalisierte aggressive (juvenile) Parodontitis
- Hyperparathyreoidismus (normalerweise bei Frauen)
- intraossäres Hämangiom
- metastatische Tumoren (z. B. Brust, Prostata) – selten
- Osteosarkom – selten

Klinische Untersuchung

Im Röntgenbild zeigen sich fokale osteolytische Läsionen (Abb. 9-23). Die lokale Knochendestruktion ist mehr oder minder gut demarkiert. Die Inzisionsbiopsie der Gingiva und des darunter liegenden Bindegewebes zeigt tumorartige Ansammlungen von Histiozyten (*Langerhans*-Zellen und/oder Gewebemakrophagen) und Eosinophilen.

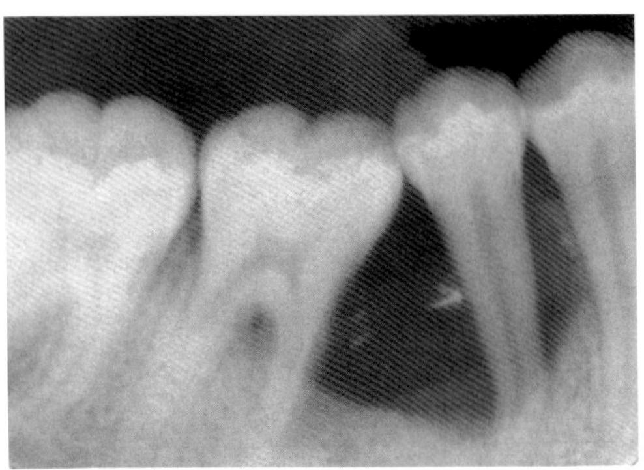
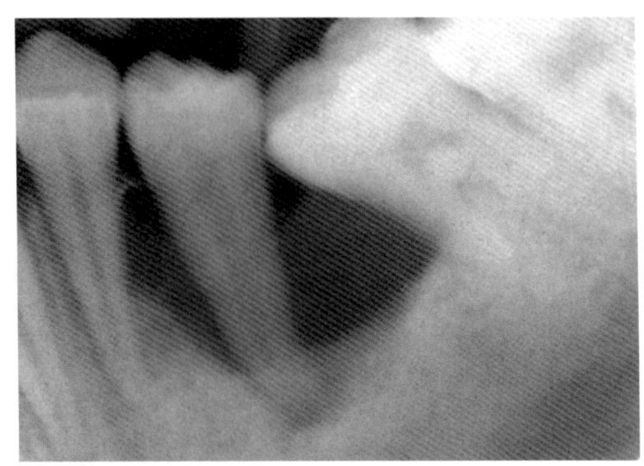

Abb. 9-23 *Multifokale eosinophile Granulome bei einem 14-jährigen Jungen, der auch in beiden Femora Läsionen aufwies. Klassische Histiocytosis-X (Morbus Hand-Schüller-Christian).*

Behandlungsoptionen

- Unifokales eosinophiles Granulom – Die medizinische Behandlung umfasst das *Scannen* des Knochens, um die verstreuten Läsionen zu eliminieren, sowie eine Kürettage bzw. chirurgisches *Débridement* der Region oder lokale Strahlentherapie. Abbildung 9-24 zeigt die Läsionen der Abbildung 9-23 nach Chemotherapie und Extraktion des Zahnes 35. Danach ist die Prognose generell gut.
- Das Multifokale eosinophile Granulom präsentiert sich mit ulzerativen Schleimhautläsionen und osteolytischen Läsionen des darunter liegenden Knochens, multifokaler Mitbeteiligung der Knochen (häufig des *os temporale*) und einzelner Organe. Läsionen der Kieferknochen zeigen sich wie beim unifokalen eosinophilen Granulom. Bei *Morbus Hand-Schüller-Christian* kommen noch hinzu:
  - *Diabetes insipidus,*
  - Schädeldefekte,
  - Exophthalmus.
- Die Progressive disseminierte *Histiocytosis* (*Abt-Letterer-Siwe*-Syndrom) ist gekennzeichnet durch Zahnbeweglichkeit infolge progressiver osteolytischer Läsionen, die auch Schmerz verursachen können. Zudem können Fieber, Lymphadenopathie, Hepatomegalie und Panzytopenie bestehen.

Gewöhnlich betrifft die aggressive und oft letale Krankheit Kinder.

Nekrotisierende ulzeröse Parodontitis (NUP)

(S. auch Kap. 7.)

Klinisches Bild

- schwere Rezession durch Verlust des parodontalen Attachments (Abb. 9-25a)
- abgeflachter Gingivarand mit Verlust bzw. Abstumpfung der Papillen (Abb. 9-25b)
- wenn aktiv, Schorfbildung infolge der Nekrosen des interdentalen Gewebes
- charakteristischer anaerober *Foetor* (*Halitosis*)

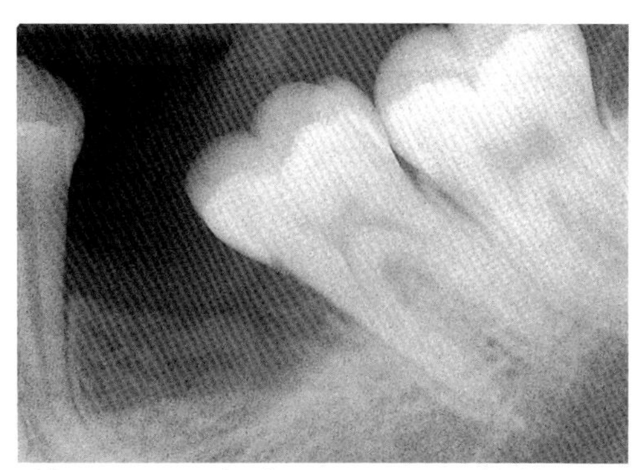

Abb. 9-24 Die gleiche Region wie in Abbildung 9-23. Zustand nach Extraktion des Zahnes 35 und Chemotherapie.

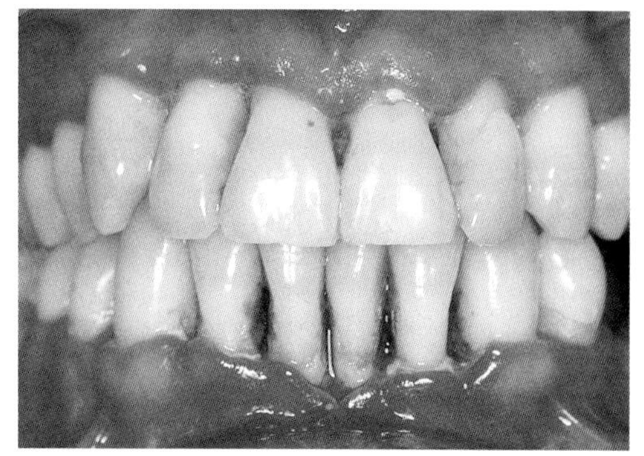

Abb. 9-25a Nekrotisierende Parodontitis an den unteren Schneidezähnen bei einem HIV-Patienten. Diagnostische Schlüsselzeichen sind der Verlust der gingivalen Kontur infolge der Ulzeration und nachfolgenden Abstumpfung der Papillen. Hinzu kommen Ligament- und Kochenverluste. Dagegen sind andere orale Regionen von dem schweren Attachmentverlust nicht betroffen.

- deutliche und sofortige Blutung des Gingivarands bei Sondierung oder spontan
- regionale Schwellung der zervikalen Lymphknoten

Klinische Symptome

- rasche Retraktion der Gingiva
- Schmerz infolge der Ulzeration bzw. Knochenschmerz
- schwere Blutungen beim Putzen
- Zahnbeweglichkeit
- *Halitosis*

Ätiologie

Klassische (gewebeinvasive) fusospirochaetale Infektion mit *Fusobacterium nucleatum* und *Treponema vincentii* bei Patienten mit Immunsuppression. Auch über *Prevotella intermedia* und *Candida Spec.* wurde berichtet. Meist bei HIV-Patienten (Prävalenz 6,3%; *Glick et al.* 1994) mit einer CD4$^+$-Zahl von unter 400 und einer hohen Virenlast (> 50.000 pro ml Blut). Die NUP ist in der Vergangenheit als Ausweitung einer ANUG aufgefasst worden, die ihre gingivale Limitierung überschreitet und das Desmodont und den Alveolarknochen befällt (*Chappel/Gilbert* 2002). Neuerdings scheint sich die Erkrankung bei jungen, nicht HIV-infizierten Patienten (hauptsächlich Frauen) zu zeigen, bei denen die klassischen Risikofaktoren: Rauchen, schlechte Mundhygiene und Stress, gegeben sind. Ferner ist eine antioxidanzien- und faserarme Ernährung in der Anamnese auffällig.

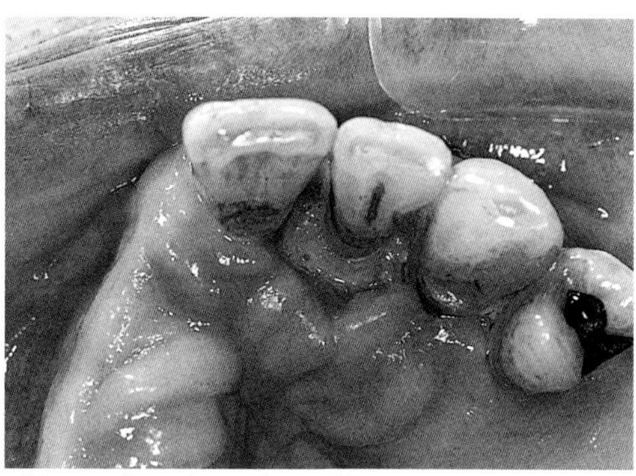

Abb. 9-25b Klassisches Bild einer nekrotisierenden ulzerösen Parodontitis; deutliche Ulzeration mit Attachment- und Knochenverlust in Region 21.

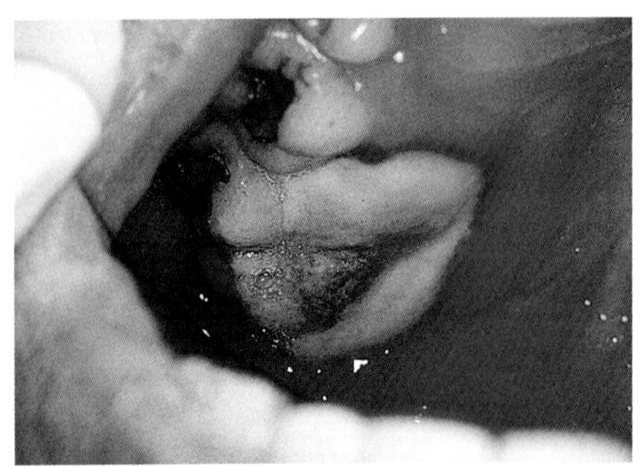

Abb. 9-26 Nekrotisierende Stomatitis palatinal in Region 16 und 17 bei einer AIDS-Patientin. Der Knochen war nekrotisch, die Zähne avital. Die braune Verfärbung ist durch Chlorhexidin (0.2%) bedingt.

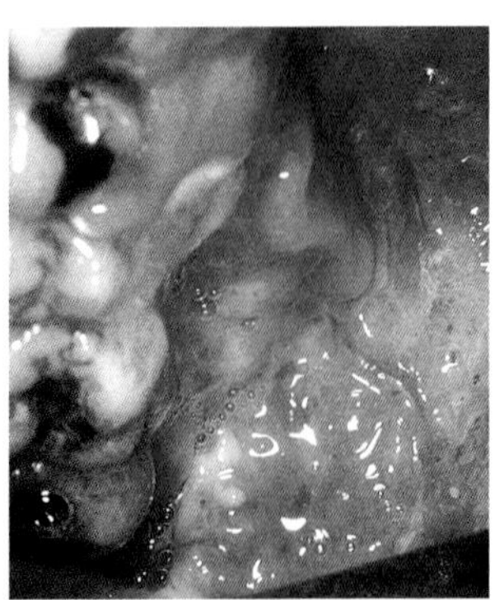

Abb. 9-27 Dieselbe Patientin wie in Abbildung 9-26, Befund 18 Monate später (nach konservativer Behandlung). Die Ulzeration ist flach, doch besteht eine oberflächliche Candida-Infektion.

Befall nicht gingivaler Stellen

In seltenen Fällen weitet sich die NUP zu einer nekrotisierenden Stomatitis aus (*Chapple/Hamburger* 2000).

Differenzialdiagnose

- lokalisierte chronische Parodontitis (klassische Ulzerationen fehlen) mit schwerer Rezession
- traumatische Selbstzerstörung (Abb. 9-19)
- Rezession durch Sequestrierung des Alveolarknochens
- Kokain oder Aufputschdrogen, die lokal auf die Gingiva appliziert werden

Klinische Untersuchung

- Umfassende Anamnese
  - medizinische Anamnese
  - Sexualanamnese
  - soziale Anamnese (Trauma, Medikamente, Rauchen)
  - Anamnese der Ernährungsgewohnheiten
  - zahnärztliche Anamnese (frühere Episoden der Krankheit oder frühere Parodontitiden)
  - Familienanamnese
- Klinische Untersuchung
  - extraoral (submandibuläre oder zervikale Lymphadenopathie)
  - intraoral
- *Foetor ex ore*
- Mikrobiologie (Dunkelfeld/Phasenkontrast) zeigt *Spirochaeta Spec.*

Behandlungsoptionen

- Beratung hinsichtlich:
  - Rauchen
  - Ernährung
  - Stress
  - Modedrogen, Freizeitdrogen
  - HIV-Aufklärung und -Test, falls der Anamnese zufolge erforderlich
- Mundhygieneinstruktion
- *Scaling* und *Débridement* der Wurzeloberfläche und zusätzlich systemische Metronidazol-Gabe (200–400 mg täglich über sieben Tage)

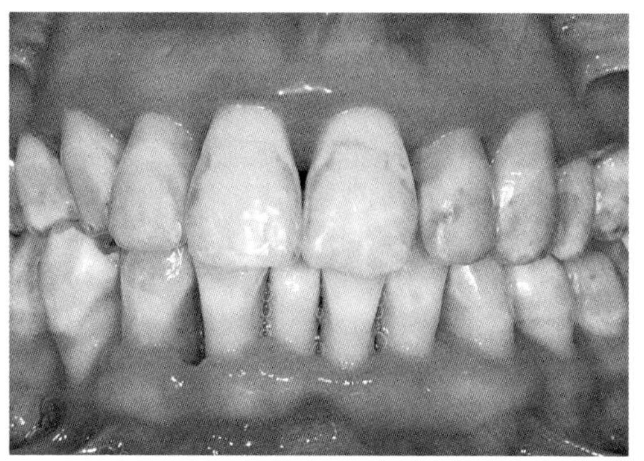

Abb. 9-28 Schwere Rezession bei einer 17 Jahre alten Kokainabhängigen mit ungenügender, antioxidanzienarmer Ernährung. Gingivale Ulzeration, Attachment- und Knochenverlust und Rezession um die unteren Schneidezähne.

- Kontrolle
- falls erforderlich, Überweisung an den Urologen

Nekrotisierende ulzeröse Stomatitis (NUS)

Die NUS wird als Ausbreitung der NUP auf die Mundschleimhaut und den darunter liegenden Alveolarknochen betrachtet, wobei die ulzerative Läsion mindestens 10 mm unter den Gingivarand reicht (Abb. 9-26). Die NUP ist aggressiv und führt zu einer Nekrose des Knochens und zum Verlust der Zahnvitalität. Auch oronasale Fistelbildung ist beobachtet worden (*Felix et al.* 1991).

Die empfohlene Behandlung besteht in der breitflächigen chirurgischen Exzision der betroffenen Knochenareale (meist Oberkiefer) bis auf die gesunden, vaskularisierten Knochenränder sowie der Extraktion der von der Nekrose betroffenen Zähne. Der Defekt wird chirurgisch tamponiert, um eine schrittweise sekundäre Ausheilung zu ermöglichen. Die Operation erfolgt gewöhnlich unter Narkose. Bei Bestehen eines chirurgischen oder Anästhesierisikos, sollte eine konservative Behandlung versucht werden. Die Patientin in Abbildung 9-26 hatte über 30 kg Gewicht verloren und infolge der zugrunde liegenden Erkrankung bestand ein Anästhesierisiko. Die Behandlung erfolgte deshalb konservativ: Mundhygieneinstruktion, langfristige Chlorhexidin-Spülungen sowie regelmäßiges *Scaling* und professionelle Reinigung, nötigenfalls auch bei Hausbesuchen. Die Patientin war schmerzfrei und konnte normal essen (Abb. 9-27). Sie lebte noch 18 Monate, bevor sie einer tödlichen Infektion mit *Pneumocystis jiroveci* erlag. Der Fall wurde behandelt, bevor die modernen antiretroviralen Medikamente und die hochaktive antiretrovirale (HAART) Therapie zur Verfügung standen.

Drogeninduzierte Rezession

Die Verwendung von Drogen wie Kokain geht, wenn sie über die Gingiva aufgenommen werden, einher mit schwerer Mukositis, Ulzeration, Rezession und Knochenverlust. Kokain wird gewöhnlich als kristallines, weißes Pulver nasal inhaliert, aber auch oral, vaginal, rektal und intravenös appliziert. Kokaincrack wird geraucht. Lokale Applikation auf die Gingiva führt zu schwerer Entzündung des Gewebes, zu Blutungen und zu Desquamation des Epithels mit Nekrose des Knochens und nachfolgender Rezession (Abb. 9-28).

Weiterführende Literatur

Akerly WB. Prosthodontic treatment of traumatic overlap of the anterior teeth. J Prosthet Dent 1977;38:26–34.

Baxter, AM, Roberts A, Shaw L, Chapple ILC. Localised Scleroderma in a 12-year-old girl presenting as gingival recession. A case report and literature review. Dent Update 2001;28(9):458–462.

Chapple ILC, Hamburger J. The significance of oral health in HIV disease. Sex Transm Infect 2000;76(4):236–243.

Chapple ILC, Lumley PJ. The Periodontal-endodontic interface. Dent Update 1999;26(8):331–6,338,340–1.

Clerehugh V, Tugnait A, Chapple ILC. Periodontal Management of Children, Adolescents and Young Adults. London: Quintessence, 2004;79–100.

Felix, DH, Wray, D, Smith, GL, Jones, GA. Oro-antral fistula: an unusual complication of HIV-associated periodontal disease. Br Dent J 1991;171(2):61–62.

Glick M, Muzyka BC, Slakin LM, Lurie D . Necrotizing ulcerative periodontitis: a marker for immune deterioration and a predictor for the diagnosis of AIDS. J Periodontol 1994;65(5):393–397.

Heasman PA, Preshaw PM, Robertson P. Successful Periodontal Therapy. A Non-Surgical Approach. London: Quintessence, 2004; 83–84.

Noble SN, Kellett M, Chapple ILC. Decision-Making for the Periodontal Team. London: Quintessence, 2004;124,142–143.

Tonetti MS, Mombelli A. Early-onset periodontitis. Ann Periodontol 1999;4(1):39–52.

Watts TLP. Periodontics in Practice: Science with Humanity. London: Martin Dunitz, 2000.

Kapitel 10

Gingivarezession – generalisiert

Ziel

In diesem Kapitel sollen das klinisches Bild, die Ätiologie, die Untersuchung und die parodontale Behandlung von systemischen Erkrankungen, die sich klinisch als generalisierte Gingivarezession manifestieren, besprochen werden.

Lernziel

Nach der Lektüre dieses Kapitels sollte der Zahnarzt diejenigen systemischen Erkrankungen kennen, die generalisierte Rezessionen der Gingiva entweder direkt als biologische Folge des Krankheitsprozesses verursachen oder sekundär zu einer aggressiven Parodontitis, die eine Komponente dieser systemischen Erkrankung darstellt. In Tabelle 10-1 finden sich die häufigsten Ursachen einer generalisierten Gingivarezession aufgelistet, dieses Kapitel beschränkt sich jedoch auf mit systemischen Grunderkrankungen assoziierte Rezessionen. Die meisten dieser Erkrankungen sind ungewöhnlich. Die Patienten sollten deshalb lieber an den Spezialisten überwiesen als in der zahnärztlichen Praxis behandelt werden.

Grundlagen

Als Gingivarezession bezeichnet man eine Situation, bei der der Gingivarand apikal zu seiner Ausgangsposition (bei ursprünglicher Gesundheit) liegt. Abbildung 10-1 zeigt eine Gingiva im Zustand ursprünglicher Gesundheit. Dieser ist sehr selten und unbedingt zu unterscheiden vom Zustand klinischer Gesundheit. Der Begriff der klinischen Gesundheit toleriert sehr feine Anzeichen einer leichten Entzündung an isolierten Stellen und Variationen in der normalen Anatomie, die einen dentogingivalen Komplex ergeben, der nicht dem klassisch idealen Erscheinungsbild entspricht. Abbildung 10-2 ist ein Beispiel für klinische Gesundheit: Das mediane Diastema im Unterkiefer führt zu einem nicht idealen Erscheinungsbild der Interdentalpapille und an der Papille zwischen den Zähnen 31 und 32 zeigt sich klinische eine sehr leichte Entzündung.

Eine detaillierte Darstellung der Anatomie des dentogingivalen Komplexes findet sich in Band 1 dieser Serie (*Chapple/Gilbert* 2002) und kann im Rahmen dieses Textes nicht wiederholt

Tabelle 10-1 *Übersicht – Generalisierte Rezession der Gingiva*

Befund	**Unterkategorie**	**Art**	**Häufigkeit**	**behandeln/ überweisen**
Trauma	Zähneputzen	bukkale Flächen	häufig	behandeln
	Trauma	z. B. Trauma mit Knochenfreilegung	selten	behandeln
	Okklusion	traumatische Klasse II/2 (gingivales Stripping)	häufig	behandeln/ überweisen
Parodontitis	unbehandelt		häufig	behandeln
	behandelt		häufig	behandeln
systemische Erkrankung mit generalisierter Rezession als Manifestation einer destruktiven Parodontitis	*Down*-Syndrom	Trisomie 21	häufig	behandeln
	Papillon-Lefèvre-Syndrom ± *Haim-Munk*-Syndrom	Mutationen des Blutneutrophilen-Gens für das Enzym Kathepsin C	selten	überweisen
	Hypophosphatasie	Defekt am Gen für alkalische Phosphatase	selten	überweisen
	septische Granulomatose	genetischer Defekt – Neutrophile können Bakterien nicht abtöten	selten	überweisen
	Chediak-Higashi-Syndrom	genetischer Defekt beeinträchtigt die Funktion der Neutrophilen	selten	überweisen
	Ehlers-Danlos-Syndrom	genetischer Defekt des Kollagenmetabolismus	selten	überweisen
	Leukozytenadhäsionsdefekt	genetischer Defekt der Neutrophilen mit Störung der Adhäsion	selten	überweisen
	Akatalasie	genetischer Defekt – Störung der Katalaseproduktion der Erythrozyten	selten	überweisen
	infantile genetische Agranulozytose	schwere Neutropenie	selten	überweisen
	Agamma- oder Hypogamma-Globulinämie	IgG_2- und IgG_4-Defekt	selten	überweisen
	Cohen-Syndrom	komplexes genetisches Syndrom	selten	überweisen

Tabelle 10-1 *Übersicht – Generalisierte Rezession der Gingiva (Fortsetzung)*

Befund	Unterkategorie	Art	Häufigkeit	behandeln/ überweisen
systemische Erkrankung mit generalisierter Rezession als Manifestation einer destruktiven Parodontitis	Glykogenspeicher-krankheit	Defekte des Glykogenstoff-wechsels – Neutropenie	selten	überweisen
	DiGeorge-Syndrom	T-Zell-Defekt	selten	überweisen
	Wiskott-Aldrich-Syndrom	T- und B-Zell-Defekte	selten	überweisen
	Histiocytosis	malignes Neoplasma aus CD1a-Zellen, d.h. Langerhans-Zellen, Histiozyten, Makrophagen	selten	überweisen
systemische Erkrankung mit einer Rezession als Manifestation unabhängig von einer Parodontitis	progressive systemische Sklerose (Sklerodermie)	Bindegewebserkrankung	selten	überweisen
medikamentös induzierte Läsionen	Zyklophosphamid	alkylierende Substanz	selten	überweisen
	Methotrexat	zytotoxische Substanz	selten	überweisen
	Kokain	Freizeitdroge	selten	überweisen
	Bleomyzin	Zytostatikum	selten	überweisen
	Vincristin/Vinblastin	alkaloide Substanzen	selten	überweisen

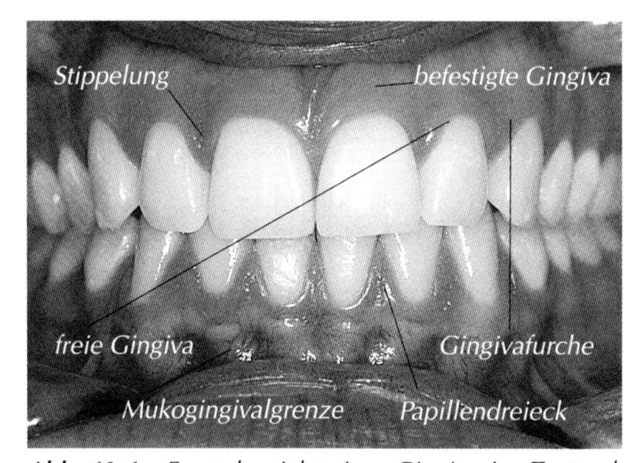

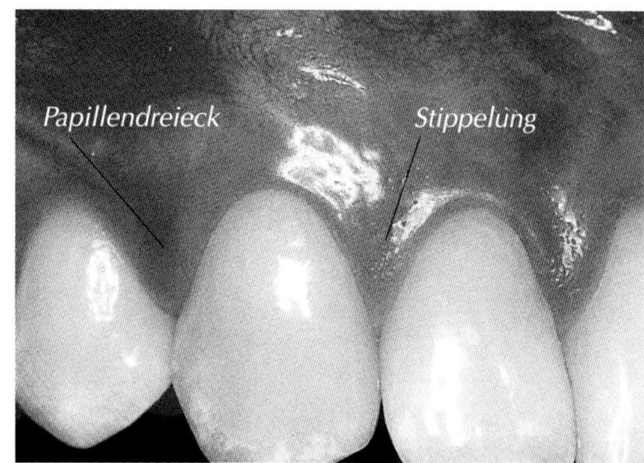

Abb. 10-1 *Frontalansicht einer Gingiva im Zustand ursprünglicher Gesundheit; wichtige anatomische Strukturen sind deutlich zu erkennen (vgl. Abb. 10-3).*

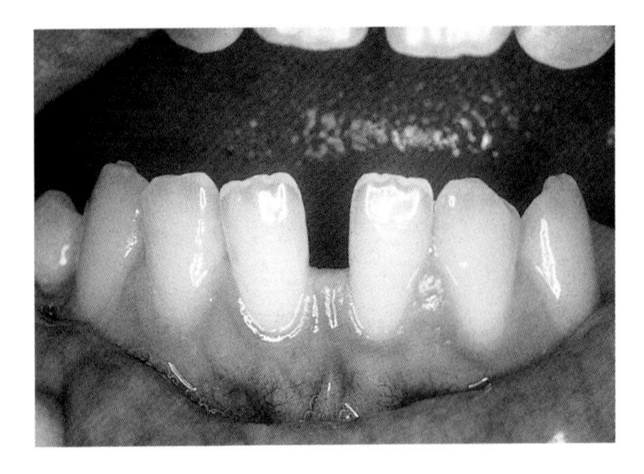

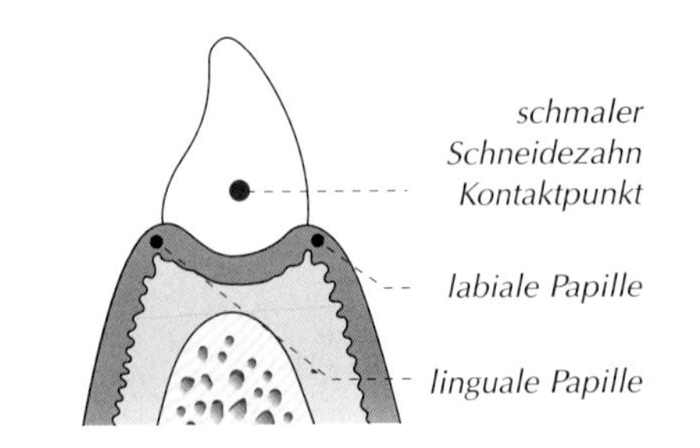

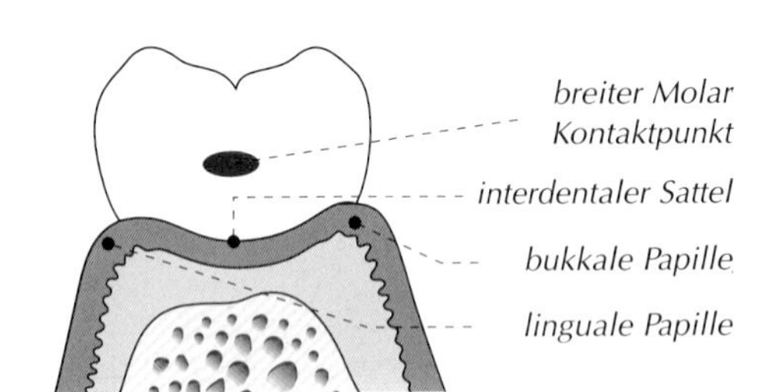

Abb. 10-2 Klinischer Befund einer gesunden Gingiva: der Kontaktbereich diktiert die Form der interdentalen Papille. Die Schemata zeigen den schmalen Kontaktpunkt und engeren Sattel (col) zwischen Schneidezähnen und den breiteren Kontaktpunkt und tieferen, verletzlicheren Sattel zwischen Molaren.

werden. Abbildung 10-3 zeigt im Schema die normale Anatomie dieser Struktur, Abbildung 10-4 den Beitrag gingivaler Rezession zu allgemeinem parodontalem Attachmentverlust. Im gesunden Zustand liegt der Gingivarand auf dem Schmelz 2–3 mm oberhalb der Position der terminalen Zellen des Saumpithels (auch Verbindungsepithel, SE; Abb. 10-3). Das Saumepithel liegt an der Schmelz-Zement-Grenze (SZG) an und der Raum zwischen seiner terminalen Zelle und dem Gingivarand wird von Saum- und oralem Sulkusepithel (OSE) ausgefüllt, die die weichgewebige Auskleidung des gingivalen Sulkus bilden. Ein gesunder Sulkus kann bis zu einer Tiefe von 3 mm sondiert werden. Klinischer Attachmentverlust (KAV) durch Parodontitis kann sich ohne Rezession einstellen, indem sich echte Taschen bilden (Abb. 10-4). Wenn der Gingivarand in eine Position apikal von der SZG wandert, trägt diese Rezession zusammen mit echter Taschenbildung zum gesamt-KAV bei. Der Gingivarand kann auch genau an der SZG liegen. In diesem Fall liegt keine Rezession vor aber die gesamte Krone ist exponiert. Offenkundig hat ein KAV stattgefunden.

Ätiologie der Gingivarezession

Die häufigste Ursache für eine Rezession der Gingiva ist das Zahnputztrauma. Dieses zeigt sich klassischerweise an den Bukkalflächen der Seitenzähne, aber nicht an den Approximalflächen. Approximale Rezession impliziert KAV durch echte Parodontitis. Andere häufige Ursachen einer generalisierten Gingivarezession sind:

- unbehandelte Parodontitis (Abb. 10-5),
- Auswirkung einer erfolgreichen Parodontalbehandlung (Abb. 10-6),

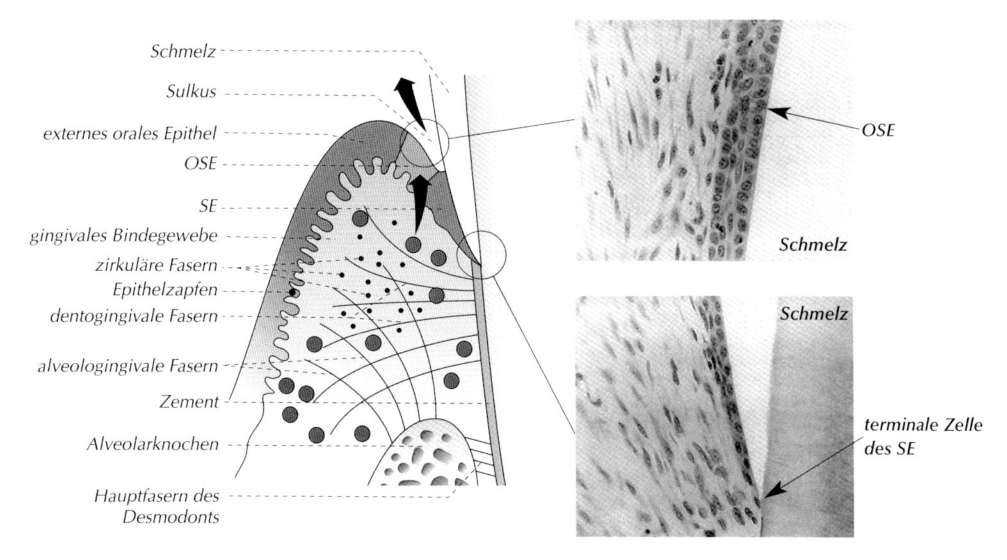

Abb. 10-3 Schemazeichnung zur Darstellung des gingivalen Kollagenfaserkomplexes. Die Mikrofotografien zeigen orales Sulkus- und Saumepithel bei normaler Histologie. Das Band der Zellen ist breit und dünnt sich am Apex des SE zu einer einzelnen terminalen Zelle aus.

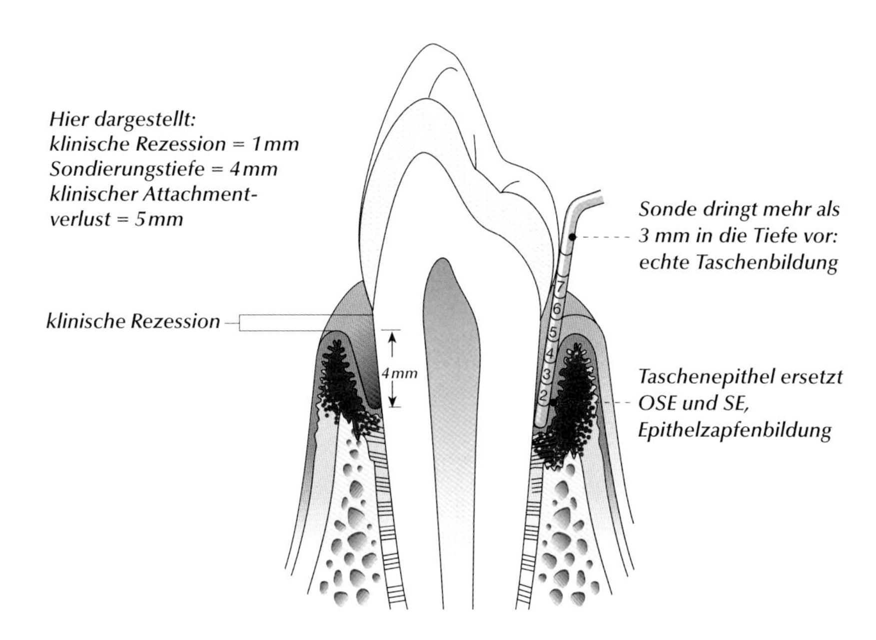

Abb. 10-4 Schema: Zahnlängsschnitt durch einen Prämolaren und durch das angrenzende parodontale Gewebe: mit der Sonde nachgewiesene echte Taschenbildung und gingivale Rezession, die zum gesamt-KAV beiträgt.

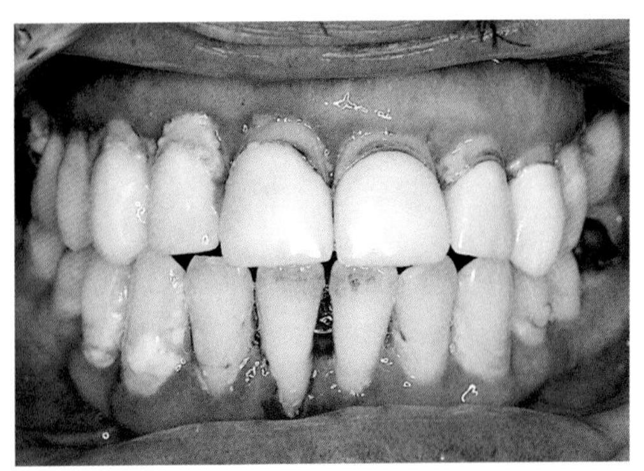

Abb. 10-5 Generalisierte Rezession bedingt durch unbehandelte, progressive chronische Parodontitis.

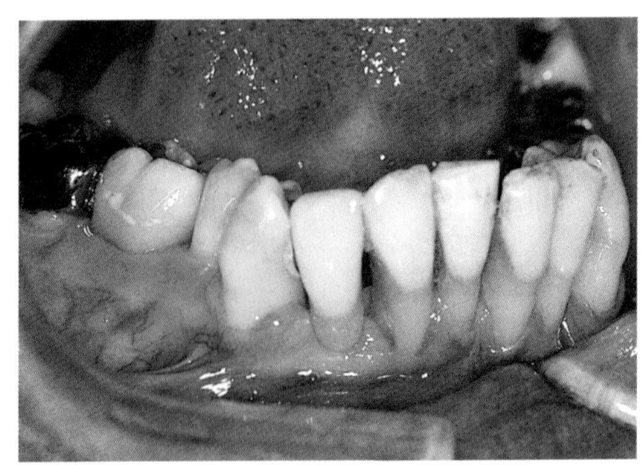

Abb. 10-6 Generalisierte Gingivarezession nach erfolgreicher Parodontaltherapie und Nachsorge. Als Ersatz für Zahn 42, der durch die Parodontitis verloren gegangen war, wurde eine Marylandbrücke angefertigt.

- okklusales Trauma (meist mit *Stripping* der Gingiva labial der unteren Inzisiven oder palatinal der oberen Inzisiven bei Klasse II/2 Fehlstellung (*Noble/Kellet/Chapple* 2004)
- physikalisches Trauma durch Unfall (Knochenfreilegung durch stumpfes Trauma z. B. Faustschlag oder Lenkradaufprall).

Dieses Kapitel behandelt Rezessionen, die durch parodontalen Attachmentverlust entstanden sind und zwar:

- sekundär zu einer systemischen Erkrankung, bei der die destruktive Parodontitis eine Manifestation dieser Krankheit ist,
- direkt als Manifestation der systemischen Erkrankung, auch in Abwesenheit einer deutlichen entzündlichen Pardontalerkrankung (z. B. bei systemischer Sklerose oder medikamentös induzierter Rezession).

Systemische Erkrankungen mit Gingivarezession als Manifestation einer destruktiven Parodontitis

Down-Syndrom

Klinisches Bild

- generalisierte Rezession an den oberen und unteren Inzisiven
- schwere parodontale Destruktion und Taschenbildung (Abb. 10-7)
- Gingivitis
- radiologisch: schwerer Knochenverlust im Bereich der oberen und unteren Inzisiven
- kurze Wurzeln an den unteren Inzisiven
- Zahnlockerung

Klinische Symptome

- Gingivablutung
- Zahnlockerung (vor allem der unteren Schneidezähne)
- Nahrungsaufnahme und Funktion eingeschränkt

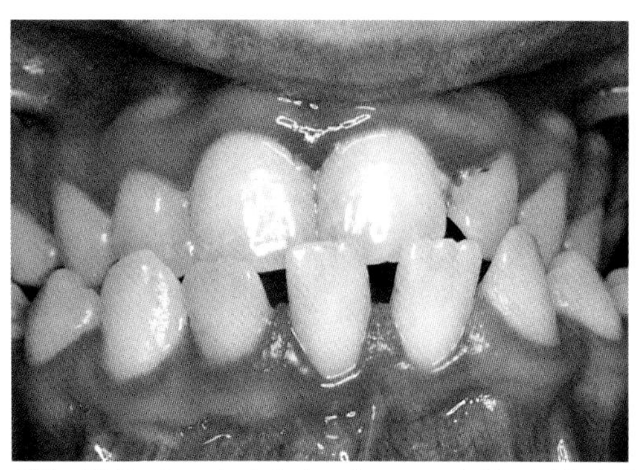

Abb. 10-7 *Parodontalerkrankung und Gingivitis bei einem Patienten mit Down-Syndrom.*

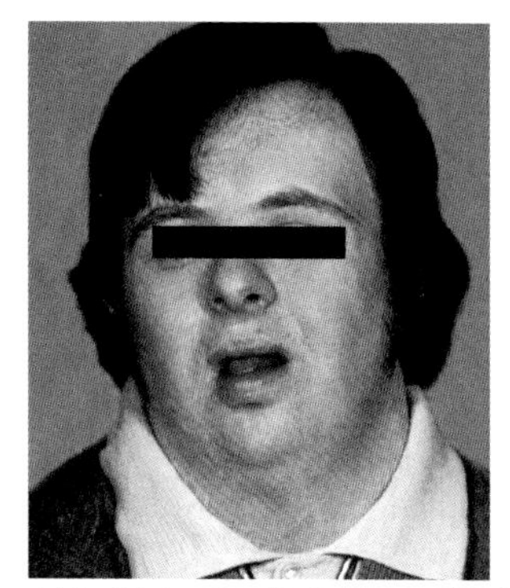

Abb. 10-8 *Der Patient aus Abbildung 10-7.*

Ätiologie

Das *Down*-Syndrom, zuerst von *John Langdon Haydon Langdon-Down* (1828-1896) beschrieben, ist ein komplexes Syndrom, dessen genetische Basis eine Trisomie des Chromosoms 21 bildet. Die Ursache für die parodontalen Destruktion, die 60–90% der Fälle betrifft, ist ebenfalls komplex und schließt ein:

- schlechte Mundhygiene (vor allem bei Patienten in Heimen),
- Defekte der Funktion der polymorphkernigen Leukozyten (PMNL – Chemotaxis, Phagozytose und Abtötung),
- T-Zell-Depression dadurch Reduktion der Antigene,
- B-Lymphozyten-Rezeptor-Defekte,
- anomale Kollagenbiosynthese.

Befall nicht gingivaler Stellen

- charakteristischer Gesichtsausdruck (Abb. 10-8)
- Lernschwierigkeiten
- kleine Statur
- Herzdefekte (eventuell antibiotische Abschirmung erforderlich)
- Klasse-III-Fehlstellung
- anterior offener Biss
- Makroglossie
- Schachtelstellung der Frontzähne

Differenzialdiagnose

In Anbetracht der offensichtlichen klinischen Ausprägung und medizinischen Anamnese kommen keine weiteren Differenzialdiagnosen in Frage.

Klinische Untersuchung

- Standard-Parodontaluntersuchung

Behandlungsoptionen

- Verhaltensanweisungen
- konservative Parodontaltherapie
- intensive Erhaltungstherapie
- Konsilium mit dem Kardiologen. Eventuell ist eine antibiotische Abschirmung bei invasiven Eingriffen nötig.

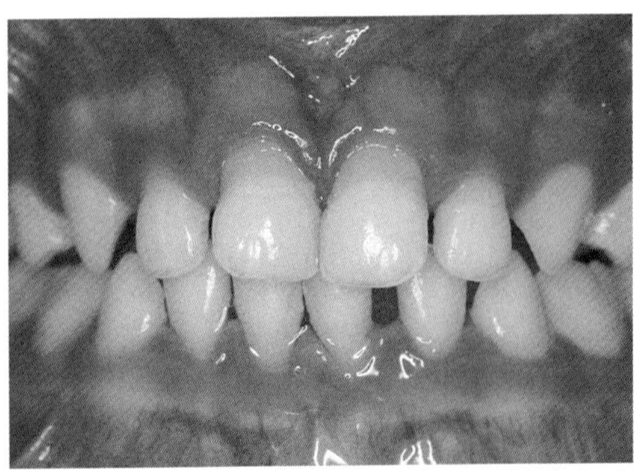

Abb. 10-9 *Zweijähriger pakistanischer Junge mit Papillon-Lefèvre-Syndrom: Rezession und vorzeitige Lockerung der oberen und unteren Milchschneidezähne.*

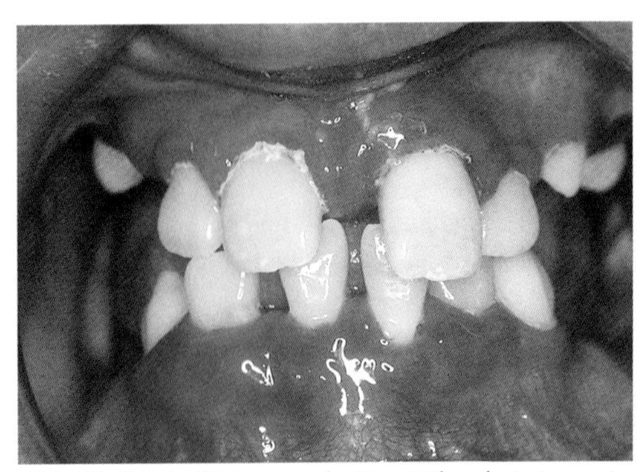

Abb. 10-10 *Auffächerung der Frontzähne bei einem siebenjährigen Jungen mit Papillon-Lefèvre-Syndrom und schwerer Parodontitis.*

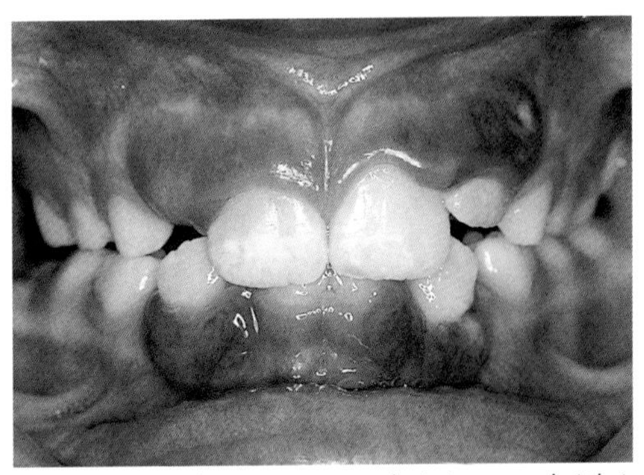

Abb. 10-11 *Schwere Gingivitis bei einem sechsjährigen Jungen mit Zahnlockerung der zentralen Schneidezähne (Grad II).*

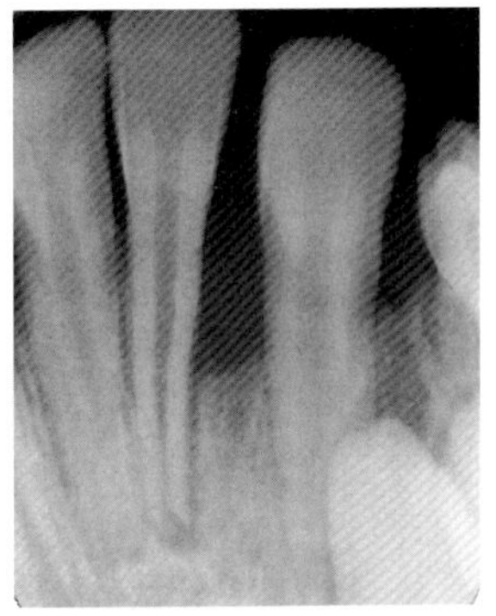

Abb. 10-12 *Deutlicher Knochenverlust an den bleibenden Zähnen bei dem Patienten aus Abbildung 10-11.*

Papillon-Lefèvre-Syndrom

Klinisches Bild

Das *Papillon-Lefèvre*-Syndrom tritt generell im Alter zwischen zwei und sieben Jahren auf. Einer oder mehrere der folgenden Befunde betreffen Milch- und bleibende Zähne:

- generalisierte Rezession an den Milchschneidezähnen (Abb. 10-10),
- vorzeitige Zahnlockerung,
- Auffächerung der Frontzähne (Abb. 10-10),
- schwere generalisierte Gingivitis (Abb. 10-11),
- im Röntgenbild erkennbare schwere destruktive Parodontitis (Abb. 10-12),
- Knochenverlust bei nicht abgeschlossenem Wurzelwachstum der Zähne (radiologisch).

Generell stellt sich bei den Patienten bis etwa zum 20. Lebensjahr vollständiger Zahnverlust ein.

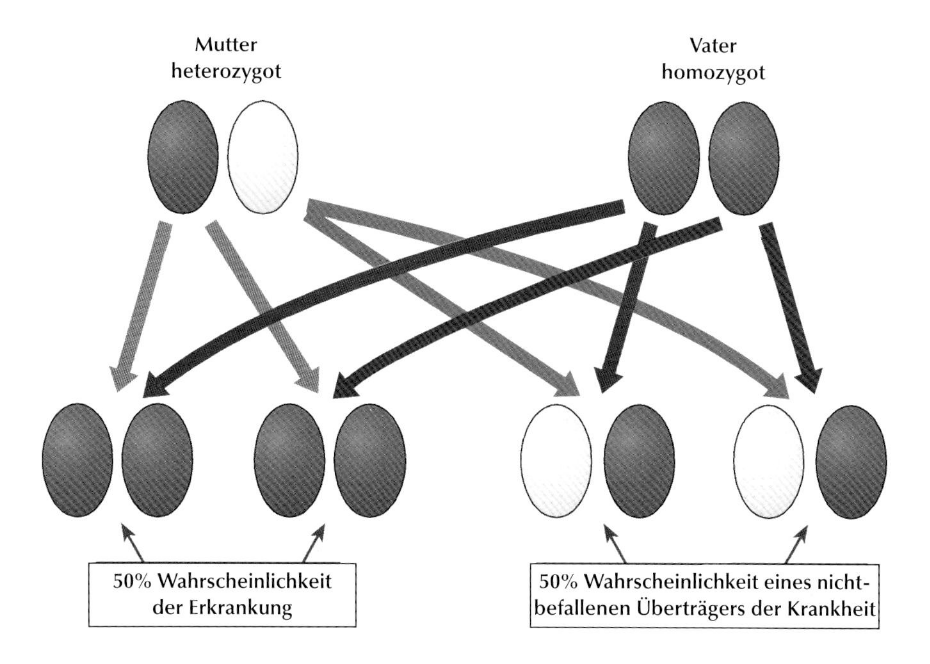

Abb. 10-13 Die Familie des zweijährigen Jungen mit Papillon-Lefèvre-Syndrom aus Abbildung 10-9: das mendelsche Schema verdeutlicht die autosomal-rezessiven Vererbung der Erkrankung.

Klinische Symptome

- Gingivarezession
- Zahnlockerung
- Gingivablutung
- approximale Lückenbildung
- rezidivierende Abszesse oder Infektionen

Ätiologie

Das *Papillon-Lefèvre*-Syndrom ist eine autosomal-rezessiv vererbte Krankheit, charakterisiert durch eine Familienanamnese mit Blutsverwandtschaft (Abb. 10-13). Die Prävalenz beträgt 1:4.000.000. Es tritt am häufigsten bei Indo-Pakistanischen Kindern auf. Die klassischen Symptome zeigen sich im Alter von zwei bis vier Jahren. Ursache ist ein Gendefekt, der erst kürzlich auf dem langen Arm des Chromosoms 11 (11q) lokalisiert werden konnte und zum Funktionsverlust eines wichtigen Enzyms der neutrophilen polymorphkerniger Leukozyten (PMNL) führt. Bei diesem als Kathepsin C bezeichneten Enzym handelt es sich um ein lysosomales Enzym in den Primärgranula der PMNL, das für die Bakteriolyse von Bedeutung ist und in der Haut der Füße und Hände, sowie in Lunge, Nieren und Plazenta gebildet wird.

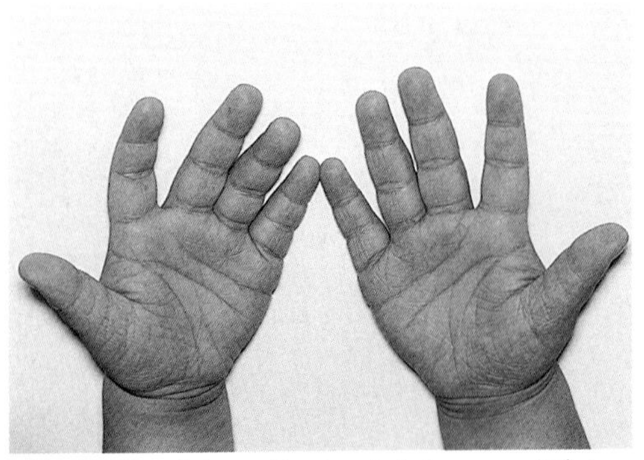

Abb. 10-14a *Palmare Keratose bei einem zweijährigen Jungen mit Papillon-Lefèvre-Syndrom mit der häufigen Mutation R272P.*

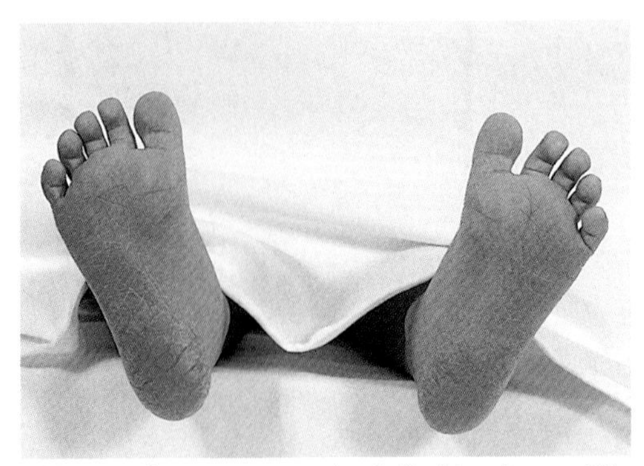

Abb. 10-14b *Keratose an den Fußsohlen des zweijährigen Jungen aus Abbildung 10-14a.*

Befall nicht gingivaler Stellen

- Klassische palmoplantare Keratome (Hyperkeratose der Handflächen und Fußsohlen; Abb. 10-14 und 10-15).
- Gelegentlich werden intrakranielle Kalzifikationen beobachtet.
- Ein ähnliches Bild zeigt das überaus seltene *Haim-Munk*-Syndrom. Zum Zeitpunkt der Drucklegung dieses Buches war es bei zwei Familien beobachtet worden, und zwar erstmalig bei einer jüdischen Sekte aus Cochin (Indien). Die Patienten zeigen die gleichen Symptome wie bei *Papillon-Lefèvre*-Syndrom, leiden jedoch darüber hinaus auch an:
  - rezidivierenden pyogenen Hautinfektionen,
  - Arachnodaktylie (dünne, spinnenbeinartige Finger),
  - Akroosteolyse (Osteolyse an den diastalen Phalangen),
  - *Onychogryphosis* (krallenartige Verkrümmung der Nagelplatte),
  - *Pes planus* (Zusammenbruch des Fußgewölbes).

Der Patient in Abbildung 10-10 stellte sich zunächst mit rezidivierenden infektiösen Hautläsionen vor. Doch erst als sich eine Zahnlockerung entwickelt hatte und der Patient vom Autor untersucht wurde, konnte nach sorgfältiger Anamnese, klinischer Untersuchung und genetischen Tests die Diagnose *Papillon-Lefèvre*-Syndrom gestellt werden. Inzwischen wird die Beziehung zwischen *Papillon-Lefèvre*- und *Haim-Munk*-Syndrom langsam klarer. Es handelt sich entweder um allele Varianten (*Hart et al.* 2000), d.h. verschiedene Mutationen des selben Gens, obwohl in beiden Fällen dieselbe Mutation beobachtet worden ist, oder das *Haim-Munk*-Syndrom stellt eine Variante des *Papillon-Lefèvre*-Syndroms dar, die auf die gleichzeitige Vererbung einer weiteren, noch zu identifizierenden Genmutation in der Nachbarschaft des Kathepsin-C-Gens zurückzuführen ist, wie dies bereits für die gemeinsame Vererbung von *Papillon-Lefèvre*-Syndrom und Albinismus nachgewiesen werden

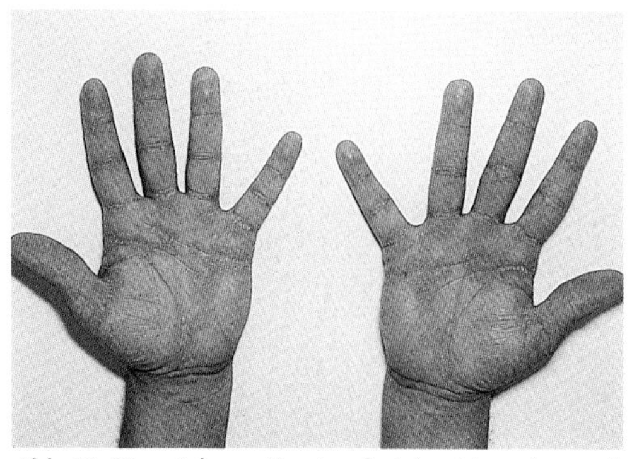

Abb. 10-15a *Palmare Keratose bei dem Vater des zweijährigen Jungen mit Papillon-Lefèvre-Syndrom aus Abbildung 10-14a.*

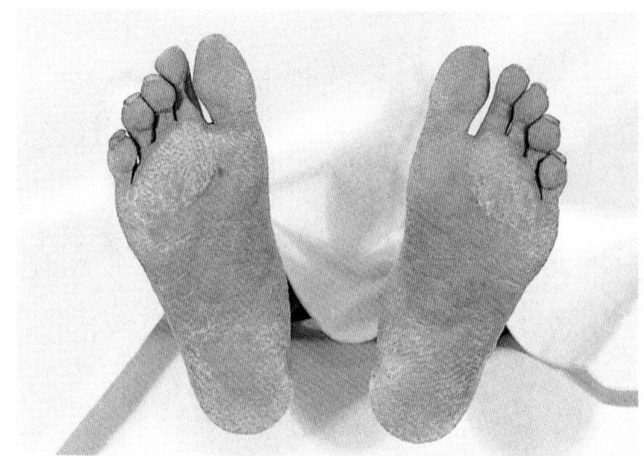

Abb. 10-15b *Keratose an den Fußsohlen des Patienten aus Abbildung 10-15a.*

konnte (*Hewitt et al.* 2004). Bislang sind 45 verschiedene Mutationen des Kathepsin-C-Gens beschrieben worden, darunter eine symptomfreie Mutation (*Allende et al.* 2000).

Differenzialdiagnose

- Hypophosphatasie (s. u.)
- septische Granulomatose (CGD) – Fehler der Superoxid-Radikal-Produktion in den PMNL und dadurch Ausfall der Zerstörung der Bakterien. Normalerweise wird über eine schwere Gingivitis und Ulzeration bzw. Rezession berichtet, nicht aber über eine aggressive Parodontitis (*Clerehugh/Tugnait/Chapple* 2004).
- *Chediak-Higashi*-Syndrom (s. u.)
- *Ehlers-Danlos*-Syndrom (s. u.)
- Leukozytenadhäsionsdefekt (LAD; s. u.)
- Akatalasie (s. u.)
- infantile genetische Agranulozytose (s. u.)
- *Cohen*-Syndrom – autosomal-rezessiv, charakterisiert durch exzessiven Alveolarknochenverlust, Neutropenie, Lernbehinderung, motorische Defekte, Dysmorphie, Obesitas
- Glykogenspeicherkrankheit – Eine Gruppe von 5 Krankheitsbildern, die eine Störung oder einen Ausfall des Glykogenmetabolismus verursachen. Bei Typ 1B (autosomal-rezessiv) zeigen die Patienten Neutropenie, gestörte PMNL-Funktion und Parodontalerkrankungen.
- *DiGeorge*-Syndrom – gestörte T-Lymphozytenfunktion verursacht durch die Zerstörung eines Genes an Chromosom 22q (q = langer Arm des Chromosoms; p = kurzer Arm)
- *Wiskott-Aldrich*-Syndrom – am X-Chromosom lokalisierte T- und B-Zell-Immunschwäche.
- *Histiocytosis* – gewöhnlich lokalisierte Rezessionsdefekte (s. Kap. 10).

Klinische Untersuchung

- Die Diagnose *Papillon-Lefèvre*-Syndrom wird auf Grundlage der Familienanamnese und der klinischen Befunden gestellt.

- Kraniale Röntgenaufnahmen können Kalzifikationen der Zerebralmembranen zeigen.
- Routinemäßige genetische Tests stehen nicht zur Verfügung.

Behandlungsoptionen

Essentiell ist eine genetische Beratung für Eltern (eine pränatale Mutationsanalyse ist verfügbar). Die Therapie ist sehr schwierig, denn die meisten Erkenntnisse stammen aus Fallberichten oder bestenfalls aus solchen über Fallserien. Die meisten dieser Berichte haben die geringe Wirksamkeit chirurgischer und nicht chirurgischer Therapien aufgezeigt. Strenge Plaquekontrolle kann die Progression der Erkrankung verlangsamen. Aktuell geht man davon aus, dass folgende Maßnahmen die Erfolgsrate erhöhen:

- frühzeitige Extraktion der Milchzähne, damit die Mundhöhle für einige Zeit zahnfrei ist und die zahnbezogenen Pathogene eliminiert sind,
- *Scaling* und Wurzelkürettage der bleibenden Zähne in Verbindung mit Antibiotikamedikation,
- professionelle Reinigung alle zwei Wochen und wiederholtes Scaling bei Nachweis von *Aggregatibacter* (früher: *Actinobacillus*) *actinomycetemcomitans*,
- systemische Retinoidtherapie – Acitretin korrigiert nachweislich eine gestörte CD3-induzierte T-Lymphozyten-Aktivierung *in vitro* bei *Papillon-Lefèvre*-Syndrom-Patienten. Retinoide scheinen auch die Kathepsin-C-Gen-Expression zu regulieren, müssen aber wegen der Nebenwirkungen vom Spezialisten verordnet werden.

Der Fall der Abbildung 10-9 wurde behandelt durch:

- professionelle Reinigung und Scaling bei systematischer Amoxicillin und Metronidazolgabe,
- gleiche Behandlung bei der Mutter (bezahnt) trotz fehlender Anzeichen einer Parodontitis, um *A. actinomycetemcomitans* zu eliminieren (der Vater war zahnlos und als Träger der relevanten Pathogene unwahrscheinlich),
- Einschränkung des engen Kontaktes mit den Großeltern, die mit im Haus lebten,
- Professionelle Reinigung im Abstand von vier bis sechs Wochen.

Mit vier Jahren besaß der Patient noch immer ein vollständiges Milchgebiss, während bei den meisten Patienten der Knochenverlust so schnell voranschreitet, dass ein vollständiger Zahnverlust im Alter von vier Jahren die Regel ist. Im Alter von viereinhalb Jahren wurde der untere rechte Milchschneidezahn, der stark gelockert war, extrahiert. *Scaling* und professionelle Reinigung wurden weiter im genannten Umfang durchgeführt und Augmentin (Co-Amoxiclav) systemisch verabreicht. Zum Zeitpunkt der Drucklegung dieses Buches begann sich der Parodontalstatus des inzwischen fünfeinhalb Jahre alten Patienten zu verschlechtern, weshalb die Extraktion aller Milchzähne mit anschließender Retinoid-Therapie in Betracht gezogen wurde.

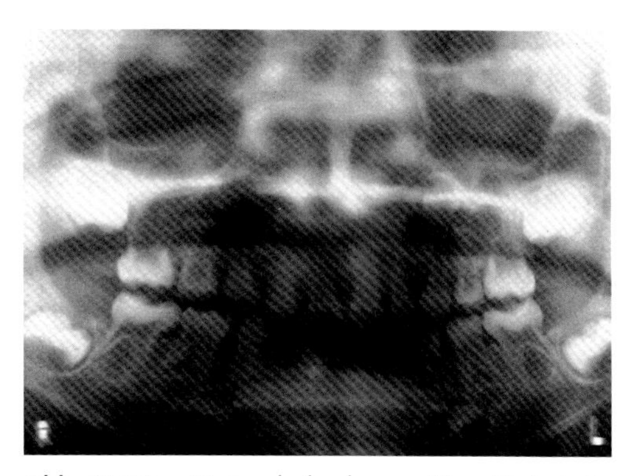

Abb. 10-16a Röntgenbefund: vorzeitiger Verlust der Milchzähne bei einem fünfjährigen Jungen mit Hypophosphatasie.

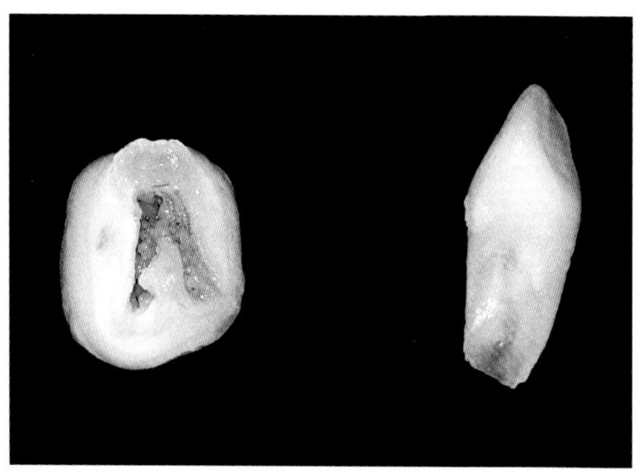

Abb. 10-16b Vergrößerte Pulpenkammern an Zähnen, die spontan exfoliierten (Patient aus Abb. 10-16a).

Hypophosphatasie

Klinisches Bild

- Schwere Rezession (oft auf die Inzisiven beschränkt) bei Kindern und jungen Erwachsenen (Milch- oder bleibendes Gebiss)
- starke Zahnlockerung
- oft minimale Gingivitis
- vorzeitiger Verlust der Milchzähne
- vorzeitiger Durchbruch der bleibenden Zähne
- Knochenverlust speziell an den Frontzähnen, hauptsächlich horizontal (radiologisch)
- vergrößerte Pulpenkammern (radiologisch)

Klinische Symptome

- vorzeitiger Milchzahnverlust
- Die Zähne exfoliieren mit intakten Wurzeln (d.h. keine oder minimale Resorption).
- Zahnlockerung

Ätiologie

Die Hypophosphatasie ist ein seltener erblicher Defekt des Enzyms alkalische Phosphatase (ALP) und teilt sich in fünf Untertypen. Die Inzidenz liegt bei 1:100.000. Zwei allele Formen – die eine autosomal-dominant (mit schwächeren Symptomen), die andere autosomal-rezessiv (mit starker Ausprägung im Phänotyp) – sind nachgewiesen. In Abhängigkeit von verschiedenen Genmutationen entwickeln sich:

- Perinatale oder letale Hypophosphatasie – Die betroffene Kinder leben nur einige Tage. Die Rachitis des Brustkorbs führt zu respiratorischer Insuffizienz.
- Infantile Hypophosphatasie – in den ersten sechs Lebensmonaten; präsentiert sich systemisch mit: weiten Fontanellen, blauen Skleren, Trichterbrust, verminderter Nahrungsaufnahme und Gewichtszunahme.
- Hypophosphatasie des Kindesalters (Abb. 10-16a und 10-16b) – einhergehend mit:

  - vorzeitigem Milchzahnverlust,
  - Zementhypoplasie oder -aplasie (keine Zementbildung an den Wurzeln),
  - fehlender Verbindung zwischen Parodontalfasern und Wurzeloberfläche (da die Zementschicht fehlt) und daraus folgender Atrophie des Alveolarfachs,
  - weit offenen anterioren und posterioren Fontanellen,
  - Exophthalmus durch vorzeitige Fusion der kranialen Suturen.
- adulte Hypophasphatasie – Zeigt eine nur leichte Ausprägung im Phänotyp und tritt oft im mittleren Alter auf; gelegentlich frühzeitiger Milchzahnverlust in der Anamnese. Tendenziell sind die sechs oberen und unteren Frontzähne betroffen.
- Pseudohypophosphatasie oder Odontohypophosphatasie – sehr schwache Form, die tendenziell auf die unteren Frontzähne beschränkt ist.

Befall nicht gingivaler Stellen
Der Befall nicht gingivaler Stellen hängt von der Art der Hypophosphatasie ab (s. *Chapple et al.* 1993).

Differenzialdiagnose
- *Papillon-Lefèvre*-Syndrom
- *Chediak-Higashi*-Syndrom
- *Ehlers-Danlos*-Syndrom
- Leukozytenadhäsionsdefekt
- Akatalasie

Klinische Untersuchung
Die Diagnostik umfasst:
- Radiologie,
- klinische Biochemie: Durch einen Defekt des Leber-, Knochen-, und Nieren-Isoenzyms alkalische Phosphatase, sind die Spiegel derjenigen Stoffe, die normalerweise durch die ALP metabolisiert werden, erhöht. Zu niedrigen Serum-ALP-Werten (Sicherstellen, dass jeweils für Kinder und Erwachsene der entsprechende Normalbereich benutzt wird!) kommen erhöhte Werte für:
  - Pyridoxal-5-Phosphat (PLP bzw. Vitamin B6) im Serum,
  - Phosphoethanolamin im 24-Stunden-Urin.

Behandlungsoptionen
Gegenwärtig stehen folgende Therapien zur Disposition:
- genetische Beratung,
- intensive konservative Parodontaltherapie.

Septische Granulomatose

Diese seltene Erkrankung verursacht normalerweise keine Rezessionen und wird deshalb nur kurz besprochen. Bei der septischen Granulomatose werden eine autosomal- und eine X-chromosomal-rezessive Form beobachtet. Der respiratorische *Burst*, der die Superoxid-Radikale und nachfolgend Wasserstoffperoxid und andere reaktive Sauerstoffverbindungen in den PMNL erzeugt (*Chapple/Gilbert* 2002) ist gestört. Bakterien werden zwar durch die PMNL phagozytiert, aber in vitalem Zustand wieder freigegeben, anstatt zerstört zu werden. Die Betroffenen zeigen dementsprechend eine stark kompromittierte Infektionsabwehr, sie sind anfällig für Osteomyelitis und Pneumonie. Parodontale Manifestationen scheinen sich den Berichten zufolge auf schwere Gingivitiden und Ulzerationen zu beschränken, die eher zu einer Rezession als zu parodontaler Destruktion führen.

Chediak-Higashi-Syndrom

Klinisches Bild

- schwere Entzündung der Gingiva
- eitrige Parodontitis mit Zahnlockerung und generalisierter Rezession
- vorzeitiger Milchzahnverlust
- schwerer parodontaler Knochenverlust

Klinische Symptome

- Zahnfleischbluten
- vorzeitiger Zahnverlust
- Zahnlockerung

Ätiologie

Das *Chediak-Higashi*-Syndrom, eine seltene autosomal-rezessive Erkrankung, wird als erbliche Störung des Blut- und Lymphoretikulären Systems angesehen. Es betrifft Hauptsächlich die PMNL- und Monozyten-Funktion.

Die Defekte umfassen:

- gestörte Chemotaxis,
- defekte Bakteriozidie (gestörte Phagolysosomenbildung – s. *Chapple/Gilbert* 2002),
- defekte Degranulation und Freisetzung von Sauerstoffradikalen,
- überschießende Phagozytosereaktion, aber uneffektives Abtöten der Bakterien.

Befall nicht gingivaler Stellen

- orale Ulzerationen
- hohe Anfälligkeit für bakterielle Infektionen

Differenzialdiagnose

- *Papillon-Lefèvre*-Syndrom
- Hypophosphatasie
- *Ehlers-Danlos*-Syndrom
- Leukozytenadhäsionsdefekt
- Akatalasie

Klinische Untersuchung

- sorgfältige Anamnese bakterieller Infektionen
- immunologische Untersuchung der Chemotaxis, Adhäsion und Bakteriozidie der Neutrophilen

Behandlungsoptionen

Verschiedene medikamentöse Therapien sind beschrieben worden, von schwächeren Medikationen (z. B. Vitamin-C-Substitution), bis hin zum Einsatz zytotoxischer Medikamente (z. B. Methotrexat, Vincristin), die ihrerseits mit Gingivaulzeration und -rezession assoziiert sind. Auch die Anwendung von Kortikosteroiden wurde empfohlen.

Ehlers-Danlos-Syndrom

Klinisches Bild

- schwere generalisierte Rezession
- empfindliche Gingiva, die zu Blutung und Hämatomen neigt
- generalisierte aggressive parodontale Taschenbildung und Knochenverlust

Klinische Symptome

- Gingivarezession
- starke generalisierte Blutung der Gingiva
- Zahnlockerung
- vorzeitiger Zahnverlust

Ätiologie

Das *Ehlers-Danlos*-Syndrom ist ein seltenes genetisches Syndrom mit unterschiedlichem Vererbungsgang je nach diagnostiziertem Subtyp. Es geht mit Defekten bei der Kollagensynthese einher. Von den zehn beschriebenen Subtypen sind Typ IV (autosomal-rezessiv oder -dominant), Typ VIII (autosomal-rezesssiv oder -dominant) und Typ IX (X-chromosomal) mit aggressiver parodontaler Destruktion assoziiert.

Befall nicht gingivaler Stellen

- extreme Gelenkbeweglichkeit (Subluxation des Kiefergelenkes)
- übermäßige Dehnbarkeit der Haut (Abb. 10-17).
- exzessive Bildung blauer Flecken infolge der Brüchigkeit der Blutgefäße
- Blutung nach Extraktionen
- schlechte bzw. verzögerte Heilung
- Beteiligung der Herzklappen

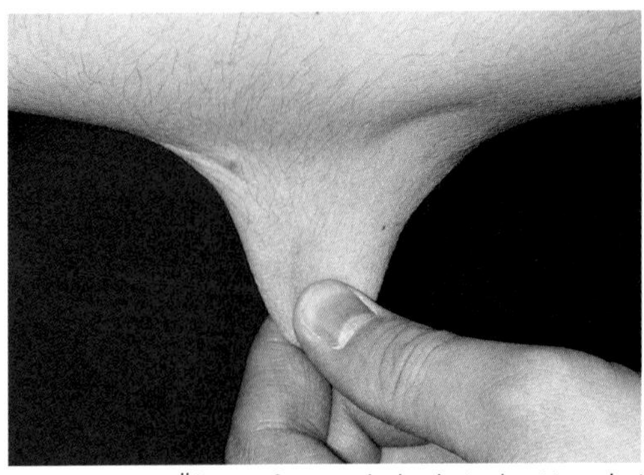

Abb. 10-17 *Übermäßige Dehnbarkeit der Haut bei Ehlers-Danlos-Syndrom.*

Differenzialdiagnose

- *Papillon-Lefèvre*-Syndrom
- Hypophosphatasie
- *Chediak-Higashi*-Syndrom
- Leukozytenadhäsionsdefekt
- Akatalasie

Klinische Untersuchung

- Anamnese (einschließlich der Familienanamnese)
- Prüfung der Dehnbarkeit der Haut
- Laboruntersuchung der Prokollagen- und Kollagenproduktion (immunhistochemisch) anhand einer Biopsie
- genetische Tests

Behandlungsoptionen

Zu den Behandlungsmöglichkeiten beim *Ehlers-Danlos*-Syndrom liegen nur wenige verlässliche Daten vor. Wegen der Komplikationen durch die Gewebefragilität und exzessive Blutungsneigung empfiehlt sich die Überweisung an einen Spezialisten.

Tabelle 10-2 Bei Leukozytenadhäsionsdefekten relevante Leukozyten-Rezeptoren – Bezeichnung und Code

Rezeptor	Exprimierende Zellen	Andere Bezeichnung	Cluster Differenzierung (CD) Marker Bestimmung
CR3 (bindet Komplement-Komponente C3)	Monozyten, PMNL, natürliche Killerzellen	Mac-1	CD 11b (α-Kette des CR3)
CR4 (bindet Komplement-Komponente C3	PMNL. Monozyten, natürliche Killerzellen	P150,95	CD 11c (α-Kette des CR4)
LFA-1 (Leukozytenfunktions-Antigen 1)	Monozyten, Makrophagen, PMNL, Lymphozyten		CD 11a (α-Kette des LFA-1)

Leukozyten-Adhäsions-Defizienz (LAD)

Klinisches Bild

- schwere generalisierte Rezession
- Verlust der Milchzähne fast unmittelbar nach dem Durchbruch
- feuerrote Gingiva
- starke Gingivablutungen

Klinische Symptome

- Gingivablutung
- vorzeitiger Zahnverlust
- rezidivierende Entzündungen

Ätiologie

Die Leukozyten-Adhäsions-Defekte stellen eine seltene autosomal-rezessiv vererbte Erkrankung (vgl. *Kinane* 1999) dar. Die Defekte betreffen drei Schlüsselrezeptoren der Leukozytenoberfläche, sog. β-Integrine (*Chapple/Gilbert* 2002; Tab. 10-2), die eine wichtige Rolle bei der Komplementbindung und der Passage der PMNL aus den Blutgefäßen in die Gewebe spielen. In der Folge kommt es zu Problemen bei der PMNL-Bindung und damit zu einer erheblichen Herabsetzung der Infektionsabwehr des Patienten. Die Leukozyten-Adhäsions-Defekte sind heterogen. Von schweren Formen betroffene Patienten (< 0,3% Rezeptoren) überleben die Geburt nur um kurze Zeit. Patienten mit milden Formen erreichen das Erwachsenenalter, leiden jedoch an vielfältigen Erkrankungen, darunter einer schweren Form präpubertärer Parodontitis.

Befall nicht gingivaler Stellen

- Papeln und Knötchen in der Wangenmukosa
- Rezidivierende und multiple Infektionen

Differenzialdiagnose

- *Papillon-Lefèvre*-Syndrom
- Hypophosphatasie
- *Ehlers-Danlos*-Syndrom
- *Chediak-Higashi*-Syndrom
- Akatalasie

Klinische Untersuchung

Untersuchung auf Rezeptordefekte an der Zelloberfläche

Behandlungsoptionen

Limitiert auf Überweisung und parodontale Erhaltungstherapie höchsten Standards.

Akatalasie

Die Akatalasie ist eine seltene autosomal-rezessiv vererbte Erkrankung, bei der das wichtigste intrazelluläre antioxidative Enzym, die Katalase, einen Defekt aufweist. Katalase findet sich hauptsächlich in Erythrozyten, aber auch in PMNL und baut exzessiv gebildetes Wasserstoffperoxid (H_2O_2) ab (Gleichung 1), bevor dieses vitale Zellstrukturen durch oxidative Reaktionen und Erhöhung der proinflammatorischer Zytokinfreisetzung durch Transkriptionsfaktoren wie NFκB beschädigen kann.

Gleichung 1:

$$2H_2O_2 \xrightarrow{\text{Katalase}} 2H_2O + O_2$$

Werden PMNL durch parodontale Pathogene oder deren Produkte stimuliert, produzieren sie reaktive Sauerstoffspezies (ROS) wie H_2O_2, die bei der Zerstörung von Bakterien eine wichtige Rolle spielen. Überschießende ROS-Produktion ist jedoch, wenn sie nicht durch Antioxidanzien neutralisiert wird, eine Hauptursache für kollaterale parodontale Gewebeschädigung (*Chapple* 1997, *Brock et al.* 2004). Katalase-Defekte begünstigt solche destruktiven Prozesse und gehen mit schwerer parodontaler Destruktion, Nekrose und Ulzeration einher. Interessanterweise wird im Extrazellulärraum die Aufgabe der Katalase von der sehr wichtigen Glutathion-Peroxidase (GSH-Px) übernommen. Dieses stark Selen abhängige Enzym reduziert H_2O_2 während es reduziertes Gluthation (GSH) in seine oxidierte Form (GSSG) umsetzt (Gleichung 2).

Gleichung 2:

$$2GSH + H_2O_2 \xrightarrow{\text{GSH-Px}} GSSG + 2H_2O$$

Unlängst konnten wir über eine Absenkung des GSH-Spiegels bei Patienten mit chronischer Parodontitis berichten (*Chapple et al.* 2002)

Infantile genetische Agranulozytose

Die infantile genetische Agranulozytose ist eine seltene autosomal-rezessive Erkrankung, die von schwerer Neutropenie, aggressiver Parodontitis, Rezession und Knochenverlust gekennzeichnet ist.

Cohen-Syndrom

Das *Cohen*-Syndrom ist eine seltene autosomal-rezessive Erkrankung, die charakterisiert ist durch:

- ausgedehnten alveolären Knochenverlust (verbunden mit Neutropenie),
- Lernbehinderung,
- motorische Funktionsdefekte,
- Obesitas,
- Dysmorphie.

Glykogenspeicherkrankheit

Die Glykogenspeicherkrankheit umfasst fünf Krankheitsbilder, die charakterisiert sind durch die Unfähigkeit, Glykogen zu verstoffwechseln oder abzubauen. Typ 1B wird autosomal-rezessiv vererbt. Die Patienten leiden an Neutropenie, defekter Neutrophilenfunktion und damit verbundenen Parodontalerkrankungen.

DiGeorge-Syndrom

Das *DiGeorge*-Syndrom ist eine seltene Immundefizienz-Erkrankung, bei der die T-Lymphozytenfunktion erheblich eingeschränkt ist. Ursache ist eine Gen-Deletion am langen Arm des Chromosoms 22. Beschrieben worden sind verschiedene Gesichtsanomalien (einschließlich Gaumenspaltenbildung) und ein Form aggressiver Parodontitis bei Kindern.

Wiskott-Aldrich-Syndrom

Beim *Wiskott-Aldrich*-Syndrom handelt es sich um einen an das X-Chromosom gebundenen Immundefekt, der mit T- und B-Zell-Defizienz und Thrombozytopenie einhergeht.

Histiocytosis-X

Siehe Kapitel 9.

Systemische Erkrankung mit generalisierter Rezession als Manifestation unabhängig von einer Parodontitis.

Progressive systemische Sklerose (Sklerodermie)

Klinisches Bild

- Generalisierte Gingivarezession (Abb. 10-18)
- Zahnlockerung
- radiologisch: Aufweitung des parodontalen Ligaments
- normales parodontales Attachmentniveau und normale Sulkustiefe, soweit nicht gleichzeitige eine Parodontitis besteht, für die bei Sklerodermie eine größere Häufigkeit beobachtet wird

Klinische Symptome

- Gingivarezession
- Sensibilität
- Zahnlockerung

Befall nicht gingivaler Stellen

- straffe unflexible Haut infolge der Fibrose (maskenartiges Gesicht; Abb. 10-19)
- Mikrostomie (Mundöffnung eingeschränkt)
- Xerostomie (sekundäres *Sjögren*-Syndrom
- Dysphagie (Ösophaguskonstriktion)
- narbige Kontraktur der Finger (Skleradaktylie; Abb. 10-20)
- Raynaud-Syndrom (taktile Taubheit, Zyanose der Finger und Zehen bei Kälte durch Vasospasmus)

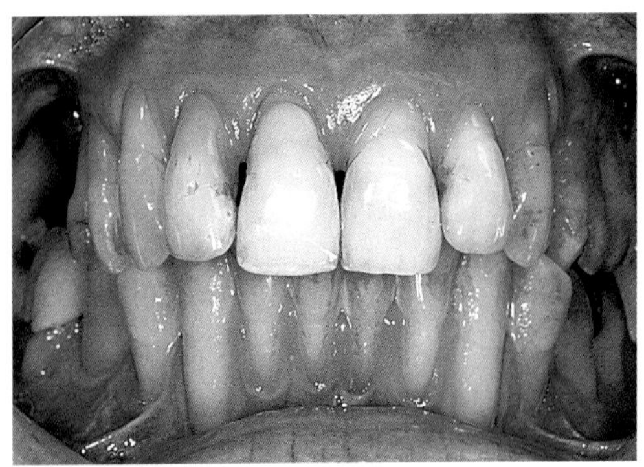

Abb. 10-18 Generalisierte Gingivarezession bei einer Patientin mit progressiver systemischer Sklerose.

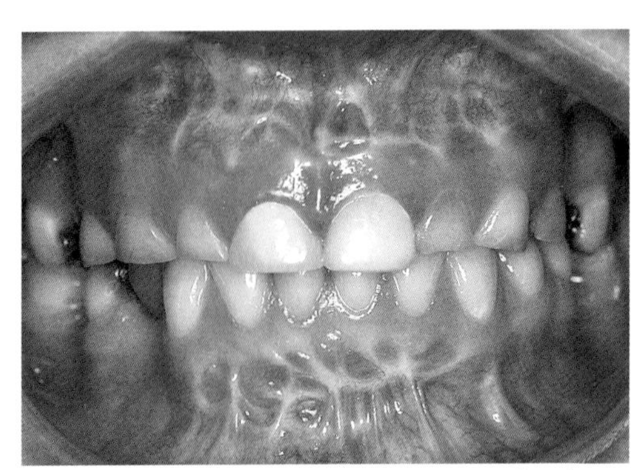

Abb. 10-21 Narbenbildung an Gingiva und Mukosa.

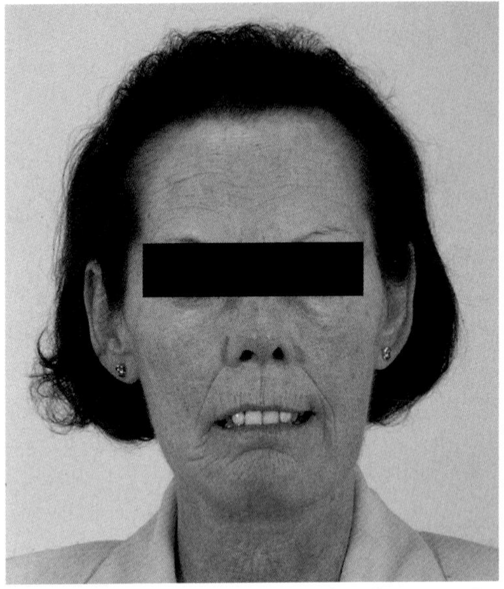

Abb. 10-19 Straffe Gesichtszüge und maskenartiges Gesicht bei der gleichen Patientin wie in Abbildung 10-18.

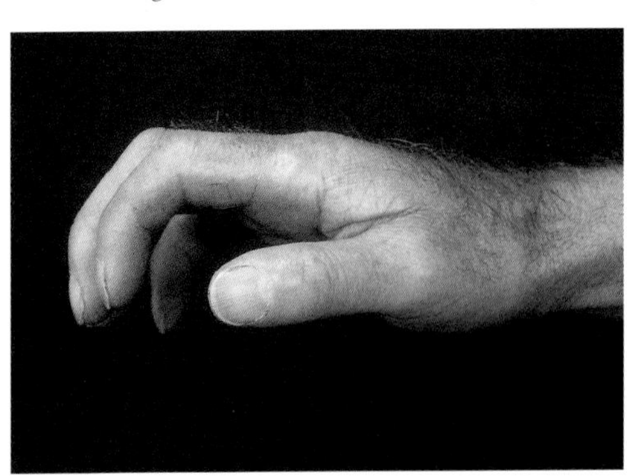

Abb. 10-20 Sklerodaktylie.

- Teleangiektasie
- osteolytische Läsionen im Skelettknochen, Unterkieferveränderungen mit Remodellierung oder Verlust des *Processus coronoideus* und des Unterkieferwinkels
- Befall des Viszeralsystems

Differenzialdiagnose

- begrenzte systemische Sklerose (früher CREST-Syndrom: *Calcinosis cutis*, *Raynaud*-Syndrom, [E]Ösophagus-Beteiligung, Sklerodaktylie, Teleangiektasie)
- submuköse Fibrose
- assoziiert mit Thibierge-Weissenbach-Syndrom (ausgedehnte subkutane Kalzifikationen)

Ätiologie

Die Sklerodermie ist eine seltene Bindegewebserkrankung, die durch progressive Kollagenablagerung unter Haut- und Schleimhautoberflächen charakterisiert

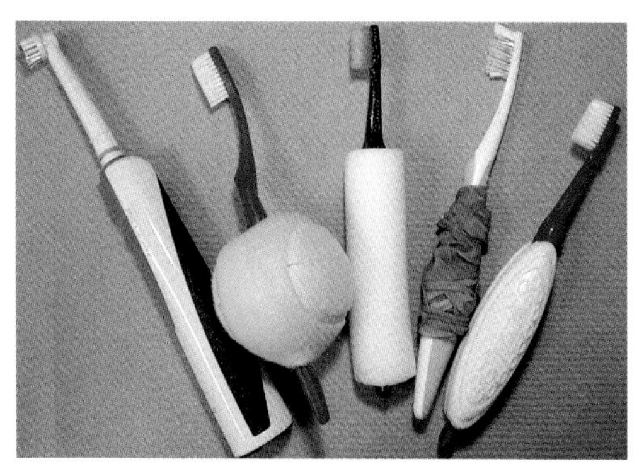

Abb. 10-22 Verschiedene Möglichkeiten zur Modifizierung der Griffe an Zahnbürsten für Patienten mit Sklerodaktylie.

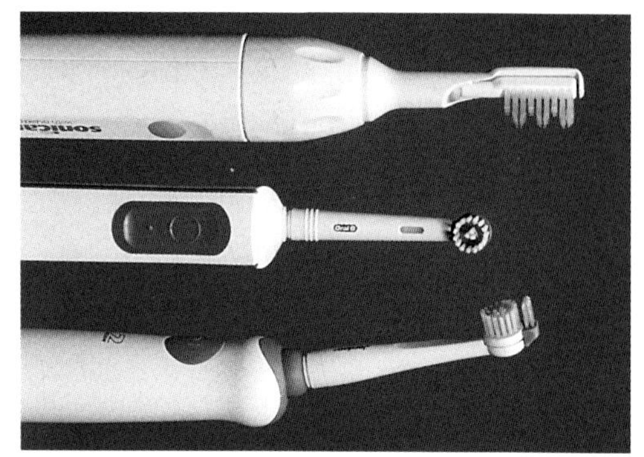

Abb. 10-23 Elektrische Zahnbürsten erfordern mit ihren dickeren Griffen weniger Geschick bei der Handhabung. (Stellvertretend für eine Vielzahl sind hier drei Modelle abgebildet.) Ultraschallzahnbürsten bieten für Sklerodaktylie-Patienten zusätzlich den Vorteil, dass keinerlei Kraftanwendung oder Führung der Borsten nötig sind.

ist. An Gingiva und Mukosa kann es zu dramatischer Narbenbildung kommen (Abb. 10-21). Bei viszeraler Beteiligung können Lungen, Herz und Nieren betroffen sein. Solche Patienten haben eine infauste Prognose.

Klinische Untersuchung

- Serologisch können Anti-Zentromer- und/oder Anti-Scl-70-Antikörper nachgewiesen werden. Erstere finden sich bei 70% der Patienten mit begrenzter systemischer Sklerose, bei Patienten mit progressiver systemischer Sklerose dagegen zu einem geringeren Prozentsatz.
- Biopsie

Behandlungsoptionen

- Parodontalgewebe wie üblich behandeln, aber mit häufigerer Erhaltungstherapie.
- Bei Patienten mit Sklerodaktylie sind nötigenfalls die Zahnbürstengriffe anzupassen (Abb. 10-22). Bei Mikrostomie sind kleinere Zahnbürstenköpfe indiziert. Elektrische Zahnbürsten sind in solchen Fällen vorteilhaft (Abb. 10-23).

Medikamentös induzierte Gingivarezessionen

Zytotoxika (Chemotherapie)

Zytotoxika wie Zyklophosphamid und Methotrexat greifen Tumorzellen an, die eine große Zellteilungsrate zeigen. Da das Gingivaepithel (v. a. das Saumepithel) von Natur aus einen hohen Zellumsatz aufweisen, neigen sie unter dem Einfluss von zytotoxischen Chemotherapeutika zu Mukositis, Ulzeration und Rezession.

Freizeitdrogen

Kokain wird bei oraler Anwendung in die Gingiva eingerieben. Die Droge wirkt als starkes Vasokonstriktivum und führt so

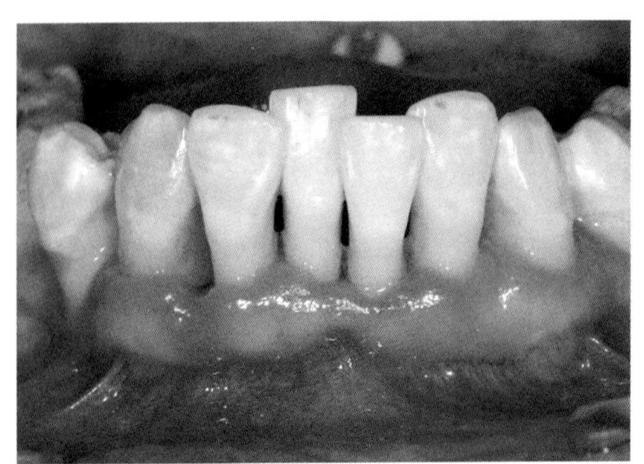

Abb. 10-24 Schwere Rezession und Knochendestruktion infolge von oraler Kokainanwendung bei einer 17-jährigen Patientin: die Läsion ähnelt denen bei nekrotisierender Parodontitis.

zu Ulzeration und Rezession und mitunter sogar zu schwerer Knochenresorption. Das klinische Bild ähnelt dann dem bei nekrotisierender Parodontitis (Abb. 10-24).

Zytotoxische antimikrobielle Medikamente

Zytotoxische Antibiotika wie Bleomyzin, Vincristin und Vinblastin haben ähnliche Wirkungen wie Zyklophosphamid und Methotrexat.

Weiterführende Literatur

Allende LM, Garcia-Pèrez MA, Moreno A Corell A, Carasol M, Martínez-Canut P et al. Cathepsin C gene: first compound heterozygous patient with Papillon-Lefèvre syndrome and a novel symptomless mutation. Human Mutation 2001;17(2):152-153.

Brock G, Matthews JB, Butterworth CJ, Chapple ILC. Local and systemic antioxidant capacity in periodontal health. J Clin Periodontol 2004;31(7): 515–521.

Chapple ILC. Hypophosphatasia: dental aspects and mode of inheritance. J Clin Periodontol 1993; 20(9):615–622.

Chapple ILC. Reactive oxygen species and antioxidants in inflammatory diseases. J Clin Periodontol 1997;24(5):287–296.

Chapple ILC, Gilbert AD. Understanding Periodontal Diseases: Assessment and Diagnostic Procedures and Practice. London: Quintessence, 2002;3–16.

Chapple ILC, Brock G, Eftimiadi C, Matthews JB. Glutathione in gingival crevicular fluid and its relation to local antioxidant capacity in periodontal health and disease. Mol Pathol 2002;55(6):367–373.

Clerehugh V, Tugnait A, Chapple ILC. Periodontal Management of Children, Adolescents and Young Adults. London: Quintessence, 2004;131–149.

Hart TC, Hart PC, Michalec MD, Zhang Y, Firatli E, Van Dyke TE et al. Haim-Munk syndrome and Papillon-Lefèvre syndrome are allelic mutations in Cathepsin C. J Med Genet 2000;37(2):88–94.

Hewitt C, Wu CL, Hattab FN, Amin W, Ghaffar KA, Toomes C et al. Coinheritance of two rare genodermatoses (Papillon-Lefèvre syndrome and oculocutaneous albinism type 1) in two families: a genetic study. Br J Dermatol 2004;151(6):1261–1265.

Kinane DF. Blood and lymphoreticular disorders. Periodontol 2000 1999;21(1):84–93.

Seymour RA, Heasman PH, Macgregor IDM. Drugs, Diseases and the Periodontium. Oxford: OUP, 1992.

Kapitel 11

Sonstige Läsionen

Ziel

Dieses Kapitel behandelt diejenigen nicht plaqueinduzierten parodontalen Läsionen und Manifestationen systemischer Erkrankungen, die sich nicht ohne Weiteres unter die Überschriften der zehn vorangegangenen Kapitel einordnen lassen. Diese Läsionen präsentieren sich primär als zufällige oder beabsichtigte radiologische Befunde, als gingivale Blutungen ohne Bezug zu lokalen Irritationen, als paragingivale Schwellungen oder als ringförmige Läsionen.

Lernziel

Am Ende dieses Kapitels sollte der Leser einen klaren Überblick über Art, Diagnose und Therapie der hier besprochenen Läsionen haben.

Einführung

Tabelle 11-1 fasst die in diesem Kapitel behandelten nicht radiologischen Läsionen zusammen. Die Tabellen 11-2 bis 11-4 listen diejenigen Läsionen, die in den Bereich der Thematik dieses Buches fallen und normalerweise röntgenologisch entdeckt werden, geordnet nach ihrer röntgenologischen Erscheinung auf. Der Zugang ist dabei ähnlich gewählt wie in *Diagnostic Imaging of the Jaws* von *Langlais, Langeland* und *Nortjé*, das zur weiterführenden Lektüre empfohlen wird. Röntgenologische Aspekte der Parodontitis werden nicht behandelt und auch solche Läsionen des Weichgewebes, die röntgenologisch imponieren können, werden nicht aufgeführt. Nur diejenigen Läsionen, die sich eher dem Parodontologen als dem Radiologen zeigen, werden kurz besprochen.

Unkontrollierte oder unerklärliche Blutungen der Gingiva

Bei Patienten, die sich mit einer gingivalen Blutung vorstellen, die nicht mit Plaque oder Entzündung assoziiert ist, sollte eine primäre systemische Erkrankung vermutet und eine entsprechende Untersuchung eingeleitet werden.

Tabelle 11-1 *Verschiedene Läsionen, die sich im parodontalen Gewebe und seiner Umgebung präsentieren*

Kategorie	Diagnose	Unterklassifizierung	Erkrankung besprochen/ Leser verwiesen
unkontrollierte oder unerklärliche Gingivablutung	Myelodysplasie	primär	besprochen
		sekundär	besprochen
	Gerinnungsfaktorendefekte	Faktor VIII	besprochen
		Faktor IX	besprochen
	idiopathische thrombozytopenische Purpura		besprochen
	Thrombozytenpool-Speichererkrankung		besprochen
	akute Leukämie		besprochen
	chronische Leukämie		besprochen
	Thrombozytopenie	sekundär nach Lebererkrankung	besprochen
		medikamentös induziert	besprochen
		HIV-assoziiert	besprochen
		benigne familiäre Thrombozytopenie	besprochen
	aplastische Anämie		besprochen
	Thrombasthenie		besprochen
	Patienten mit Warfarin		besprochen
paragingivale Schwellungen	Osteome		besprochen
	Gardener-Syndrom		besprochen
	Tori palatini oder *mandibulares*		besprochen
anuläre Läsion	*Erythema migrans*		besprochen
	Erythema multiforme	*Stevens-Johnson*-Syndrom	besprochen

Tabelle 11-2 *Radiologische repräsentierte Läsionen, die mit den Wurzeln assoziiert sind oder sie betreffen*

Kategorie	Diagnose	Unterklassifizierung	Erkrankung besprochen/ Leser verwiesen
Wurzelresorption	interne Wurzelresorption		Leser verwiesen
	externe Wurzelresorption	zervikal	besprochen
		infrazervikal	besprochen
inter- und periradikuläre Radioluzenzen	Sklerodermie (systemische Sklerose)		besprochen
	periapikale Zementdysplasie		besprochen
	laterale entwicklungs-bedingte Parodontalzyste (botryoide Zyste)		besprochen
	laterale entzündliche Parodontalzyste		besprochen
	Gingivazyste		besprochen
	Zyste des *Canalis incisivus*		besprochen
	solitäre Knochenzyste		Leser verwiesen
	mediane Unterkieferzyste		Leser verwiesen
	squamöser odontogener Tumor		besprochen
	Ameloblastom	klassisch	besprochen
		unizystisch	besprochen
		peripher	besprochen
		maligne	besprochen
	ameloblastisches Fibrom		besprochen
	Histiocytosis-X	unifokal (solitäres eosinophiles Granulom)	besprochen
inter- und periradikuläre Radioopazitäten	periapikale Osteosklerose (sklerosierende Ostitis)		besprochen
	kondensierende Ostitis		besprochen
	Hyperzementose		besprochen

Tabelle 11-2 *Radiologische repräsentierte Läsionen, die mit den Wurzeln assoziiert sind oder sie betreffen (Fortsetzung)*

Kategorie	Diagnose	Unterklassifizierung	Erkrankung besprochen/ Leser verwiesen
inter- und periradikuläre Radioluzenzen	Zementom	Zementoblastom	besprochen
		periapikale Zementdysplasie	besprochen
		gigantiformes Zementom	besprochen
	Zementikel		besprochen
	ossifizierendes Fibrom		besprochen

Myelodysplasie

Die myelodysplastischen Syndrome (MDS) sind seltene hämatologische Erkrankungen der myeloischen Zelllinie. Sie zeigen eine Inzidenz von 4:100.000, sind heterogener Natur und gehören vermutlich auch zum Spektrum der Erkrankungen, die eine akute myeloische Leukämie (AML) verursachen können. Myelodysplastische Syndrome – früher als Präleukämien bezeichnet – sind nach persistierendem *Herpes labialis*, nach schwerer Ulzeration der oralen Mukosa und nach unerklärlicher oder spontaner Gingivablutung, die nicht zum Plaqueindex passte, diagnostiziert worden (*Chapple et al.* 1999). Die Häufigkeit myelodysplastischer Syndrome scheint zuzunehmen. Wegen der hohen Mortalitätsrate in dieser Gruppe von Krankheiten ist es wichtig, dass der Oralchirurg, der der erste sein kann, bei dem Patienten mit myelodysplastischen Syndromen vorstellig werden, diese Krankheitsgruppe kennt. Sie betrifft normalerweise Patienten über 60 Jahre.

Gerinnungsfaktorendefekte

Defizienzen bei folgenden Gerinnungsfaktoren können exzessive Gingivablutungen verursachen:

- *von-Willebrand*-Faktor-Mangel (wichtig für die Thrombozytenadhäsion),
- Faktor II,
- Faktor VII,
- Faktor VIII (Hämophilie; viele Hämophile substituieren durch Injektion von rekombinantem Faktor VIII),
- Faktor IX (kongenitale Faktor-IX-Erkrankung; auch *Morbus Christmas* oder Hämophilie B genannt,
- Faktor X,
- Faktor-XII-Mangel (*Hageman*-Faktor).

Idiopathische thrombozytopenische Purpura (ITP)

Die idiopathische thrombozytopenische Purpura ist eine chronische Autoimmunerkrankung mit heimtückischem Beginn ohne irgendeine erkennbare oder assoziierte Krankheit. Sie befällt typischerweise Erwachsene in jungen oder mittleren Jahren, die Relation von Frauen zu Männern liegt

Tabelle 11-3 Radioluzente Läsionen

Kategorie	Diagnose	Unterklassifizierung	Erkrankung besprochen/ Leser verwiesen
scharf umschriebene Radioluzenzen	odontogene Keratozyste		besprochen
	Entzündungszyste	periapikal	besprochen
		periimplantär	besprochen
	Neuralscheidentumoren	Neurolemmom	besprochen
		Schwannom	besprochen
		Neurofibrom	besprochen
		Neurofibromatose	besprochen
multilokuläre Radioluzenzen	odontogene Keratozyste und *Gorlin-Goltz*-Syndrom		besprochen
	botryoide Zyste (laterale entwicklungsbedingte parodontale Zyste)		besprochen
	Ameloblastom	polyzystisch	besprochen
		maligne	besprochen
	odontogenes Myxom		besprochen
	Riesenzelltumor des Knochens (zentrales Riesenzellgranulom)		besprochen
	arteriovenöse Missbildung		besprochen
	aneurysmatische Knochenzyste		besprochen
	zentrales Hämangiom		Leser verwiesen
	Sturge-Weber-Syndrom	arteriovenöse Missbildungen	besprochen
	Cherubismus		besprochen
	odontogenes Fibrom		Leser verwiesen
	ossifizierendes Fibrom	kalzifizierende oder ossifizierende fibröse Epulis	besprochen

Tabelle 11-3 *Radioluzente Läsionen (Fortsetzung)*

Kategorie	Diagnose	Unterklassifizierung	Erkrankung besprochen/ Leser verwiesen
schlecht definierte radioluzente Läsionen	Osteomyelitis		besprochen
	Osteoradionekrose	steril	besprochen
		septisch	besprochen
	intraossäres Karzinom (epidermoides Karzinom)		besprochen
	Gingivakarzinom	squamöse Zellen	besprochen
		Carcinoma cuniculatum	besprochen
	mukoepidermoides Karzinom		Leser verwiesen
	Klarzellkarzinom		Leser verwiesen
	ameloblastisches Karzinom		besprochen
	metastasierender Tumor	Adenokarzinom der Lunge	Leser verwiesen
		Prostatakarzinom	Leser verwiesen
		Mammakarzinom	Leser verwiesen
		Nierenkarzinom	Leser verwiesen
		Melanom	Leser verwiesen
	Fibrosarkom		Leser verwiesen
	Ewing-Sarkom		Leser verwiesen
radioluzente Läsionen als Manifestationen einer disseminierten Erkrankung	*Histiocytosis*-X	progressiv (disseminiert oder *Abt-Letterer-Siwe*-Syndrom)	besprochen
		multifokal (*Morbus Hand-Schüller-Christian*)	besprochen
	multiples Myelom		besprochen
	Non-Hodgkin-Lymphome		besprochen
	Burkitt-Lymphom		Leser verwiesen
	Leukämie		besprochen

Tabelle 11-3 Radioluzente Läsionen (Fortsetzung)

Kategorie	Diagnose	Unterklassifizierung	Erkrankung besprochen/ Leser verwiesen
generalisierte Radioluzenzen	Hypophosphatasie	neonatal (letal)	besprochen
		infantil	besprochen
		Kindheits-hypophosphatasie	besprochen
		adult	besprochen
		Pseudohypophosphatasie (Odontohypophosphatasie)	besprochen
	Hyperparathyreoidismus	braune Tumoren	besprochen
	Sichelzellanämie		besprochen
	β-Thalassämie		Leser verwiesen
Radioluzente Läsionen mit Radioopazitäten	periapikale Zementdysplasie		besprochen
	kalzifizierende odontogene Zyste		besprochen
	kalzifizierender epithelialer odontogener Tumor		besprochen
	adenomatoider odontogener Tumor		besprochen
	ameloblastisches Fibroadenom		Leser verwiesen
	Odontome	zusammengesetzt	besprochen
		komplex	besprochen

bei 3:1. In 30% der Fälle bei Erwachsenen persistiert die Krankheit und zeigt sich resistent gegen die meisten Formen der Therapie. Zur Pathogenese gehört die vermehrte Zerstörung von Thrombozyten durch Autoantikörper gegen Thrombozytenmembran-Antigene (Glykoprotein 11b/111a).

Thrombozytenpool-Speicherkrankheit

Die Thrombozytenpool-Speicherkrankheit ist eine leichte kongenitale Blutererkrankung, die generell mit Desmopressinacetat behandelt wird. Sie ist assoziiert mit:

Tabelle 11-4 *Radioopake Läsionen*

Radiologische Kategorie	Diagnose	Unterklassifizierung	Erkrankung besprochen/ Leser verwiesen
fokale Radioopazitäten	*Garrè*-Osteomyelitis		Leser verwiesen
	Hyperostose		Leser verwiesen
	Osteom		besprochen
	Osteoblastom		Leser verwiesen
	Osteoklastom		Leser verwiesen
	Osteosarkom		besprochen
	Chondrom		Leser verwiesen
	Chondroblastom		Leser verwiesen
	Chondrosarkom		Leser verwiesen
generalisierte Radioopazitäten	*Gardener*-Syndrom		Leser verwiesen
	ossäre Dysplasie		besprochen
	sklerosierende Osteomyelitis		Leser verwiesen
	fibröse Dysplasie		besprochen
	Albright-Syndrom		besprochen
	Morbus Paget		besprochen
	Osteopetrose	*Morbus Albers-Schönberg*	besprochen
	Hyperostose		besprochen

- *Glanzmann*-Thrombasthanie – Erkrankung, die durch einen Mangel an einem Protein, das für die Thrombozytenaggregation erforderlich ist, verursacht wird; zum Teil mit schweren Blutungen.
- *Bernard-Soulier*-Syndrom – kongenitale Erkrankung, bei der den Thrombozyten Rezeptoren zur Adhäsion an die Gefäßwand fehlen; auch hier kann es zu schweren Blutungen kommen.

Akute Leukämie

Die akute Leukämie ist in Kapitel 8 besprochen.

Chronische Leukämie

Siehe Kapitel 8.

Thrombozytopenie

Die Thrombozytopenie stellt einen Thrombozytenmangel *per definitionem* dar, wobei die kritische Schwelle mit < 150.000 Thrombozyten pro ml Blut definiert ist. Klinisch stellt die Kontrolle einer Blutung bei nicht chirurgischen Parodontalmaßnahmen normalerweise kein Problem dar, solange die Thrombozytenzahl nicht unter 60.000 pro ml fällt. Einer Thrombozytopenie kann eine Vielzahl von Ursachen zugrunde liegen:

- fortgeschrittene Erkrankung der Leber,
- HIV-assoziierte Thrombozytopenie,
- sekundär nach Immunsuppression und zytotoxischen Medikamenten,
- Idiopathische thrombozytopenische Purpura (ITP),
- Thrombozytenpool-Speicherkrankheit,
- andere Autoimmunerkrankungen,
- *Wiskott-Aldrich*-Syndrom.

Aplastische Anämie

Die aplastische Anämie ist eine seltene Erkrankung, die mit einer Verminderung des hämatopoetischen Gewebes und Panzytopenie einhergeht. Beobachtet wurden gingivale Blutungen und fortgeschrittener parodontaler Knochenverlust.

Thrombasthenie

Siehe oben (Thrombozytenpool-Speicherkrankheit, *Glanzmann*-Thrombasthenie).

Patienten mit Warfarin-Medikation

Warfarin ist das am häufigsten angewendete Antikoagulantium bei Patienten mit

- Hirninfarkt (Schlaganfall),
- Myokardinfarkt,
- Thyreotoxikose mit assoziierter Herzarrhythmie.

Warfarin ist ein kompetitiver Antagonist zu Vitamin K, das für die Synthese der Gerinnungsfaktoren II, VII, IX und X in der Leber benötigt wird. Diese Faktoren sind Teil der Gerinnungskaskade. Warfarin beeinflusst auf diesem Weg die Prothrombinzeit (ein Maß für den extrinsischen Koagulationsweg), die nach internationalem Standard als *International Normalized Ratio* (INR) gemessen wird. Die normale INR liegt bei 1,0, ein erhöhter Wert bedeutet verminderte Gerinnung. Gegenwärtig geht die Meinung dahin, dass bei einem INR Wert von ≤ 4 und lokalen hämostatischen Maßnahmen parodontale und kleinere chirurgische Eingriffe ohne das Risiko größerer postoperativer Blutungen erfolgen können. Demzufolge ist es unwahrscheinlich, dass bei solchen Patienten die Warfarindosis angepasst werden muss. Allerdings können einige Medikamente, die Wirkung von Warfarin potenzieren, wie:

- Penizillin V,
- Amoxizillin,
- Miconazol (einschließlich lokaler Applikation),
- Erythromyzin,
- Metronidazol,
- Flukonazol.

Sprechen Blutungen bei Warfarin-Patienten nicht auf lokale Maßnahmen an, ist der Einsatz von Tranexamsäure anzuraten. Tranexamsäure ist ein nicht physiologischer Inhibitor der Fibrinolyse und als Mundspülung verabreicht (5%, mit 10 ml für zwei Minuten spülen, ausspucken) ein extrem wirksames Hämostatikum. Auf diese Weise kann Tranexamsäure viermal am Tage für fünf bis sieben Tage zur Anwendung kommen, doch sollte für eine Stunde nach der Spülung nicht gegessen oder getrunken werden.

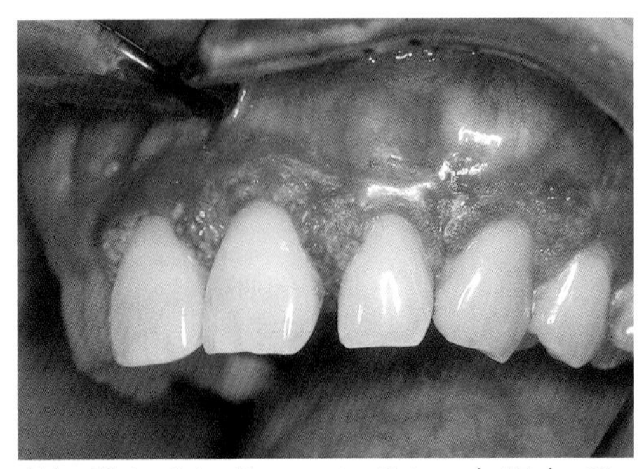

Abb. 11-1 *Scharf begrenztes Osteom bei Zahn 23.*

Paragingivale Schwellungen

Osteome

Klinisches Bild

- solitäre oder multiple gut begrenzte Schwellungen (Abb. 11-1)
- knochenhart
- Die Oberfläche des Epithels ist intakt (keine Ulzeration).

Klinische Symptome

- schmerzlose Schwellung

Ätiologie

Osteome sind langsam wachsende gutartige Tumoren des reifen Knochens, die gewöhnlich erst beim Erwachsenen diagnostiziert werden.

Befall nicht gingivaler Stellen

Multiple Osteome des Kieferknochens finden sich beim *Gardener*-Syndrom, einer seltenen autosomal-dominant vererbten Erkrankung. Ferner gehören zu diesem Syndrom:

- *Polyposis coli* (hohe Inzidenz bösartiger Entartung),
- Talgdrüsenzyste der Haut,
- multiple fibröse Tumoren der Haut,
- multiple überzählige Zähne,
- multiple impaktierte bleibende Zähne.

Differenzialdiagnose

- *Torus palatinus* oder *mandibularis*
- Osteoblastom
- Osteochondrom (gewöhnlich bei Kindern)
- ossifizierendes Fibrom
- Ameloblastom
- Fibrosarkom

Klinische Untersuchung

- Radiologie
- Biopsie

Behandlung

Eine Behandlung ist nicht erforderlich, es sei denn, es finden sich funktionelle oder ästhetische Probleme bedingt durch die Lokalisation. In diesem Fall ist eine chirurgische Rekonturierung indiziert.

Gardener-Syndrom

Siehe oben (Osteome).

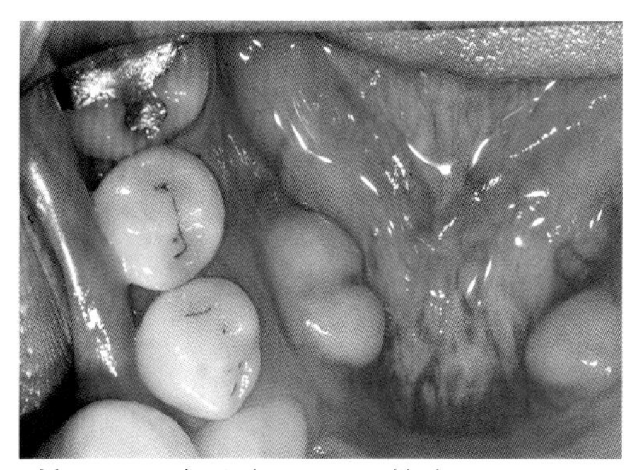

Abb. 11-2 Klassische Tori mandibulares.

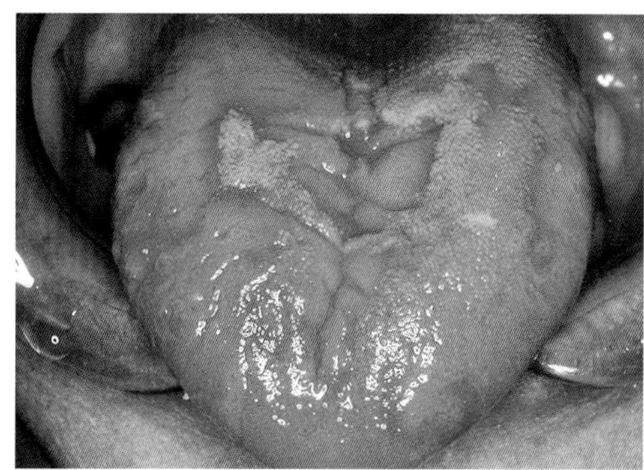

Abb. 11-3 Erythema migrans.

Torus palatinus und *mandibularis*

Tori stellen Knochenexostosen, also benigne Auswüchse des Knochens dar. Normalerweise sind Tori entwicklungsbedingt, sie können aber auch als reaktive Exostosen infolge chronischer Stimulation entstehen. Der klassische *Torus palatinus* findet sich in der Mittellinie des Gaumens, der *Torus mandibularis* lingual der Prämolaren (Abb. 11-2). Eine Behandlung ist normalerweise nicht angezeigt. Evtl. erscheint aus prothetischer Sicht die chirurgische Beseitigung notwendig.

Anuläre Läsionen

Erythema migrans

Klinisches Bild

Erythema migrans kann an verschiedenen Stellen der Mundschleimhaut erscheinen, meistens betrifft es jedoch die Zunge. Die Prävalenz beträgt hier 2% (Abb. 11-3). Der Begriff beschreibt rote Flecken, die „wie eine Landkarte" aussehen, in Größe und Lokalisation variieren und häufig einen gelben Rand zeigen, der Areale, die ihre Papillen verloren haben, umgibt.

Klinische Symptome

- gewöhnlich asymptomatisch
- Zungenbrennen, vor allem bei salzigen und scharfen Speisen
- Die Läsion ändert Form und Größe.

Ätiologie

- Unbekannt

Befall nicht gingivaler Stellen

Die Läsion zeigt sich meist auf dem Zungenrücken, doch können auch der Gaumen oder die bukkale Schleimhaut beteiligt sein.

Differenzialdiagnose

Ist der Gaumen betroffen, kann das *Erythema migrans* verwechselt werden mit:

- *Lupus erythematodes,*
- *Lichen planus.*

Klinische Untersuchung

- Keine. Diagnosestellung anhand der klinischen Befunde.

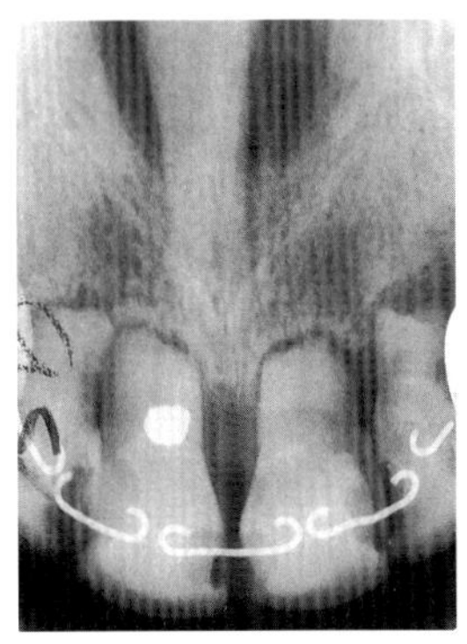

Abb. 11-4 Wurzelresorption im apikalen Drittel nach kieferorthopädischen Behandlung bei einem erwachsenen Patienten; die Prävalenz ist hier höher als nach Kieferorthopädie bei Jugendlichen.

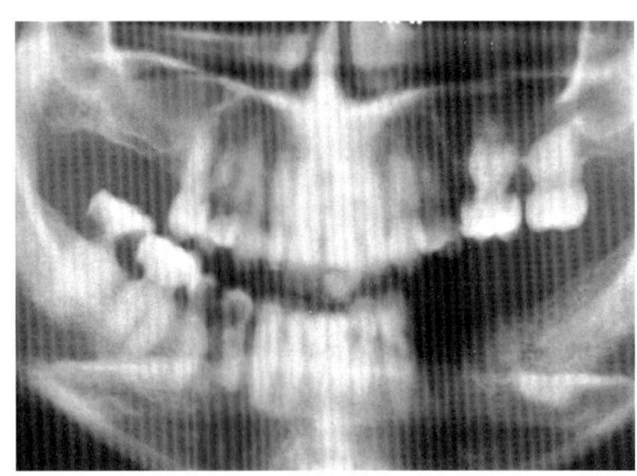

Abb. 11- 5a Panoramaaufnahme: unterminierende zervikale Wurzelresorption bei einem chronischen Bruxer, der auch Gewichtheber war.

Behandlung

Die Behandlung erfolg konservativ. Irritierende Speisen sind zu vermeiden. Gegebenenfalls kann die langfristige Substitution von Zink (200 mg dreimal täglich für 2–3 Monate) den Verlauf günstig beeinflussen.

Erythema multiforme

Die Gingiva ist bei *Erythema multiforme* meist ausgespart. Hierin liegt ein Schlüsselkriterium für die Differentialdiagnose gegen *Herpes-simplex*-Infektionen. Aus diesem Grund wird die Erkrankung im Rahmen dieses Buches nicht weiter behandelt. Verwiesen sei auf Band 17 dieser Reihe: *Clerehugh, Tugnait* und *Chapple* (2004), *Periodontal Management of Children, Adolescents and Young Adults.*

Röntgenologische Befunde und Läsionen an den Zahnwurzeln

Wurzelresorption

Eine externe Wurzelresorption kann durch eine Vielzahl pathologischer *Stimuli* ausgelöst werden. Die häufigsten sind:

- chronische Infektion bzw. periradikuläre Entzündung,
- chronisches Trauma (z. B. exzessive kieferorthopädische Kräfte, exzessive okklusale Kräfte; Abb. 11-4 und Abb. 11-5a bis 11-5d),
- Trauma nach Eindringen von Natriumhypochlorit in den Periapex bei Wurzelkanalspülung,
- Trauma nach exzessiver parodontaler Instrumentierung der Wurzeloberfläche,
- impaktierte oder nicht durchgebrochene Zähne,
- Zysten (sekundär nach Zystenwachstum bzw. -aktivität),

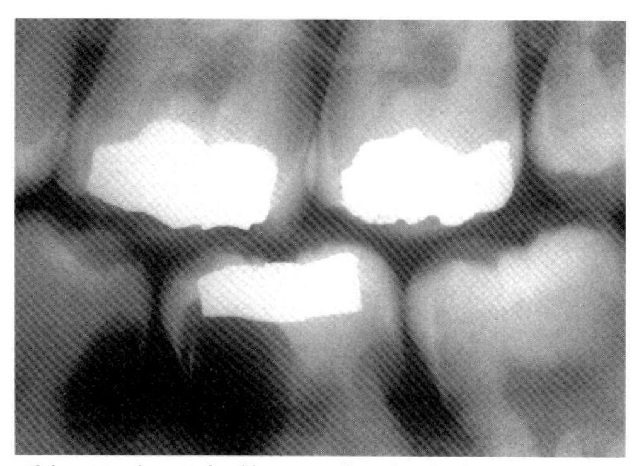

Abb. 11-5b Zahnfilm (Bissflügelaufnahme) der Seitenzähne links, vor der Extraktion der Zähne 35 und 36.

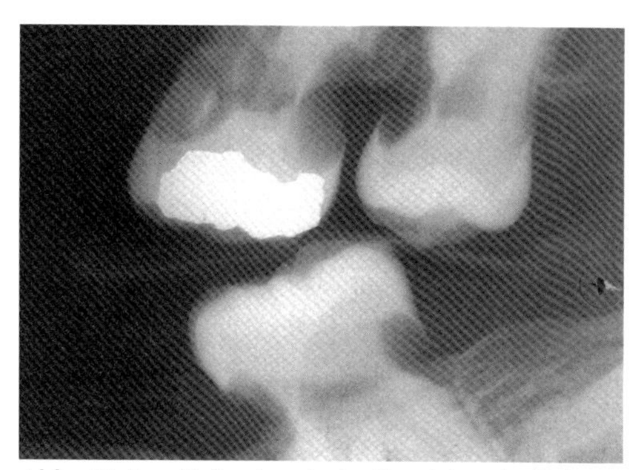

Abb. 11-5c Befund nach der Extraktion der Zähne 35 und 36; die Wurzelresorption hat nun auch 37 befallen.

- Zahnluxation und Reimplantation,
- Odontogene Tumoren (z. B. Ameloblastom),
- Neoplasien (sonstige Formen maligner Neoplasien),
- Folge einer Strahlentherapie der Kiefer.

Eine Resorption kann auch bedingt sein durch systemische Erkrankungen, wie:

- *Morbus Paget,*
- Hypoparathyreoidismus,
- Hyperparathyreoidismus,
- *Turner*-Syndrom,
- Kalzinose,
- *Morbus Gaucher.*

Die pathobiologischen Vorgänge der Resorption sind noch nicht völlig klar, sie können das apikale (Abb. 11-4), mittlere oder zervikale (Abb. 11-5) Wurzeldrittel betreffen. Im Fall der Abbildungen 11-5a bis 11-5e lag die Ursache wahrscheinlich darin, dass die Zementschicht an der Schmelz-Zement-Grenze kurz vor der Schmelzschicht endete und

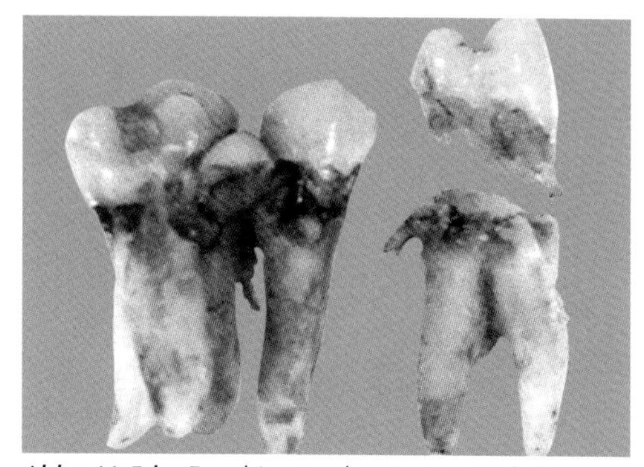

Abb. 11-5d Extrahierte Zähne 35, 36 und 26.

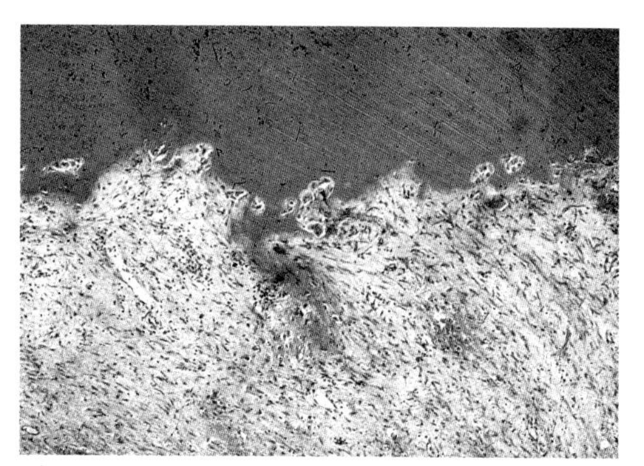

Abb. 11-5e Mikroskopische Aufnahme des zervikalen Dentins (Zähne aus Abb. 11-5a–e): Resorptionslakunen im zervikalen Dentin, assoziierte Osteoklastenaktivität.

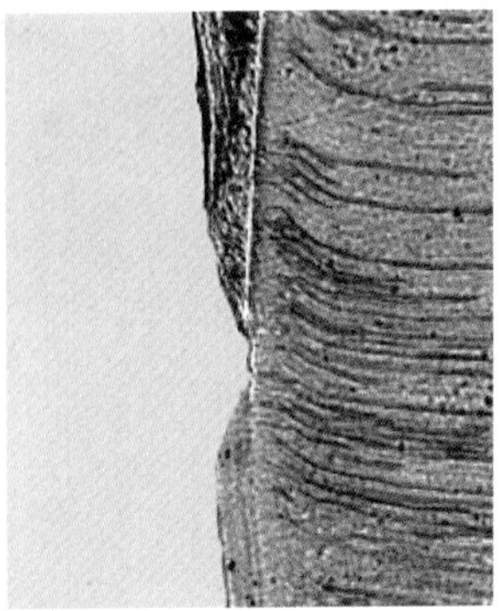

Abb. 11-6 Mikrophotographie: Zementschicht lässt an der Schmelz-Zement-Grenze Dentin frei (5-10% der Fälle).

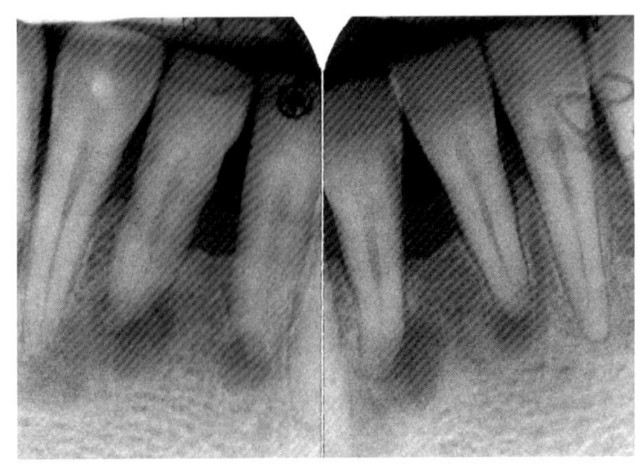

Abb. 11-7 Periapikale Zementdysplasie bei einer farbigen Patientin; die unteren Inzisiven waren vital.

dadurch Dentin frei lag (Abb. 11-6). An dieser Stelle konnten exzessive Kräfte eine osteoklastische Aktivität mit Knochenumbau unter Einbeziehung des Dentins bewirken.

Röntgenologische Transluzenzen inter- und periradikulär

Systemische Sklerose (Sklerodermie)

Siehe Kapitel 10.

Periapikale Zementdysplasie

Periapikale Zementdysplasie ist eine benigne Erkrankung zumeist an den unteren Inzisiven bei Frauen nach der Menopause, besonders bei farbigen Patientinnen. Die Ätiologie ist unklar. Die Zähne sind vital, die Läsionen nicht expansiv. Sie können solitär oder multipel auftreten und enthalten zunächst zelluläres fibröses Gewebe, in dem sich Zement bildet. Die Läsionen sind zunächst radioluzent (Abb. 11-7) und ähneln histologisch einer fibrösen Dysplasie. Mit der Zeit werden die Läsionen infolge der Zementablagerungen radioopaker (Abb. 11-8). Sie können das Bild einer sklerosierenden Ostitis oder Osteosklerose bieten, doch zeigen sie im Unterschied zu diesen eine feine radioluzente Linie zwischen Zementom und umgebenden Knochen. Eine Behandlung ist nicht indiziert, denn die Zähne bleiben vital und die Läsion ist stationär.

Laterale Parodontalzyste (entwicklungsbedingt)

Parodontalzysten sind selten. Sie sind:

- entwicklungsbedingt (Abb. 11-9) oder
- entzündlich bedingt (Abb. 11-10).

Entzündlich bedingte Zysten entwickeln sich nach einer Infektion des parodontalen (periimplantären) Gewebes und folgen dem klassischen Verlauf von einem peri- oder pararadikulären Granulom zur Bildung einer Zyste. Sie gehören nicht zur Thematik dieses Buches. Entwicklungsbedingte Parodontalzysten entstehen höchstwahrscheinlich ohne

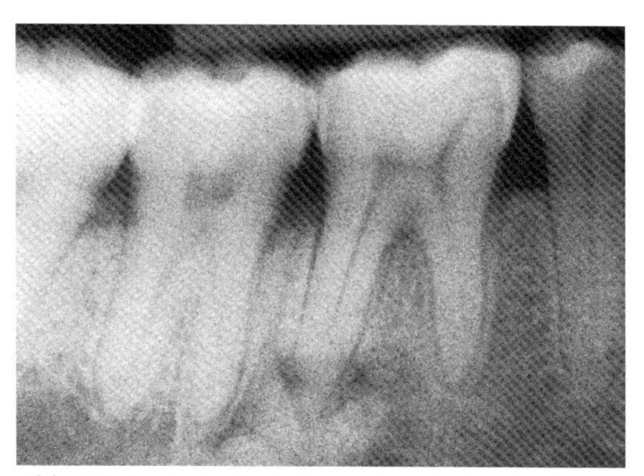

Abb. 11-8 *Periapikale Zementdysplasie mit einem infolge der Zementablagerung radioopakeren Bild.*

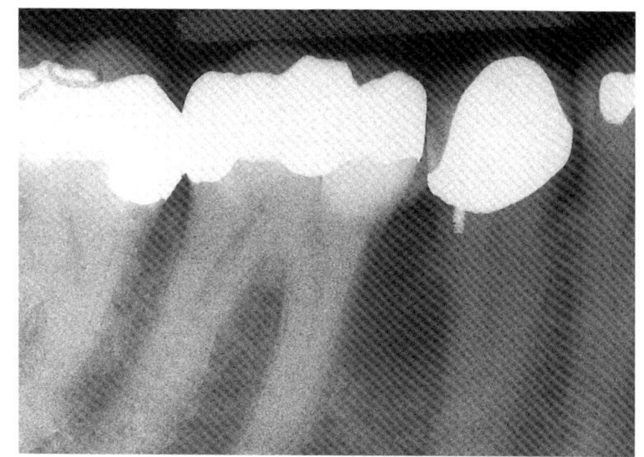

Abb. 11-9a *Botryoide Zyste bei einem vitalen Zahn vor der chirurgischen Enukleation.*

infektiösen oder entzündlichen Stimulus aus Epithelresten der embryonalen Zahnleiste. Diese Läsionen präsentieren sich:

- unilokulär oder
- multilokulär (Abb. 11-9). Diese sind auch als botryoide Zysten (*gr.* Bótrys: Weintraube) bekannt. Wie bei allen Parodontalzysten ist die Enukleation indiziert. Botryoide Zysten können auch nach zehn Jahren noch rezidivieren.

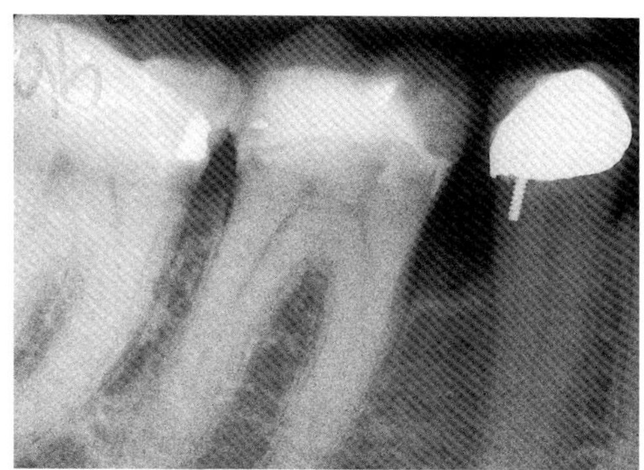

Abb. 11-9b *Die Zyste aus Abb. 11-12a zwölf Monate nach der Zystektomie und Geweberegeneration mit Emdogain™.*

Gingivazyste

Gingivazysten sind selten, sie treten meist im Alter von 40–75 Jahren auf. 75% finden sich an den oberen Eckzähnen und Prämolaren (*Shear* 1985, *Wysockie at al.* 1980). Sie können sich auf halber Höhe zwischen zervikalem Rand und Apex oder auch am Gingivarand zeigen, wo sie eine Auflösung des Alveolarkamms verursachen. Die Läsionen sind eher weich als knöchern hart (*vgl.* laterale Parodontalzyste).

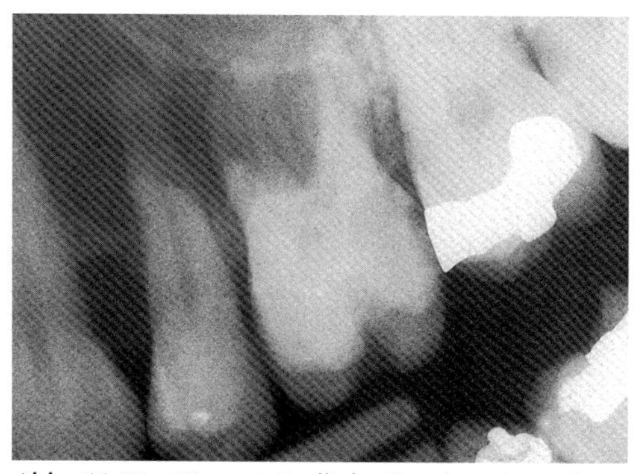

Abb. 11-10 *Eine entzündliche Parodontalzyste in regionibus 23–26 bei einer 38-jährigen Frau: die Kortikalis ist palatinal perforiert; die Läsion zeigte klinisch eine Einsenkung der Mukosa im Oberkiefer.*

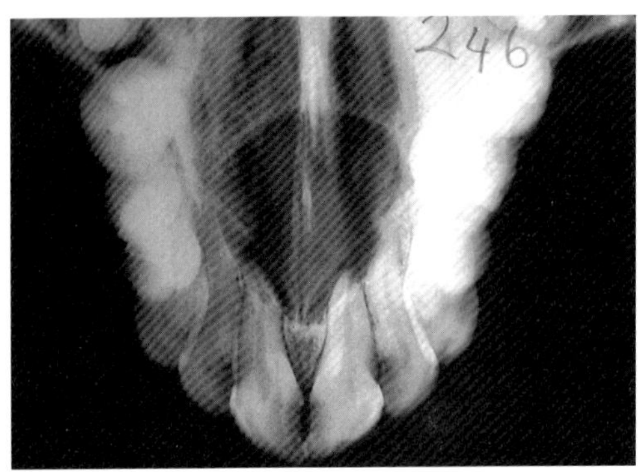

Abb. 11-11 *Zyste des Canalis incisivus (nasopalatinus).*

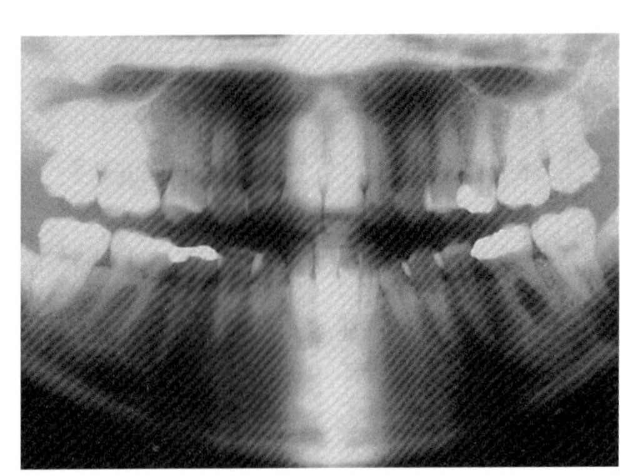

Abb. 11-12 *Aneurysmatische Knochenzyste.*

Zyste des *Canalis incisivus* (*nasopalatinus*)

Diese Zysten leiten sich von Epithelresten des *Ductus nasopalatinus* ab. Die Prävalenz variiert in verschiedenen Bevölkerungsgruppen und Rassen von 0,1–1,5%. Die Läsionen zeigen sich apikal der oberen Inzisiven. Zur Unterscheidung zwischen Zysten und normalen Variationen der Kanalgröße werden verschiedene radiologische Parameter benutzt. Verdacht auf eine Zyste besteht bei einer Größe der Läsion von > 1,0 cm Durchmesser, wenn der Rand aus Kortikalis besteht. Sehr wahrscheinlich ist eine zystische Veränderung bei einer Größe von > 1,5 cm (Abb. 11-11).

Offener *Ductus nasopalatinus*

Offene *Ductus nasopalatini* können klinisch beidseits der *Papilla incisiva* als entwicklungsbedingte Anomalie auftreten. Über eine Serie von drei Fällen haben *Chapple* und *Ord* (1990) berichtet.

Aneurysmatische Knochenzyste

Aneurysmatische Knochenzysten sind zystenartige Gebilde, die mit sinusoiden Hohlräumen gefüllt sind oder einen einzelnen mit Blut gefüllten Hohlraum beinhalten (Abb. 11-12).

Squamöser odontogener Tumor

Diese seltene Läsion zeigt sich zumeist im Alter von 20–30 Jahren und betrifft Männer und Frauen zu gleichen Teilen. Sie ist oft symptomlos, kann aber durch interradikuläre Expansion Zahnwanderung oder durch Knochenresorption erhöhte Zahnbeweglichkeit verursachen. Radiologisch imponieren die Läsionen als dreieckige oder halbkreisförmige Transluzenzen, die einen sklerotischen Rand aufweisen können. Die chirurgische Entfernung ist indiziert.

Ameloblastom

Ameloblastome sind die häufigsten odontogenen Tumoren und machen 1% aller oralen Tumoren aus. Sie sind gutartig aber lokal invasiv, verursachen Knochenexpansion und führen zur Ausdünnung der darüber liegenden Kortikalis. 80% finden sich im Unterkiefer und davon 70% im Seitenzahn-, 20% im Prämolaren- und 10% im Schneidezahnbereich. Röntgenologisch zeigen sich diese Läsionen normalerweise als multilokuläre Transluzenzen.

Die Tumoren können die anliegenden Zähne verdrängen und eine Wurzelresorption verursachen. Es sind drei Arten beschrieben:

- klassisches Ameloblastom – Histologisch variable, multiple kleine Zysten, die zu einer großen Zyste zusammenfließen können, wobei die Zystenwand mit einer kubischen Präameloblastenschicht ausgekleidet ist. Die Behandlung muss aggressiv sein, indiziert ist die chirurgische Enukleation im Gesunden (*Chapple et al.* 1991; Abb. 11-13).
- unizystisches Ameloblastom – Unilokuläre Läsion bei 20–30-Jährigen, die auf Kürettage oder konservative Enukleation anspricht.
- peripheres Ameloblastom – Dies ist eine sehr seltene Form des Ameloblastoms, die das Weichgewebe betrifft (ohne Knochenbeteiligung).
- malignes Ameloblastom – Glücklicherweise extrem selten. Diese Form des Ameloblastoms scheint zu metastasieren. Eine andere Meinung geht dahin, dass der Tumor nicht sowohl metastasierend als vielmehr durch schlechte chirurgische Technik in andere Gewebe absiedelt.

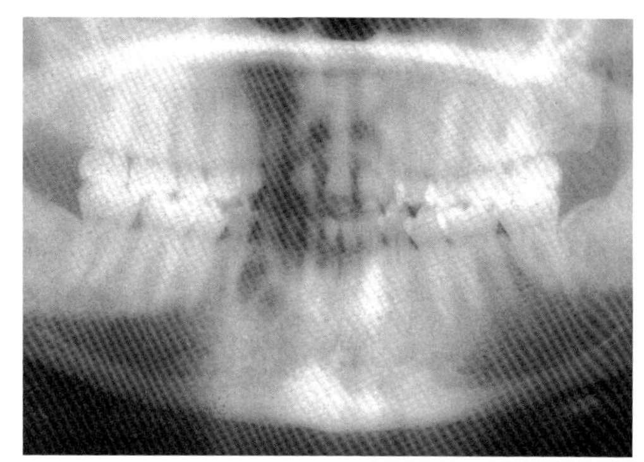

Abb. 11-13a *Zystisches Ameloblastom bei einer 19-jährigen afrokaribischen Patientin in Region 44 und 45. Es handelte sich um einen Zufallsbefund auf einer Panoramaaufnahme. Da die Wurzeln der anliegenden Zähne verdrängt wurden, war eine chirurgische Untersuchung indiziert.*

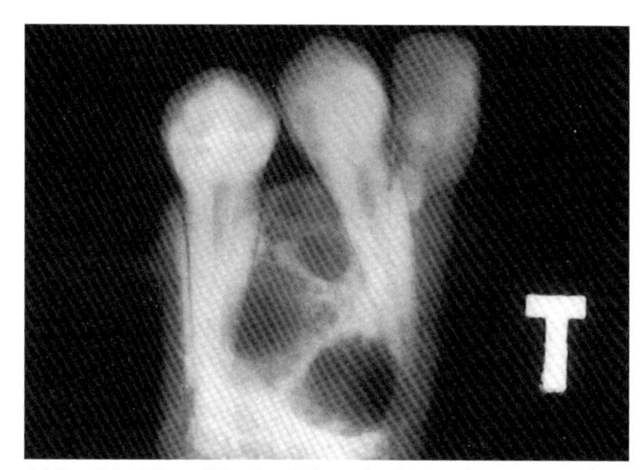

Abb. 11-13b *Blocksektion des betroffenen Bezirks aus Abbildung 11-13a.*

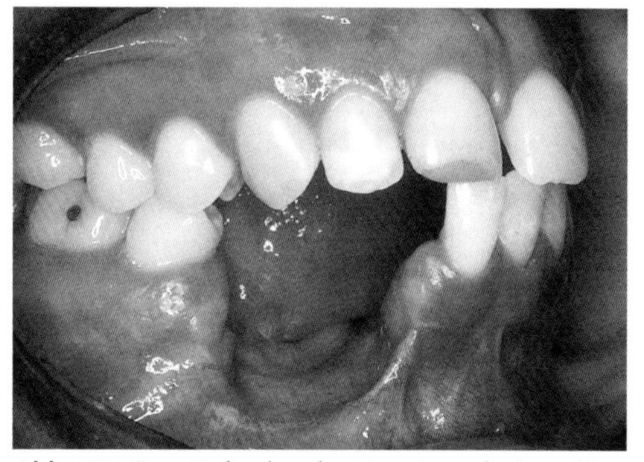

Abb. 11-13c *Befund sechs Monate nach dem chirurgischen Eingriff.*

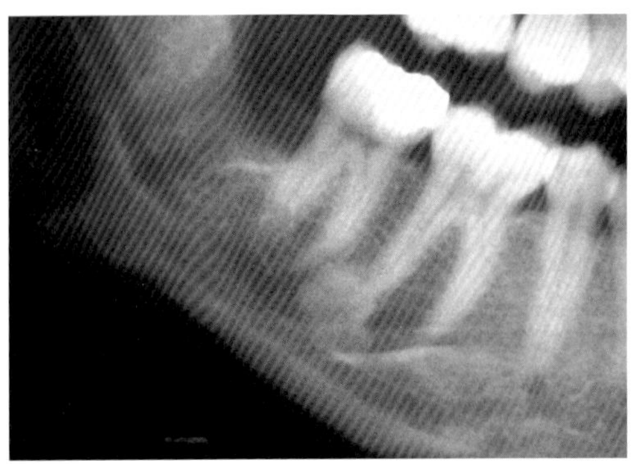

Abb. 11-14 *Periapikale Osteosklerose (sklerosierende Ostitis) um einen Zahn, der auch Resorptionen an der medialen Wurzel zeigt.*

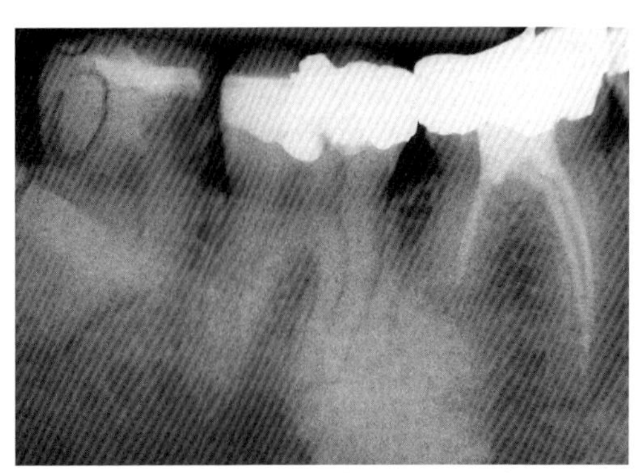

Abb. 11-15 *Kondensierende Ostitis um die distale Wurzel des Zahnes 46. Dieser war vital, wurde aber anschließend wurzelbehandelt.*

Ameloblastisches Fibrom

Das ameloblastische Fibrom ist ein seltener gutartiger odontogener Tumor, der sich bei Patienten unter 20 Jahren als langsam wachsende schmerzfreie Schwellung manifestiert. Radiologisch handelt es sich um eine unilokuläre Läsion. Sowohl der epitheliale als auch der mesenchymale Anteil sind neoplastisch. Das ameloblastische Fibrom ist nicht invasiv und muss deshalb vom Ameloblastom unterschieden werden, da die Enukleation hier weniger radikal erfolgen kann.

Histiocytosis-X

Histiocytosis-X kann sich röntgenologisch präsentieren. Sie ist in Kapitel 9 behandelt.

Inter- und periradikuläre Radioopazitäten

Periapikale Osteosklerose

Der Begriff „periapikale Osteosklerose" bezieht sich auf Areale mit besonders dichtem Knochen, der sich ohne offensichtliche Irritation oder Infektion bildet. Die Periapikale Osteosklerose betrifft vor allem die Seitenzähne mit einer Prävalenz von 5% (bei Asiaten häufiger). Röntgenologisch ist der Markraum obliteriert (Abb. 11-14). Die Läsionen können:

- die apikalen Bereiche der Zähne betreffen,
- die interradikulären Regionen betreffen,
- nicht mit den Zähnen assoziiert sein.

Eine Therapie ist nicht indiziert.

Kondensierende Ostitis

Nach Meinung vieler Pathologen stellt die kondensierende Ostitis dieselbe Erscheinung dar, wie die periapikale Osteosklerose. Klinisch und röntgenologisch

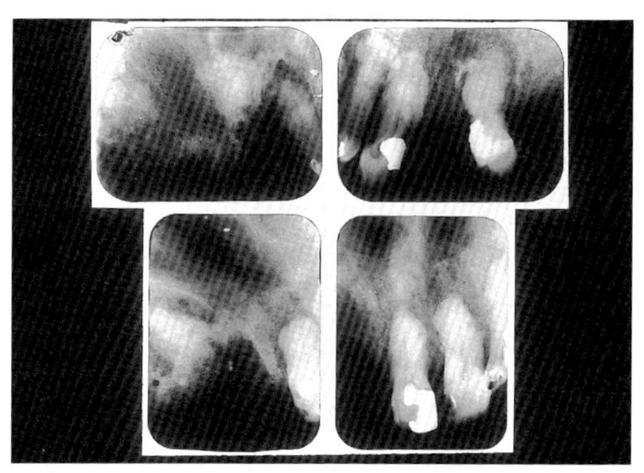

Abb. 11-16 Hyperzementose bei einem Patienten mit Morbus Paget.

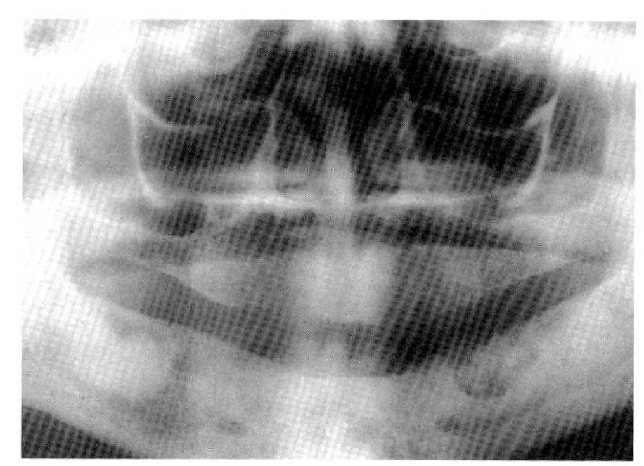

Abb. 11-17 Zementom.

besteht der Hauptunterschied darin, dass die kondensierende Ostitis sich in der Nachbarschaft einer apikalen Infektion bildet (Abb. 11-15) und deshalb eine Wurzelkanalbehandlung oder die Extraktion durchgeführt werden müssen.

Hyperzementose

Die Hyperzementose ist eine vermehrte Bildung zellulären Zementes, die normalerweise die zwei apikalen Drittel der Wurzel betrifft (Abb. 11-16). Ursachen sind:

- chronische periapikale Entzündung,
- okklusales Trauma,
- *Morbus Paget,*
- Akromegalie,
- Hypereruption eines Zahnes bei fehlendem Antagonisten,
- idiopathisch.

Zementome

Zementome sind benigne Läsionen, deren Klassifizierung schwierig ist, da sie *de novo* oder nach Zementapposition

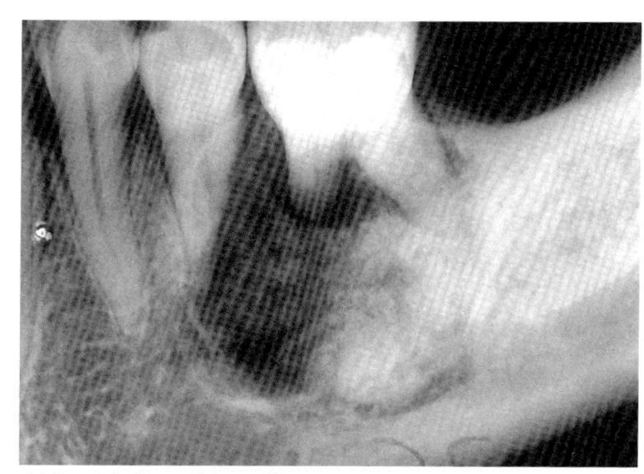

Abb. 11-18 Gigantiformes Zementom.

in anderen Läsionen entstehen können. Echte Zementome finden sich meist bei jüngeren Patienten (< 25 Jahre) und häufiger bei Männern. Sie werden auch als benigne Zementoblastome bezeichnet und betreffen meist die Seitenzähne im Unterkiefer. Die Läsionen liegen apikal, sind röntgenologisch dicht und sklerotisch (Abb. 11-17). Weitere Läsionen in der Gruppe der Zementome sind:

- gigantiformes Zementom (Abb. 11-18),
- periapikale Zementdysplasie (s. o.),
- zementbildendes Fibrom.

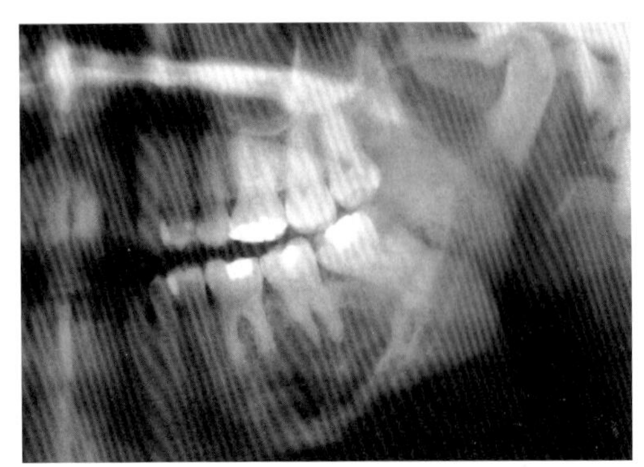

Abb. 11-19 Zemento-ossifizierendes Fibrom in regio 36 und 37. In der radioluzenten Läsion finden sich Bereiche deutlicher Mineralisation.

Zementikel

Zementikel stellen höchstwahrscheinlich dystrophische Kalzifikationen im parodontalen Ligament dar, sind also keine echten Zementome. Es handelt sich um runde Radioopazitäten mit einem Durchmesser von lediglich 0,1–0,3 mm, die deshalb im Röntgenbild nicht erkennbar sind.

Zementoblastom

Siehe oben (echte Zementome).

Ossifizierendes Fibrom

Auch bekannt als Zement bildendes Fibrom. Diese Läsionen sind Varianten der gleichen Gruppe von Erkrankungen, die auch das zemento-ossifizierende Fibrom einschließt. Sie bilden sich als benigne Kalzifikationen des fibrösen Gewebes (Abb. 11-19). Ossifizierende Fibrome betreffen in 70–90% der Fälle den Unterkiefer und zeigen sich normalerweise bei Patienten von über 40 Jahren und fünfmal so häufig bei Frauen wie bei Männern. Es handelt sich typischerweise um solitäre Läsionen, die dreidimensional expandieren und sich radiologisch als gut umschriebene Transluzenzen, in denen Mineralisationsherde zu finden sind, darstellen. Da die Läsionen eingekapselt sind, ist die chirurgische Enukleation meistens einfach. Sind sie nicht eingekapselt und die Entfernung erweist sich als schwierig, besteht Verdacht auf eine fibröse Dysplasie (s. u.).

Radioluzente Läsionen

Scharf umschriebene Radioluzenzen

Odontogene Keratozyste

Radiologisches Erscheinungsbild

(Das radiologische Bild variiert.)

- scharf umschriebene transluzente Läsion im Bereich des Knochenmarks
- uni- oder multilokuläres Vorkommen
- Meistens ist der Unterkiefer betroffen (65–85%, 50% im Bereich der Molaren und des Ramus).
- Die Zysten vergrößern sich mit der Zeit und füllen den ganzen *Ramus Mandibulae* aus.
- Es kann zu Perforationen der Kortikalis kommen.
- Die Ränder können mit der Zeit sklerosieren.
- Durch Keratinablagerung wird die Zystenkavität mit der Zeit unscharf.
- Wurzelresorption ist nicht charakteristisch.
- Kann bei jungen Patienten (< 10 Jahre) beidseitig als Teil des *Gorlin-Goltz-*Syndroms auftreten.

Klinische Symptome

Die Zysten bilden sich in der zweiten und dritten Lebensdekade. Symptome sind selten, da die Zysten den Unterkiefer in anterior-posteriorer Richtung durchdringen und extrem groß werden, bevor man sie entdeckt. Oft sind sie nur ein röntgenologischer Zufallsbefund.

Ätiologie

Odontogene Keratozysten entwickeln sich höchstwahrscheinlich aus Resten der embryonalen Zahnleiste. Aus diesem Grund werden sie auch als Primordialzysten bezeichnet.

Differenzialdiagnose

- odontogene Zyste
- laterale Parodontalzyste
- entzündliche oder radikuläre mit dem Apex assoziierte Zyste
- Residualzyste
- Ameloblastom
- odontogenes Fibrom
- odontogenes Myxom
- zentrales Riesenzellgranulom
- aneurysmatische Knochenzyste
- brauner Tumor (bei Hyperparathyreoidismus)

Klinische Untersuchung

- Zusätzliche Röntgenbilder zur Darstellung der Ausdehnung im Knochen:
  - Unterkiefer seitlich
  - okklusal (bukkolinguale Ausdehnung)
  - anterior-posterior mit Fokus auf die Kiefer
  - CT-Scan
- Nadelbiopsie (dicke Nadel) ergibt ein dickes, käsiges, gelbliches bis braunes Material, das Keratinschuppen enthält und einen geringen Proteinspiegel (< 40 g/l) aufweist.
- Inzisionsbiopsie mit Knochen und auskleidendem Epithel

Behandlung

Odontogene Keratozysten sind sehr schwierig zu entfernen.

- Die fibröse Kapsel der Hohlräume ist dünn und fragil und wird bei der Enukleation leicht zerrissen oder belassen.
- Häufig finden sich neben der Hauptläsion Tochterzysten (Satellitenzysten).
- Aussackungen der Hauptzyste können bei der chirurgischen Entfernung leicht übersehen werden.

Wegen der Schwierigkeiten einer kompletten Entfernung liegt die Rezidivrate sehr hoch (12–63%). Rezidive treten noch nach bis zu 25 Jahren auf. Der Fall der Abbildung 11-20a wurde aus diesem Grund marsupialisiert und mit *Whitehead's Varnish* austamponiert. Die Tamponade wurde jeweils nach einigen Wochen erneuert, bis sich der Defekt von der Unterkieferbasis her mit Knochen aufgefüllt hatte. Dieses Vorgehen reduzierte die intraoperative Frakturgefahr und das Risiko eines Rezidivs. (Abb. 11-20b und 11-20c).

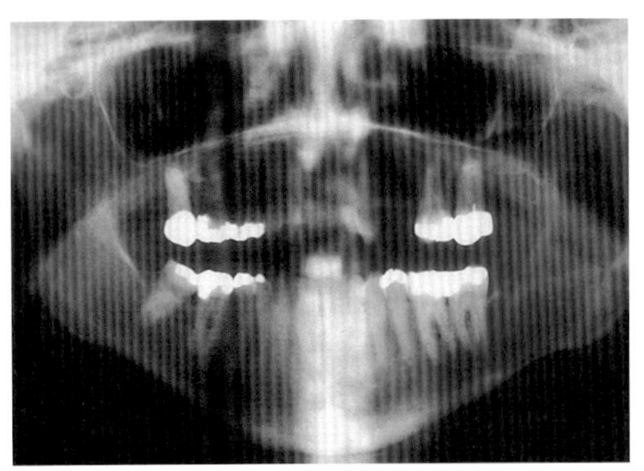

Abb. 11-20a Odontogene Keratozyste bei einer 40-jährigen Frau im Unterkiefer links; Zustand vor der Marsupialisation.

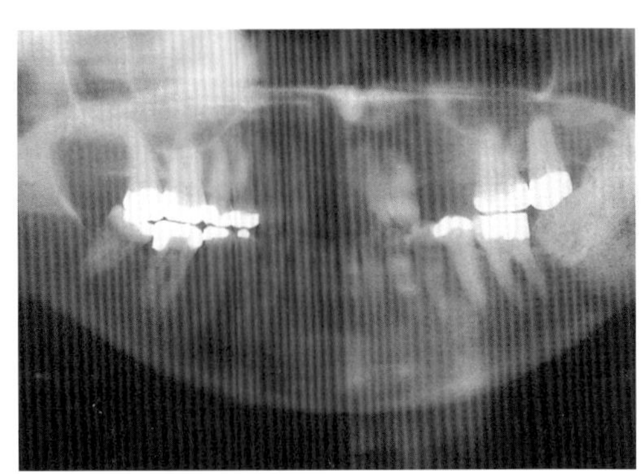

Abb. 11-20b Radiologischer Befund unmittelbar nach der chirurgischen Entfernung der Keratozyste und Tamponade.

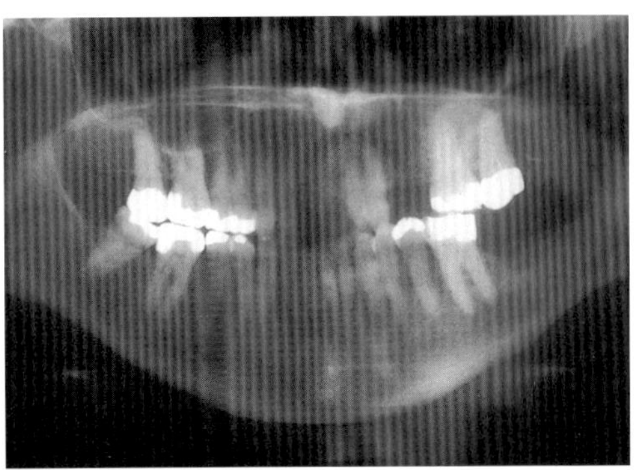

Abb. 11-20c Radiologischer Befund vier Monate nach der Entfernung der Zyste.

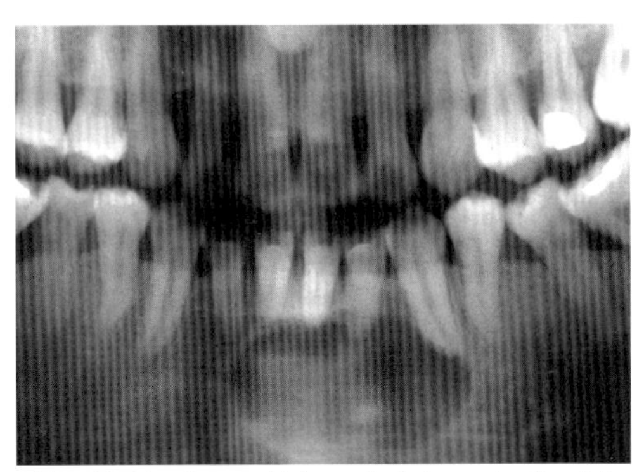

Abb. 11-21 Entzündliche apikale Zyste im Bereich der devitalen Zähnen 31 und 32.

Entzündlich bedingte Zyste

Entzündlich bedingte Zysten um die *Apices* der Zahnwurzeln sind sehr häufig bei:

- Infektion einer nicht vitalen Pulpa,
- Wurzelretention (mit Infektion),
- endodontischem Misserfolg,
- Wurzelfraktur,
- Wurzelperforation oder infiziertem lateralem Kanal,
- Misserfolg einer retrograden Wurzelkanalfüllung.

Die Läsionen präsentieren sich als gut umschriebene Transluzenzen (Abb. 11-21). Mit der Zeit kann eine Kortikalisierung des Randes erfolgen. Ähnliche Läsionen finden sich auch um Implantate (Abb. 11-22a bis 11-22c).

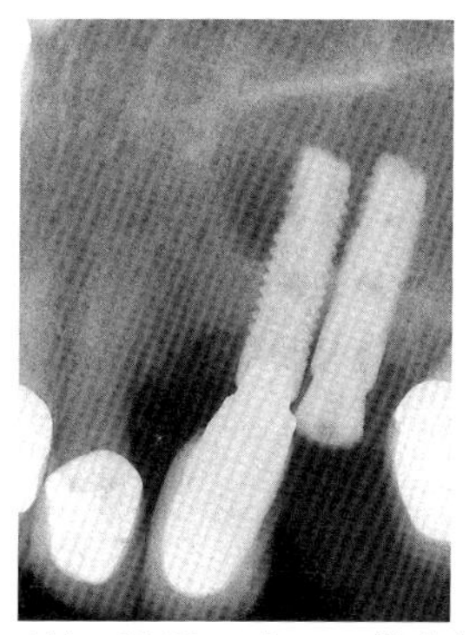

Abb. 11-22a Entzündlich bedingte periimplantäre Zyste vor der chirurgischen Zystektomie. Die Zyste kommunizierte mit der Kieferhöhle.

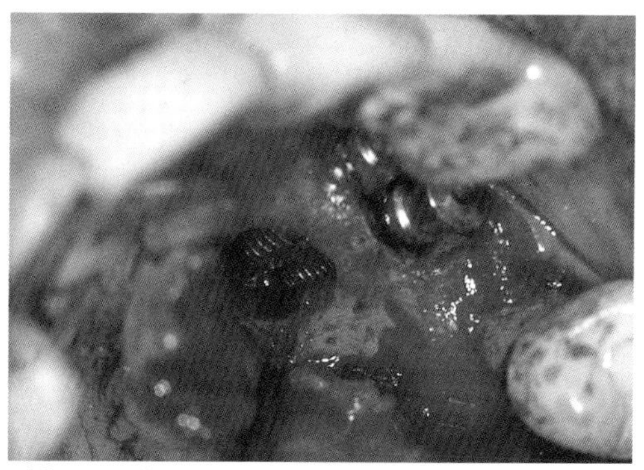

Abb. 11-22b Die Zyste aus Abbildung 11-22a zum Zeitpunkt des chirurgischen Eingriffs. Die Zystenkavität wurde mit BioOss™ aufgefüllt und mit einer Bioguide™-Membran für zwölf Monate abgedeckt.

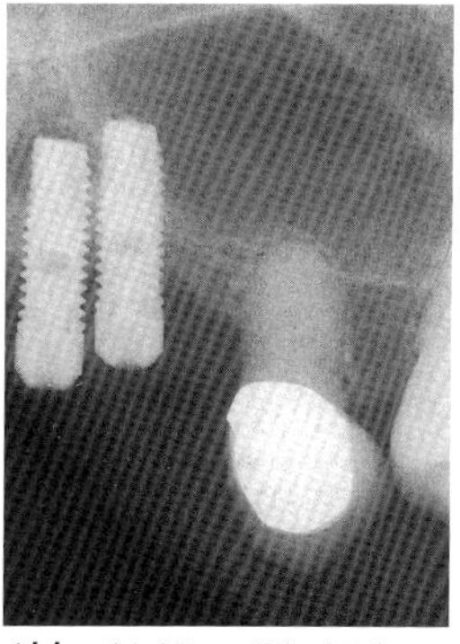

Abb. 11-22c Die Läsion aus Abbildung 11-22b nach zwölf Monaten ausgeheilt; um das mesiale Implantat findet sich eine kleine Restnarbe.

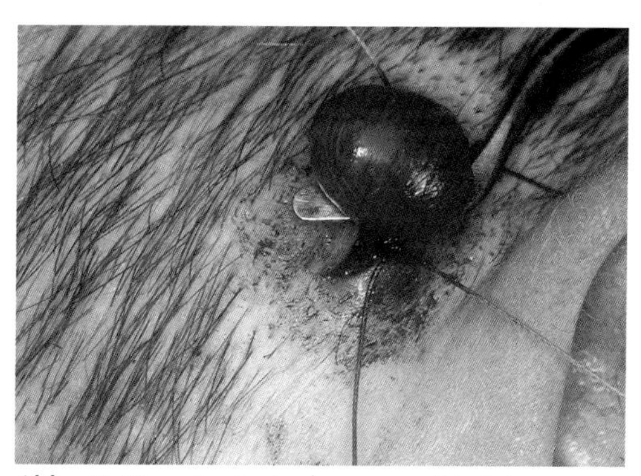

Abb. 11-23 „Ancient schwannoma" bei der Enukleation. Es war gut abgekapselt und enthielt degeneriertes Nervgewebe.

Neuralscheidentumoren

Neuralscheidentumoren sind seltene benigne Läsionen die als intraossäre Läsionen von der Geburt bis zu einem Alter von 70 Jahren auftreten können. Klinische Symptome sind:

- Dysästhesie bzw. Parästhesie,
- Brennen,
- Schmerz.

In die Gruppe der Neuralscheidentumoren gehören verschiedene Läsionen:

- Neurilemmom – gut eingekapselte Läsion
- Schwannom – kann sich peripher im Weichgewebe zeigen (Abb. 11-23)
- Neurofibrom – solitäre Läsion, weniger gut abgekapselt, neigt zu Rezidiv (Kap. 5 Abb. 5-13)
- Neurofibromatose – Multiple Neurofibrome können als Teil der *von Recklinghausen*-Neurofibromatose auftreten, die durch multiple Läsionen der Haut charakterisiert ist, die eher Hamartome als echte Neoplasien darstellen (s. Kap. 7).

Multilokuläre Radioluzenzen

Odontogene Keratozyste und *Gorlin-Goltz*-Syndrom

Die odontogene Keratozyste wurde weiter oben besprochen. Sie kann als multiple Läsion beim autosomal-dominant vererbten *Gorlin-Goltz*-Syndrom auftreten, das charakterisiert ist durch:

- multiple odontogene Keratozysten der Kiefer,
- multiple Basalzellkarzinome der Haut,
- Rippen- und Wirbeldeformierungen,
- Protuberanzen an den *Ossa frontalia* und *temporalia* des Schädels,
- Kalzifikationen der *Falx Cerebri*.

Botryoide Zyste

Siehe oben.

Ameloblastom

Siehe oben.

Odontogenes Myxom

Die odontogenen Fibrome können zentral entstehen oder peripher. In diesem Fall sind sie praktisch identisch mit der fibrösen Epulis (Kap. 5). Sie kommen jedoch extrem selten vor und werden an dieser Stelle nicht weiter besprochen (s. hierzu *Soames/Southam* 1993). Häufiger tritt das odontogene Myxom auf, das sich im Röntgenbild normalerweise multilokulär darstellt, obwohl es auch unilokulär sein kann. Es ist weniger gut abgegrenzt als das odontogene Fibrom und lokal invasiv. Die Enukleation ist deshalb problematisch.

Riesenzelltumor des Knochens

Riesenzellläsionen der Kiefer sind einander histologisch gleich, aber echte Riesenzelltumoren der Kiefer (Osteoklastome) sind im Gegensatz zu zentralen Riesenzellgranulomen destruktive, aggressive Läsionen, die metastasieren und sich eher wie echte Sarkome verhalten. Glücklicherweise sind echte Riesenzelltumoren der Kiefer extrem selten.

Aneurysmatische Knochenzyste

Aneurysmatische Knochenzysten treten uni- oder multilokulär auf und befallen bevorzugt den distalen Unterkiefer. Sie schließen blutgefüllte Hohlräume ein und bilden sich meist sekundär zu anderen Knochenerkrankungen, z. B. Riesenzellgranulomen.

Arteriovenöse Missbildungen

Siehe Kapitel 3.

Sturge-Weber-Syndrom

Siehe Kapitel 4.

Cherubismus

Der Cherubismus (auch bekannt als familiäre fibröse Dysplasie) stellt eine autosomal-dominant vererbte Erkrankung dar, die sich im Alter von zwei bis fünf Jahren ausprägt. Die multilokulären Läsionen erscheinen im Oberkiefer und Unterkiefer und bilden sich gewöhnlich bis zum 20. Lebensjahr wieder zurück. Weitere Befunde sind:

- bilaterale Schwellung der Wange („Cherubismus") meist an den Kieferwinkeln

im Unterkiefer und den posterioren Sinusbereichen des Oberkiefers,
- *Café-au-lait*-Pigmentierung der Haut,
- multiple nicht durchgebrochene oder ektope Zähne,
- beschleunigte Resorption der Milchzähne.

Ossifizierendes Fibrom

Ein scharf umschriebener, gut eingekapselter benigner Tumor fibrösen Gewebes, in dem es zu Ossifikation oder Zementbildung kommen kann. Befällt zumeist Kinder und Jugendliche. Die Abkapselung unterscheidet das ossifizierende Fibrom von der fibrösen Dysplasie. Zur histologischen Diagnose ist eine Biopsie essenziell.

Schlecht definierte radioluzente Läsionen

Osteomyelitis

Der Begriff Osteomyelitis bezeichnet eine Entzündung des Knochenmarks. Im Kieferknochen treten Osteomyelitiden nach tief liegenden odontogenen Infektionen bei allgemein geschwächten oder immunsupprimierten Patienten oder bei solchen mit eingeschränkter Blutversorgung im Unterkiefer auf. Prädisponierende Faktoren sind:
- *Diabetes mellitus*,
- *Morbus Paget*,
- Osteopetrose,
- Trauma des Unterkiefers (z. B. Fraktur),
- lang anhaltende odontogene Infektion,
- Strahlentherapie am Kieferknochen.

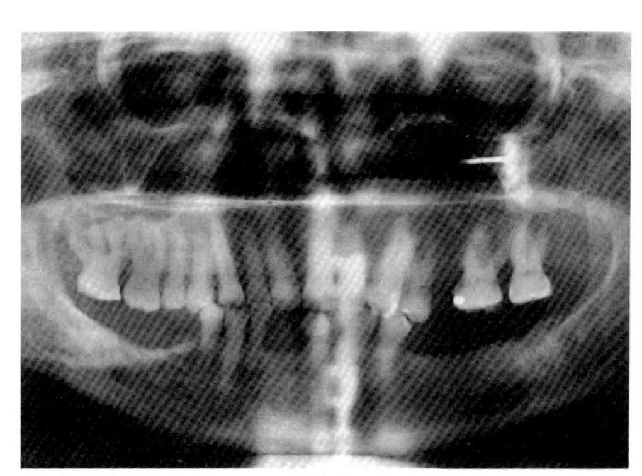

Abb. 11-24 *Osteomyelitis im Bereich der Zähnen 42 bis 44; charakteristische „Mottenfraß"-Erscheinung.*

Soames und *Southam* (1993) teilten die Osteomyelitiden ein in:
- suppurative (akute oder chronische),
- chronisch sklerosierende (fokale oder diffuse),
- spezielle Formen:
  - Bestrahlungsosteomyelitis,
  - chemische,
  - Osteomyelitis beim Neugeborenen.

Meist assoziiert mit gramnegativen Mikroorganismen, bewirkt die Entzündung eine lokale Minderdurchblutung, aus der sich Bereiche von Knochennekrose (Knochensequester) entwickeln. Infektion und Entzündung breiten sich durch das Knochenmark aus. Gelegentlich ist auch die periostale Blutversorgung vermindert. Röntgenologisch bietet die Osteomyelitis ein „mottenfraßartiges" Bild (Abb. 11-24), denn die radioluzenten Bereiche haben schlecht definierte Ränder und die Knochensequester in den Läsionen erscheinen radioopak. Die Therapie hat aggressiv zu erfolgen und beinhaltet chirurgische Ausräumung und Kürettage, Entfernung der Sequester und systemische Antibiotikagabe.

Osteoradionekrose

Diese Form der Knochennekrose tritt nach Strahlentherapie der Kiefer auf. Die Bestrahlung bewirkt eine *Endarteriitis obliterans* und damit den Verlust der Blutversorgung einzelner Knochenareale, die dann nekrotisch werden und zu Entzündung neigen. Frakturen des Unterkiefers können die Folge sein (*Millett et al.* 1990).

Intraossäre Karzinome

Echte Knochenkarzinome sind sehr selten. Sie finden sich meist bei Kindern.

Gingivakarzinom

- squamöses Zellkarzinom (s. Kap. 7)
- *Carcinoma cuniculatum* (Abb. 11-25) ist eine seltene Variante des squamösen Zellkarzinoms, die extrem langsam wächst, aber den Knochen und das umgebende Gewebe infiltriert. Die Entwicklung kann sich über einen Zeitraum von einigen Jahren erstrecken. Es zeigt sich das Bild einer Keratose mit unterschiedlichen Graden von Ulzeration und/oder Suppuration infolge von Infektionen des darunter liegenden nekrotischen Knochens. *Heasman et al.* (2005) haben den Fall einer 44-jährigen Patientin vorgestellt, bei der die Diagnose erst nach einer tiefen Knochenbiopsie gestellt werden konnte. Die Läsionen können fälschlicherweise auch als Osteomyelitis angesehen werden. Metastasierung in regionäre Lymphknoten ist selten.

Ameloblastisches Karzinom

Diese Läsion entspricht dem malignen Ameloblastom (s. o.).

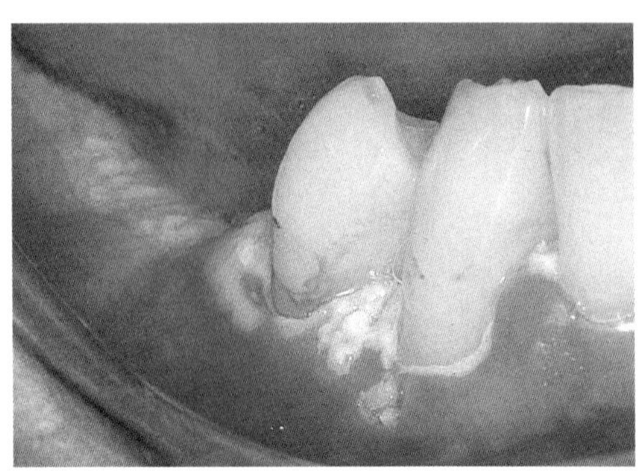

Abb. 11-25a *Keratose assoziiert mit einem Carcinoma cuniculatum der Gingiva.*

Radioluzente Läsionen als Manifestationen systemischer Krankheiten

Histiocytosis-X

Siehe Kapitel 9.

Multiples Myelom

Das multiple Myelom ist eine maligne Proliferation eines Klons Immunglobulin produzierender Plasmazellen, die sich präsentieren kann als:

- solitäres Plasmozytom (ein solitäres Myelom – sehr selten) oder
- multiples Myelom (normalerweise eine disseminierte Erkrankung mit infauster Prognose).

Die überschießende Bildung monoklonalen Immunglobulins wird auch als monoklonale Gammopathie bezeichnet. Diese ist meistens gutartig, aber 10% der Fälle entarten mit der Zeit maligne. Eine genaue Kontrolle ist deshalb wichtig. Beim malignen Myelom sind die leichten Ketten des Immunglobulins klein genug,

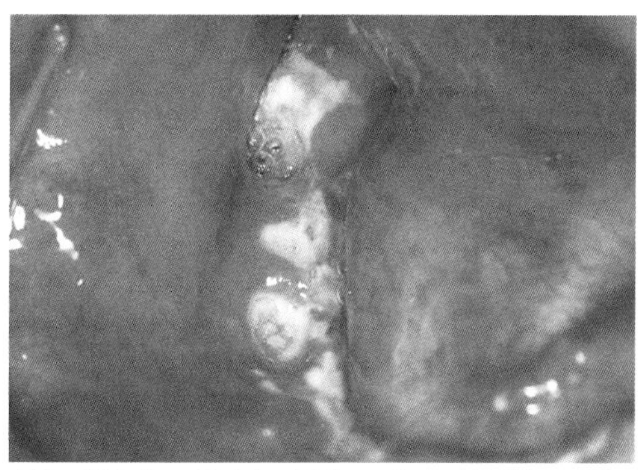

Abb. 11-25b Gleiche Läsion wie in Abbildung 11-25a in einem späteren Stadium nach der dritten Biopsie.

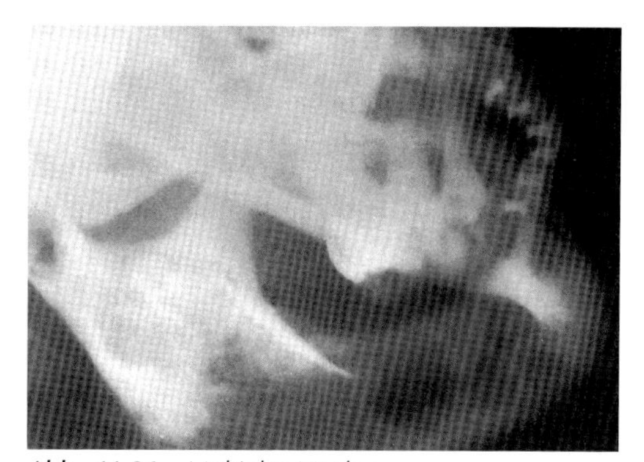

Abb. 11-26 Multiples Myelom.

um durch die Nieren ausgeschieden zu werden. Im Urin erscheinen sie als so genanntes *Bence-Jones*-Protein. Die kranialen Knochen und die Kiefer können befallen sein und imponieren dann im Röntgenbild mit multiplen „ausgestanzten" osteolytischen Läsionen (Abb. 11-26). Weitere klinische Befunde sind:

- Knochenschmerz,
- Nierenversagen,
- Anämie (orale Ulzeration sekundär zu Knochenmarksuppression),
- rezidivierende Infektionen des Kieferknochens,
- ungewöhnliche oder verstärkte Blutung nach parodontaler oder chirurgischer Therapie,
- Makroglossie (sekundär zu Amyloidablagerungen in der Zunge).

Non-Hodgkin-Lymphome

(S. auch Kap. 8.)

Non-Hodgkin-Lymphome sind maligne Lymphome, die junge Erwachsene betreffen und sich präsentieren als:

- schmerzlose Vergrößerung der Lymphknoten,
- Parästhesie/Anästhesie,
- weiche Schwellung um den Rachen und an der Gingiva,
- Ulzeration im Tonsillenbereich,
- Beweglichkeit der Zähne mit assoziierter Schwellung.

Die Lymphome werden histologisch klassifiziert. Diffuse Läsionen haben eine schlechtere Prognose als fokale (follikuläre). Grob unterteilt sind die Läsionen:

- hoch-maligne (schlechte Prognose, sprechen jedoch gut auf Chemotherapie an),
- niedrig-maligne (gute Prognose).

Zugrunde liegende Risikofaktoren sind u. a.:

- Immunsuppression,
- AIDS,
- einige Autoimmunerkrankungen (z. B. *Sjögren*-Syndrom).

Leukämie

Siehe oben.

Generalisierte Radioluzenzen

Hypophosphatasie

Siehe Kapitel 10.

Hyperparathyreoidismus

Hyperparathyreoidismus führt zu exzessiver Produktion von Parathyreoidhormon (PTH) und kann primärer Natur sein oder sekundär infolge chronischer Hypokalzämie auftreten. Primärer Parathyreoidismus ist durch Läsionen der *Glandulae parathyreoideae* bedingt, wie z. B.

- benigne Hyperplasie,
- Adenom,
- Adenokarzinom.

Das PTH veranlasst Kalziumretention, indem es die intestinale Absorption und die renale Resorption aber auch die osteoklastische Aktivität im Knochen erhöht. Letzteres kann als „braune Tumoren" bezeichnete osteolytische Läsionen verursachen (braun infolge von Hämosiderinablagerung), in denen fibröses Gewebe den mineralisierten Knochen ersetzt. Sie enthalten Riesenzellen und sind histologisch identisch mit Riesenzelltumoren oder -granulomen des Knochens (s. o.).

Sichelzellanämie

Die Sichelzellanämie findet sich bei farbigen Patienten mit einer Inzidenz von 1:500. Im Röntgenbild kann sie als Knochenmarkshyperplasie und prominente Trabekelbildung auffallen. Ähnliche radiologische Befunde finden sich bei Thalassämie (Abb. 11-27).

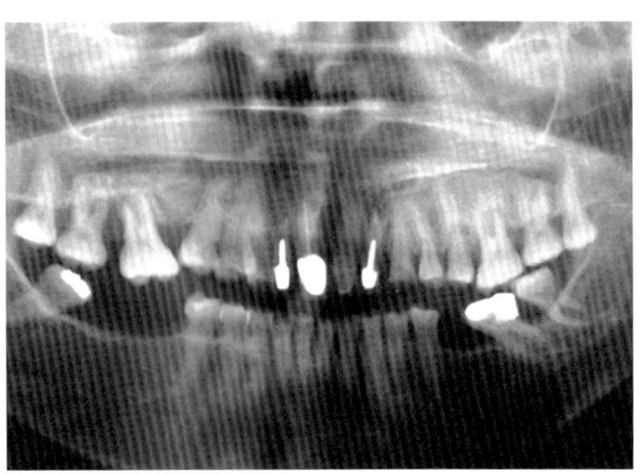

Abb. 11-27 Prominente Trabekelbildung, Knochenmarkshyperplasie und Osteopenie sekundär zu einer Thalassämie. Die Kieferhöhle ist ebenfalls mit trabekulärem Knochen ausgefüllt, da der Körper versucht, vermehrt Erythrozyten zu bilden.

Radioluzente Läsionen mit Radioopazitäten

Periapikale Zementdysplasie

Siehe oben.

Kalzifizierende odontogene Zyste

Kalzifizierende odontogene Zysten sind keine echten Zysten und werden meisteils als odontogene Tumoren betrachtet. Sie bilden sich als langsam wachsende Schwellungen der Gingiva oder der Alveolarmukosa vom Bereich der Prämolaren ausgehend in anteriorer Richtung. Radiologisch zeigen sie sich als uni- oder multilokuläre Transluzenzen, in denen sich Kalzifizierungen vergrößerter Keratinozyten (sog. Geisterzellen) finden. Die Enukleation ist normalerweise erfolgreich.

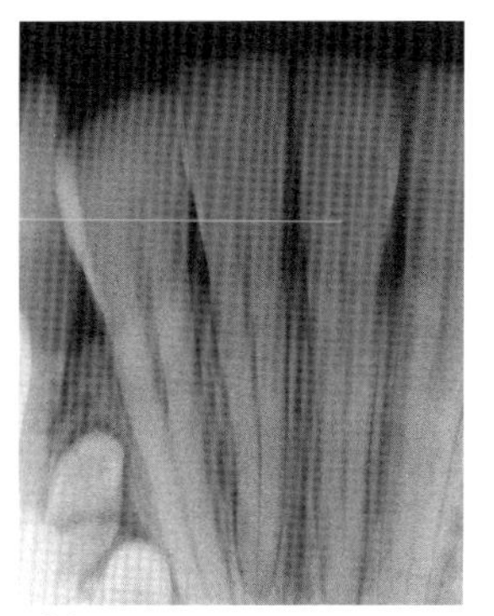

Abb. 11-28 Zusammengesetztes Odontom.

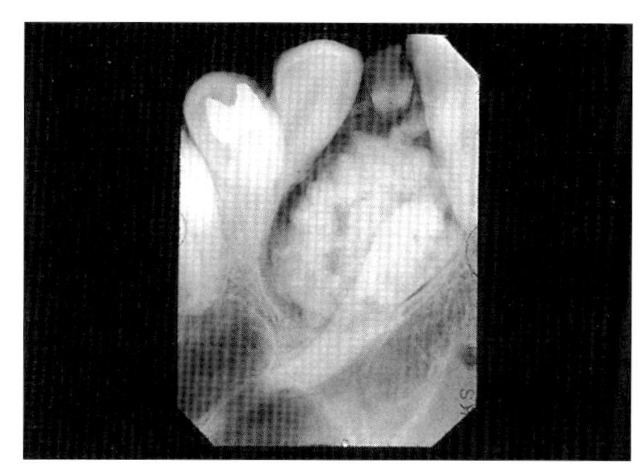

Abb. 11-29 Komplexes Odontom.

Kalzifizierender epithelialer odontogener Tumor

Bei dem auch als *Pindborg*-Tumor bezeichneten kalzifizierenden epithelialen odontogenen Tumor handelt es sich um einen gutartigen, aber lokal invasiven odontogenen Tumor epithelialen Ursprungs. Die Läsion erscheint als irreguläre Radioluzenz in der sich durch Verkalkungen bedingte radiopake Areale finden.

Adenomatoider odontogener Tumor

Der gutartige, gut eingekapselte adenomatoide odontogene Tumor findet sich im anterioren Oberkiefer. Er präsentiert sich als wohl umschriebene Radioluzenz, in der sich Kalzifikationen finden können. Der Tumor lässt sich einfach enukleieren und sollte deshalb vom Ameloblastom unterschieden werden.

Odontome

Odontome sind Hamartome aus dentalem Gewebe, die *per definitionem* Schmelz und Dentin enthalten. Sie variieren in Größe und Form. Zusammengesetzte (Abb. 11-28) und komplexe (Abb. 11-29) Odontome finden sich zumeist als röntgenologische Zufallsbefunde.

Radioopake Läsionen

Fokale Radioopazitäten

Osteom

Siehe oben.

Osteosarkom

Das Osteosarkom ist der häufigste maligne Primärtumor des Knochens. Glücklicherweise betrifft er die Kiefer sehr selten. Im Röntgenbild stellt er sich als irreguläre Radioluzenz dar, in der radioopake Areale verschiedene Entwicklungsstufen des neoplastischen Knochens anzeigen.

Wenn der Tumor die Kortikalis perforiert, hebt er das Periost und die Knochentrabekel stehen im Winkel von 90° zur Kortikalis heraus; daraus ergibt sich das charakteristische Bild der Sonnenstrahlen-*Spiculae*, das sich am Kieferknochen jedoch selten findet.

Generalisierte Radioopazitäten

Gardener-Syndrom
Siehe oben.

Sklerosierende Osteomyelitis
Siehe oben.

Fibröse Dysplasie
Die fibröse Dysplasie ist eine nicht vererbliche, entwicklungsbedingte Erkrankung, die den Unterkiefer oder den Oberkiefer befallen kann. Sie prägt sich bei Kindern oder Jugendlichen (während der aktiven Skelettentwicklung) aus und sistiert im Erwachsenenalter. Die fibröse Dysplasie manifestiert sich als langsam wachsende, schmerzlose und (im Unterschied zum Cherubismus) unilaterale Schwellung im seitlichen Oberkiefer oder Unterkiefer und verursacht so eine Asymmetrie. Zwei Formen sind beschrieben:

- monostotisch (lokalisiert),
- polyostotisch (mehrere Knochen befallen).

Die Ätiologie ist ungeklärt. Die Behandlung besteht meistens in einer kosmetischen Verkleinerung der Läsionen (Abb. 11-30).

Albright-Syndrom
Das *Albright*-Syndrom umfasst:

- Polyostotische fibröse Dysplasie,
- *Café-au-lait*-Pigmentierung von Haut und Mundschleimhaut,
- *Pubertas praecox* bei Frauen.

Morbus Paget des Knochens
Morbus Paget ist eine chronisch deformierende Knochenkrankheit mit viraler Ätiologie (Paramyxovirus), bei der die Knochenremodellierung chaotisch abläuft. Es kommt zu progressiver Vergrößerung der fazialen und kranialen Knochen und zu ähnlichen Veränderungen im peripheren Skelett. Wölben sich die Vergrößerungen in die *Fossae* und Kanäle der Hirnnerven vor, führt dies zu:

- Taubheit,
- Visusanomalien,
- Gesichtslähmung,
- motorische Ausfälle.

Wenn die Knochen sich verdicken, kommt es zu sekundären Problemen wegen der intermittierenden Zyklen von Knochenresorption und -deposition, darunter:

- Pathologische Frakturen,
- Okklusionsstörungen,
- Hyperzementose,
- Ankylose,
- erschwerte Extraktion (infolge der Ankylose),
- Blutung nach Extraktionen,
- Infektionen nach Extraktionen,
- Wurzelresorptionen.

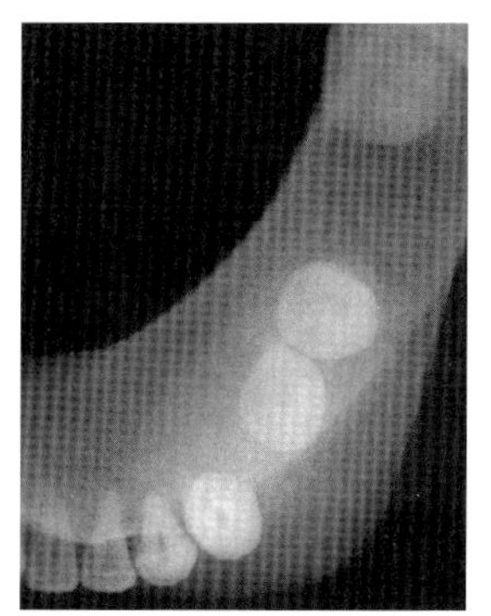

Abb. 11-30 Fibröse Dysplasie.

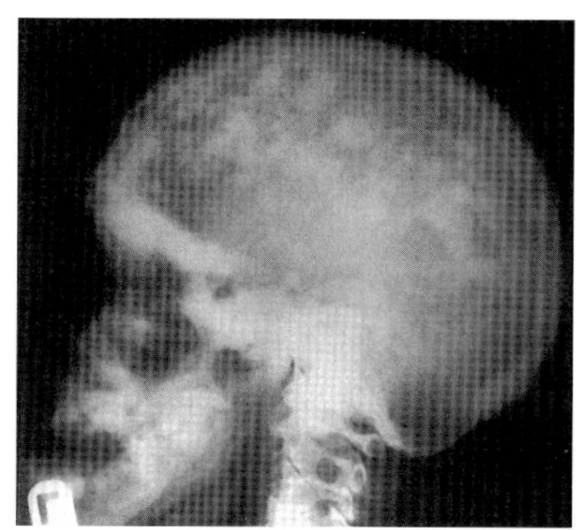

Abb. 11-31 Morbus Paget des Knochens.

Zonen, in denen Osteosklerose und Osteoporose sich mischen, bieten radiologisch ein „baumwollartiges" Erscheinungsbild (Abb. 11-31).

Osteopetrose

Die Osteopetrose (auch *Morbus Albers-Schönberg* oder Marmorknochenkrankheit) stellt einen Defekt der osteoklastischen Aktivität dar, der zu exzessiver Knochenablagerung führt. Der dichte Knochen neigt zu Frakturen und infolge der Obliteration der Markräume kommt es zu Anämien. Es sind benigne und maligne Formen beschrieben. Erstere finden sich im Erwachsenenalter, letztere – mit fataler Prognose – bei Kindern. Röntgenologisch ist der Knochen extrem dicht, die Zähne scheinen zu verschwinden.

Hyperostose

Zwei Formen sind beschrieben:

- endostal (autosomal-rezessiv),
- infantil kortikal (idiopathisch).

Die Hyperostose gehört nicht in den thematischen Bereich dieser Darstellung. Wir haben sie an dieser Stelle mit aufgeführt, weil sie bei Verdickungen und sklerotischen Veränderungen des Knochens im Röntgenbild als Differentialdiagnose in Frage kommt.

Weiterführende Literatur

Baxter AM, Roberts A, Shaw L, Chapple ILC. Localised scleroderma in a 12–year–old girl presenting as gingival recession. A case report and literature review. Dent Update 2001;28(9):458–462.

Chapple IL, Ord RA. Three cases of patent nasopalatine canals: case reports and a review of the literature. Oral Surg Oral Med Oral Pathol 1990;69(5):554–558.

Chapple ILC, Manogue M. Management of recurrent follicular ameloblastoma. Dent Update 1991;18(7):309-12.

Chapple ILC, Thorpe GHG, Smith JM et al. Hypophosphatasia: a family study involving a case diagnosed from gingival crevicular fluid. J Oral Pathol Med 1992;21(9):426–431.

Chapple ILC. Hypophosphatasia: dental aspects and mode of inheritance. J Clin Periodontol 1993;20(9):615–622.

Chapple ILC, Saxby MS, Murray J. Gingival haemorrhage, myelodysplastic syndromes and acute

myeloid leukaemia. J Periodontol 1999;70(10):1247–1253.
Devani P, Lavery K M, Howell C J T. Dental Extractions in Patients on Warfarin: Is Alteration of Anticoagulant Regime Necessary? Br J Oral Maxillofac Surg 1998;36(2):107– 111.
Gaspar R, Brenner B, Ardekian L, Peled M, Laufer D. Use of Tranexamic Acid Mouthwash to Prevent Post– Operative Bleeding in Oral Surgery Patients on Oral Anticoagulant Medication. Quintessence Int 1997;28(6):375–379.
Heasman P A, Smith D G, Martin I, Soames J. Carcinoma cuniculatum presenting as a gingival lesion. Perio 2005;2(3):199–203.
Langlais RP, Langland OE, Nortjé CJ. Diagnostic Imaging of the Jaws. Baltimore: Williams and Wilkins, 1995.
Millet D T, Chapple I L C, Hirschman P, Corrigan M. Septic osteoradionecrosis of the mandible associated with pathological fracture: report of two cases. Clin Radiol 1990;41(6):408–410.
Seymour RA, Heasman PH, Macgregor IDM. Drugs, Diseases and the Periodontium. Oxford: OUP, 1992.
Shear M. Cysts of the jaws: recent advances. J Oral Pathol 1985;14(1):43-59.
Soames JV, Southam JC. Oral Pathology. Oxford: OUP, 1993.
Souto JC, Oliver A, Zuazu-Jausoro I, Vives A, Fontcuberta J. Oral Surgery in Anticoagulated Patients without Reducing the Dose of Oral Anticoagulant: A Prospective Randomised Study. J Oral Maxillofac Surg 1996 54(1):27–32.
Wahl MJ. Myths of Dental Surgery in Patients receiving Anticoagulant Therapy. J Am Dent Assoc 2000;131(1):77–81.
Wysocki GP, Brannon RB, Gardner DC, Sapp P. Histogenesis of the lateral periodontal cyst and gingival cyst of the adult. Oral Surg Oral Med Oral Pathol 1980;50(4):327–334.

Index

A

Abszess
gingivaler 79
parodontaler 77 f
Nahtabszess 79
ACE (Angiotensinkonversionsenzym) 95, 101 f
Aciclovir 52, 114
Agranulozytose, infantile genetische 170
Akantholyse 125, 127
Akatalasie 166 ff
Akerly-Klassifikation 136, 188
Akroosteolyse 162
Akustikusneurinom/-schwannom 75
Alkalische Phosphatase 165 f
allergische Reaktionen 101
Amalgamtätowierung 42 ff
Ameloblastom 190 f
malignes 191
Anämie 27, 129
aplastische 183
perniziöse 27 f
Sichelzellanämie 202
ANCA, c- und p- 25, 105
Ancient schwannoma 197
Angioödem 99 f
Antigene, extrahierbare nukleäre (ENA) 28
Antikörper
Anti-Basalmembran- 28, 123 ff
Anti-Desmoglein-1- 28
Anti-Desmoglein-3- 28
Anti-endomysial- 28
Anti-Gewebe-Transaminase- 28
Anti-Interzellulärzement- 28, 127
Anti-intrinsischer-Faktor- 28, 116
Anti-Magenparietalzellen- 28, 116
Anti-Neutrophilenzytoplasma- (ANCA) 28, 105
Anti-Nukleus- 28
Anti-Ro-, Anti-La- 28
ANUG (akute nekrotisierende ulzeröse Gingivitis) 110, 149
aphthöse Ulzeration
größere 115 f
kleinere 115
Arachnodaktylie 162
Ataxia teleangiectatica 130
Azathioprin 60, 94, 117, 125, 128

B

B12 27
Bence-Jones-Protein 201
Benzoat 101
Benzydamin Hydrochlorid 117
Betelnuss 38, 60 f, 118

Betnesol 117
Bindegewebetransplantat 141
Blase
  intraepitheliale 126
  subepitheliale 121
Bleomyzin 174

C

C1-Esterase-Inhibitor-Mangel/-Dysfunktion 99 ff
Cancrum oris 110
Candida albicans 25, 40
Candidiasis 40 ff, 60
  pseudomembranöse 18 f, 39, 41
Cherubismus 198
Condyloma acuminatum 74 f
Coup de sabre 146
Crack 151

D

Dahl-Apparatur 139
Dapson 125
Dehiszenz 136 f
Dermatitis herpetiformis 125
Dermatose, lineare IgA- 50, 125
Desmopressinacetat (DDAVP) 181
Dilantin 93
distale Keilexzision 91
Drogenkonsum 8
Ductus nasopalatinus 190
Dysphagie 124, 171
Dysplasie, fibröse 188, 204 f
  monostotische 204
  polyostotische 204

E

Entropion 124
Ephelis 43
Epstein-Barr-Virus 26
Epulis 65 ff
  fibröse 65, 67 f, 76
  kalzifizierende oder zementbildende 68
  kongenitale 74
  pyogenes Granulom 33 f, 69 ff
  Riesenzellepulis 65, 72
  Schwangerschaftsepulis 65, 68 ff
  vaskuläre 65, 69, 73
Erkrankung
  hämatologische 128,131
  mukokutane 121
  myeloproliferative 27
  myelosuppressive 27
  vesikulobullöse 24, 121
Erosion 107
Erythema
  migrans 185
  multiforme 186
Erythroplakie 36

F

Famciclovir 114
Feldkanzerisierung 118
Fenestration 136
Fibrom
  ameloblastisches 192
  zementbildendes 193
  zemento-ossifizierendes 194
  ossifizierendes 194
fibröse Dysplasie 188, 204 f
Flecken, melanotische (Ephelis) 43

Folsäure
Erythrozyten- 27
Serum- 27, 116
Fordyce-Flecken 12 f
Fusobakterium nucleatum 110, 149

G

Gefäßläsionen 34
Geisterzellen 202
Gerinnungsfaktoren 183
Defekte 178
Gesundheit
ursprüngliche 153
klinische 153
Gingivafibromatose, hereditäre (HGF) 87 ff
Gingivahyperplasie 85
Gingivahypertrophie 85
Gingivaretraktion, verzögerte 87, 97
Gingivarezession
generalisiert 153
lokalisierte 153
medikamentös induzierte 180, 208
Gingivaulzeration 107
Gingivavergrößerung 65, 85
entzündliche 98
lokalisierte 65
protheseninduzierte 96
Gingivawucherung 86
medikamentös induzierte 6, 86, 92 ff
Gingivitis
artefacta 107, 109
desquamative 47, 49 f
akute nekrotisierende ulzeröse Gingivitis (ANUG) 110, 149
Gingivostomatitis
primäre herpetische 51
Streptokokken- 53
Glanzmann-Thrombasthenie 182 f
Glossitis, atrophische 6
Glutathion Peroxidase 170
Glykogenspeicherkrankheit 171
Granulom
eosinophiles (multifokal) 147 f
eosinophiles (unifokal) 147 f
Mittelliniengranulom 109
pyogenes (multipel disseminiert) 70
Granulomatose
septische 163, 166
orofaziale 53, 55
Wegener-Granulomatose 104 f
Gumma 111
Gürtelrose 113

H

HAART (hochaktive antiretroviraleTherapie) 34, 75, 151
Hageman-Faktor 178
Hämangiom 55 f, 81
Hamartom 82, 203
Hämophilie 178
Hand-Fuß-Mund-Krankheit 111
Hepatitis 58
chronische aktive 20, 57
hereditäre Gingivafibromatose (HGF) 87 ff
Herpes simplex 26
primärer 111
primäre herpetische Gingivostomatitis 51
Histiocytosis-X 81, 147 f, 192
eosinophiles Granulom (multifokal) 147 f
Morbus Hand-Schüller-Christian 147 f
Abt-Letterer-Siwe-Syndrom 147 f
progressiv/disseminiert 147 f

Histoplasma capsulatum 114
Histoplasmose 114
Humanes Herpes-Virus 8 (HHV 8) 33
Humanes *Papilloma*-Virus (HPV) 74 f, 118
Hyperkeratose 162
Hyperostose 205
Hyperparathyreoidismus 202
Hyperplasie
  prothesenínduzierte 76
  fibroepitheliale 76 f
  fokale epitheliale 74 f
Hypertrichose 89, 95
Hyperzementose 193
Hypoparathyroidismus 187
Hypophosphatasie 165
  adulte 166
  des Kindesalters 165 f
  infantile 165
  Odontohypophosphatasie 166
  perinatale (letale) 165
  Pseudohypophosphatasie 166

I

Idiopathische thrombozytopenische Purpura (ITP) 178
IgA-Dermatose, lineare 50, 125
Immunfluoreszenz, 24
  direkte 24, 125, 127
  indirekte 125, 127
in-situ-Hybridisierung 26, 114
Inzision, umgekehrt abgeschrägte 90

K

Kalzinose 187
Kalziumkanalblocker 92, 93
Kaposi-Sarkom 31 ff
Karzinom
  ameloblastisches 200
  Carcinoma cuniculatum 200
  Gingivakarzinom 200
  intraossäres 200
  orales squamöses Zellkarzinom 39, 81, 117 ff, 200
Katalase 170
Kathepsin C 161 ff
Keilexzision, distale 91
Keratome, palmoplantare 162
Keratose, aktinische 118
Kokain 151
Kolchizin 117
Kryptokokkosen 115

L

Laktose-Intoleranz 116
Leukämie 103, 128 f
  akute 128
  akute lymphatische 128
  akute myeloische 128, 178
  chronische 129
Leukozyten-Adhäsions-Defekt (LAD) 169
Leukokeratosis mucosae oris 39
Leukoplakie 37 ff
  gingivale 14
Lichen planus 39 f
lichenoide Reaktion auf Medikamente 6
Lidocain Gel 117
Lupus erythematodes
  diskoider (DLE) 28, 50
  systemischer (SLE) 6, 15, 28

Lymphome 129 ff
  Hodgkin- 129
  Non-Hodgkin- 130, 201

M

MALTom 129 f
Marmorknochenkrankheit 205
Maulbeer-*nuclei* 25
Melanom, malignes 44 f
Metastasen 119
Methotrexat 167, 173 f
Mikrostomie 171, 173
Minozyklin 13, 62
Missbildungen, arteriovenöse 81
Mittelliniengranulom 109
Molluscum contagiosum 74 f
Monoklonale Gammopathie 200
Morbus
  Addison 45
  Albers-Schoenberg 205
  Behçet 116
  Christmas 178
  Crohn 100 ff
  Gaucher 187
  Hand-Schüller-Christian 147 f
  Heck 74
  Paget 193, 204 f
  von Recklinghausen 75,197
Morphaea, lineare 145 f
Mukosazapfen 103
Myelodysplasie 178
Myelom, multiples 200
Mykophenolat Mofetil 125
Mykosen
  Coccidioides-Mykosen 115
  Mucor-Mykosen 115
  tiefe 114 f
Myxom, odontogenes 198

N

Naevi 44
Neuralgie, postherpetische 114
Neuralscheidentumoren 197
Neurilemmom 197
Neurofibromatose , von Recklinghausen- 75, 197
NFκB 170
Nierenversagen, chronisches (Endstadium) 95
Nikolski-Zeichen 125, 127
NUP (nekrotisierende ulzeröse Parodontitis) 148 ff
NUS (nekrotisierende ulzeröse Parodontitis) 151

O

obsessiv-kompulsive Störung 142 f
Odontohypophosphatasie 166
Odontome 203
Onychogryphose 162
Orabase 117
orofaziale Granulomatose (OFG) 53, 55
Osteom 184
  reaktives 81
Osteomyelitis 199
Osteopetrose 205
Osteoradionekrose 200
Osteosarkom 203
Osteosklerose, periapikale 192
Ostitis, kondensierende 192 f

P

Pachyonychia congenita 39
Paracoccidioides brasiliensis 114
Parodontitis
  nekrotisierende ulzeröse (NUP) 148 ff
  präpubertäre 169
Pemphigoid 28, 121 ff
  bullöses 122 f
  mukokutanes (früher zikatriziell) 121 ff
Pemphigus 28, 125 ff
  paraneoplastischer 127
  vulgaris 125 f
perniziöse Anämie 27 f
Pes planus 162
Pflastersteinrelief 103
Phenytoin 93
Philadelphia-Chromosom 129
Phosphoethanolamin 166
Pigmentation
  orale 6
  rassenbedingte 60
Pindborg-Tumor 203
Plasmazellgingivitis 53
Plasmozytom, solitäres 200
Polypen, orale 82
Prednisolon 60, 94, 105, 117
Prevotella intermedia 110, 149
Pseudohypophosphatasie 166
Purpura, idiopathische thrombozytopenische (ITP) 178
Pyostomatitis vegetans 103 f
Pyridoxal-5-Phosphat 166

R

Raucheranamnese 7
Retinoid-Therapie 164
Rheumafaktor 28
Riesenzellepulis 65, 72
Riesenzelltumor des Knochens 198

S

Sarkoidose 102
Sarkom, *Kaposi-* 31 ff
Säureverletzung 13
Schwangerschaftsepulis 65, 68 ff
Selbstverletzung 81, 109, 141 ff, 144
Sexualanamnese 17
Sklerodaktylie 172 f
Sklerodermie
  lokalisierte 145 f
  systemische 171 f
Sichelzellanämie 202
Sieb, diagnostisches 15 f
Sklerose, systemische (ScL 70) 28
Sonnenstrahlen-*Spiculae* 204
Stillman-Spalten 136
Stomatitis
  nekrotisierende ulzeröse (NUS) 150 f
  rezidivierende aphthöse 115
Störung, obsessiv-kompulsive 142
Streptokokken-Gingivostomatitis 153
Stripping, gingivales 134, 158
Symblepharon 124
Syndrom
  Abt-Letterer-Siwe- 147 f
  Albright- 204
  Bannayan-Riley-Ruvalcaba- 82 f
  Bernard-Soulier- 182
  Candida-Endokrinopathie- 40
  Chediak-Higashi- 167

Syndrom
Cohen- 170
Cowden- 82
CREST- 35, 172
Cross- 89
DiGeorge- 171
Down- 158
Ehlers-Danlos- 168
Gardener- 184
Gorlin-Goltz- 198
Haim-Munk- 162
Heerfordt- 102
Laband- 89
Melkersson-Rosenthal- 101
Münchhausen- 142 ff
Papillon-Lefèvre- 160 ff
Proteus- 82
Proteus-like- 82
PTEN-Hamartom- 82
Ramon- 89
Raynaud- 171
Rutherford- 89
Sjögren- 6, 15
Sturge-Weber- 55
Thibierge-Weissenbach- 172
Turner- 187
Wiskott-Aldrich- 130
Syphilis 111
Syringomyelie 71
Syrinx 71

T

Tacrolimus 60, 95, 125
Teleangiektasie 35
β-Thalassämie 202
Thalidomid 117
Therapie, hochaktive antiretrovirale (HAART) 34, 75, 151
Thrombasthenie, Glanzmann- 182 f
Thrombozytenpool-Speicherkrankheit 181
Torus
mandibularis 185
palatinus 185
Tranexamsäure 183 f
Transformierender Wachstumsfaktor β (TGFβ) 95
Trauma
traumatische Ulzeration 107
Zahnputztrauma 156
Treponema vincentii 110, 149
Triamcinolon 60, 103
Tuberkulose 111
Tumor
adenomatoider odontogener 203
brauner 202
kalzifizierender epithelialer odontogener 203
Tumormetastasen 81
Neuralscheidentumor 197
Pindborg-Tumor 203
Riesenzelltumor des Knochens 198
squamöser odontogener 190
Tzanck-Zellen 26

U

Überdehnbarkeit der Haut (bei *Ehlers-Danlos*-Syndrom) 168
Ulzeration
lineare mit Fissuren 103
gößere aphthöse 115 f
kleinere aphthöse 115
Schlangenspur-Ulzeration 111
traumatische 107

V

Valaciclovir 114
Varicella-Zoster-Virus (VZV) 112 f
Verfärbung, extrinsische 60
Verrucae vulgares 74 f
Vinblastin 174
Vincristin 34, 167, 174
Virus
  Epstein-Barr-Virus 26
  humanes Herpes-Virus 8 (HHV 8) 33
  humanes *Papilloma*-Virus (HPV) 74 f, 118
  Zytomegalie-Virus 114

W

Wachstumsfaktor β, transformierender (TGFβ) 95
Wegener-Granulomatose 104 f
Weißer Schwammnaevus *Cannon* 39
von Willebrand-Faktor-Mangel 178
Windpocken 113
Wurzelresorption, externe 186

X

Xerostomie 6, 171

Z

Zellkarzinom, squamöses 117 ff
Zementdysplasie, periapikale 188
Zementhypoplasie 166
Zementikel 194
Zementoblastom 193 f
Zementom 193
  gigantiformes 193
Zidovudin 13, 62
Zimtaldehyd 8, 54, 101
Zirrhose, primäre biliäre 6, 15, 57
Zöliakie 28
Zyklophosphamid 62, 105, 173 f
Zyklosporin 60, 89, 92 ff
Zyste
  aneurysmatische Knochenzyste 190, 198
  botryoide 189
  Canalis-inzisivus-(nasopalatinus-) 190
  gingivale 189
  entzündliche 196
  entzündlich parodontale 188
  kalzifizierende odontogene 202
  laterale parodontale (entwicklungsbedingte) 188
  odontogene Keratozyste 194 ff, 198
  primordiale 195
Zytomegalie-Virus 114